伤寒论理学初探

陈 林 著

李寿彭 审阅

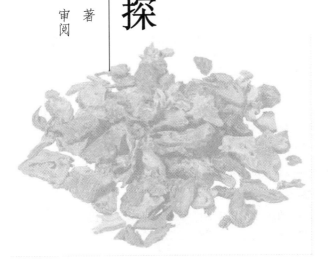

学苑出版社

图书在版编目（CIP）数据

伤寒论理学初探/陈林著．—北京：学苑出版社，2023.1
ISBN 978 - 7 - 5077 - 6479 - 6

Ⅰ.①伤⋯　Ⅱ.①陈⋯　Ⅲ.①《伤寒论》-研究
Ⅳ.①R222.29

中国版本图书馆 CIP 数据核字（2022）第 157205 号

责任编辑：黄小龙
出版发行：学苑出版社
社　　址：北京市丰台区南方庄 2 号院 1 号楼
邮政编码：100079
网　　址：www.book001.com
电子邮箱：xueyuanpress@163.com
销售电话：010 - 67601101（销售部）、010 - 67603091（总编室）
印　刷　厂：北京兰星球彩色印刷有限公司
开本尺寸：880mm×1230mm　1/32
印　　张：14
字　　数：306 千字
版　　次：2023 年 1 月第 1 版
印　　次：2023 年 1 月第 1 次印刷
定　　价：88.00 元

李序

　　2022 年 1 月，值辛丑腊月初，有一个年轻人找到了我，向我讲述起一段陈年往事。说我在二十多年前治愈他母亲的胸膜炎；在十多年前治愈他自己的支气管炎急性发作；在十年前，用两元钱的中药，治愈他尚在襁褓中的女儿的严重黄疸。我平时治愈的人不计其数，实在是想不起来这位和我如此有缘的青年。

　　他捧着一部厚厚的打印稿，这是他自己写的书，书名为《伤寒论理学初探》，问我愿不愿意为他的书写序。我向来对勤学的后生，都持有一种帮助扶持的态度，于是答应对书稿阅读了解后为其写序。

　　我国流传的《伤寒论》版本极多，以宋本和成本流传甚广，但无论是哪个版本，皆夹杂有后世医家的批注在原文中，以至于影响后人对仲景之学原貌的窥究。而且自古以来，各注家对《伤寒论》的注解虽多，但多封闭在中医自己的圈子内。

　　《伤寒论理学初探》一书，是以宋本《伤寒论》为蓝本，以日本流传的康平本《伤寒论》为依据，对掺杂在原文中的后世医家的注文批文进行整理标注，试着对仲景原文进行了还原，对我们研究《伤寒论》很有一定的参考价值。作者还利用《说文解字》等古文字学资料为依据，对原文中个别深奥的文字进行考证，也结合他自己的理解，做了比较详细的阐述说明。作者陈林虽然不是古文献学专业，但其对中医的热爱与执着，以及他这种孜孜不倦的学习精神，很值得肯定。

《伤寒论理学初探》一书中，作者对《伤寒论》的条文的解读，是用物理学、现代解剖学、生理学知识对人体进行建模，然后利用现代生理学的基础知识对条文描述的病症进行分析，条理井然，逻辑清晰，有别于传统的解读方法，这正是作者作为一名理科生研究中医所具备的优势。这种利用科学思维去探索《伤寒论》的方法，让《伤寒论》突破中医自己的圈子，是作者的一次大胆尝试。至于其理论的成熟与否，权可作为作者的一家之言，为《伤寒论》学习者提供了另一种广阔的视角。可供中华文化爱好者、中医药爱好者参考，并希望大家喜欢它、探索它、运用它、爱护它。

我一直主张中医药工作者要读经典、跟名师、勤临床、善总结，在临床诊疗中常用经方，药简效宏。陈林老师《伤寒论理学初探》写得由浅入深，易于掌握，对发展中医，守正创新有着很大贡献。

李寿彭

2022 年 2 月 10 日

注：李寿彭，男，1938 年生，重庆市中医药学会理事，全国第二批，第三批名老中医药专家学术经验继承工作指导老师，享受国务院政府特殊津贴。

刘序

中医一学之难，不难于遣方用药，唯难于辨证论治，亦不难于辨证论治，唯难于明理。

《伤寒论理学初探》一书，对中医学之阴阳、五行、脏腑、经络等基础理论，进行了简明扼要的阐述，其阐述视角异于常规，然所用理论，皆为物理学、解剖学、生理学之简明理论，并非高深莫测，未在云里雾端，对于初学之人颇有裨益。

此书对六经、八纲的中医辨证方法亦做有简明扼要之阐述，便于后学之人提纲挈领。所用先天八卦取象比类，用十二消息卦对二十四节气的阐述，亦非传统易理，并不玄之又玄，而是进行了现代科学思维探寻，并进行科学阐明。至于对《伤寒论》条文的解析，更是步步为营，细推其理，把一部晦涩难懂的《伤寒论》做了细致入微的解读。

作者视角新颖，思路开阔，读者大可秉宽容之心一览，若能激起后学之人一丝一缕之灵感，此书的目的便已达到。

2022 年元月 25 日

注：刘立华，男，生于 1948 年，中医主任医师，国家级中医重点专科学科带头人。

前言

我与中医有极大的缘分。

据父母所说，我出生时体重只有四斤多，闻讯赶来的舅妈能将我单手摊在手上，她严肃地告诉我父亲，说"这个娃儿是喂起耍的个"（言下之意是可能随时夭折）。她老人家在我出生的日子说这么不吉利的话，大家并没有觉得有什么不妥，由此可见当时的情况确实令人担忧。果不其然，我出生后，母亲就开始带着我长期在周围几个小镇的医院看病。父亲则去下苦力，维持一家的生活和去医院给我看病的花销。

这些都不是我能记得的事情，我记得的事情要从那个遥远的夜晚说起。当时我父母都不在家，我一个人在家，吃的是百家饭。晚上睡觉害怕，我的幺叔叔就会来我家陪我。是晚高热昏厥，不省人事，我幺叔就赶快把我往镇上背。去镇上的医院，要走一个多小时的山路，中途我醒了一次，听到幺叔在问我，说铃铃你怎么咬我？我迷迷糊糊地回答，没有啊。之后的事情，就又不知道了。我幺叔背着我，他是知道去处的，因为我从小看病，都得找这个医生，只有他最了解我的体质。他的名字我至今都还记得，叫向延来，在白羊镇卫生院工作。他是中西医结合的医生，当晚就是他，救我于顷刻。对于我来说，并没有什么惊吓，对于父母，也没有惊吓，因为那个年代也没有电话，我父母根本不知道发生了什么。每次想到这里，我都会可怜我那瘦小的无辜的幺叔。

初一的下学期，也就是 1998 年的上半年，大概是农历 3 月，我在学校上课，身体忽然感觉不适。自己的主观感觉是全身无力，没有精神，厌食厌油腻，同时，眼睛很黄，小便也很黄。一般周六回家，为了节约一元钱的车费，我都是选择走两小时的路步行回家。但是这天不行，全身倦怠，我只好坐车。下车之后，还有二十分钟的小路需要步行。在这段熟悉的小路上，我失去了往日的活力，走一两分钟，就要在路边的石头上休息，甚至躺着小憩，早上八九点下车，硬是将近中午才踏入家门。

在田地里干活的父母回到家，以为我感冒了，送我去村头不远的小诊所输液，但是情况愈加糟糕。第二天，父亲就带我去找向廷来医生。向医生看见我就能认出我来，说我小的时候只要一看病就骂他，而且是边哭边骂边折腾，希望逃过打针喝中药的结局，他描述了很多细节，说得我很不好意思。

经他仔细地检查，诊断我这次的病是甲型肝炎，有严重的黄疸，也有传染性，于是给我开了中药。那时，我们当地的医疗卫生水平还比较落后，特别是边远的山区，我吃了中药恢复了很多之后，还是很快回学校上课了。上课期间，我父亲每天用那种大大的保温水瓶给我装一瓶中药汤剂，叫我每天喝三次，要喝完，不要倒掉。多年以后，我父亲还在耿耿于怀，认为我倒掉中药没喝的可能性太大。彼时我已经长大成人，告诉他我一点都没浪费，连有沉淀的药汤我都是给喝到肚子里去了的。我当然没有骗他，只是小的时候这么回答，他认为小孩子撒谎，所以不信。毕竟一个月坚持喝中药，很多大人也不一定能做到。其实鼓舞我喝中药的原因，只是生病太让我难受，向医生解了我的病痛，我当然要听他的医嘱，这是病人和医生之间的信任。也正是有这样的信任，我的很多病才能被很快地治愈。

大学四年级的上学期，也就是2006年秋，有天早上起床，我发现我的嘴巴不听使唤，说话凡是需要闭着嘴巴发音的都发不准，嘴巴也包不住水，因为半边嘴巴闭不上，这半边的眼睛也闭不上，而且不停地流眼泪。照镜子一看，这半边脸也歪了。

这时的我已经不在家乡，向廷来医生已经不能再帮到我了。好在我们大学的校门对面，有一家中医诊所，有一位九十高龄的老中医在那里坐诊。当他检查结束之后，如临大敌地说了一句：小伙子，这是中风，这是面瘫，赶快治。于是又如临大敌地开起了方子，然后拿着一包蝎子说，这个东西，你炒干了压成粉末，送药吞服。看着蝎子那狰狞的造型，我心中一万个不愿意。但是我还是开启了我人生中第一次系统性品尝昆虫的经历，吞了第一次之后，觉得它味道还不错，好歹也是肉食。懒得碾压的时候，就直接咀嚼着吃掉了。

喝到第十副药的时候，我的所有症状都已经消失，我感觉已经好了，剩了两副就没有再喝。直到智能手机兴起（照镜子不大看得出），自拍被发明以后，我才发现，我两边的脸，两边眼睛，还是有点不对称，虽然只有一点点，还是激起了我内心的后悔，居然自以为是地停掉了后面两副药，也没再去找那个本该令我感恩戴德的老中医复诊。

2007年，我到家乡某高级中学工作，任教物理。当时学校出于对新教师的关怀，给每个教师一间临时的房间当住所。我的房间就在学生公寓的底楼，因为是个门面，没有窗户，又是底楼，所以阴暗潮湿，厕所里经常有各种虫类出没。我爱人非常害怕与它们共享生活空间，从最开始的尖叫到后来淡定地剿杀它们，只用了不到一个月时间。她已经熟练地掌握：甲壳类的昆虫要用杀虫剂；软体类爬虫用杀虫剂就无效，但处理方法也简单，只需撒上一把盐或者洗衣粉能迅速将它们剿灭。爬到我胸膛睡觉的蝮蛇就得我亲自出马，将它捕获，第二天早上用甲醛将其制成标本，供学生生物课参观和学习使用。

在这样的环境中，再加上工作刚开始，磨合生活未满一年，我便患上了严重的支气管哮喘，咳嗽上气，严重时口鼻都往外涌痰涎，治疗一个多月，未能康复。好在父母为我推荐了一名中医医生，他正好是那个儿科医生向廷来的师兄，名叫李寿彭。李医生德艺双馨，是我们当地人的守护神，我们往往要排很长的队伍，等两三个小时才能看到病。在他的帮助下，终于有了一个药方可以控制我这疾病的严重阶段。但是每年春秋两季，都会发作，最长的一次，八个月都在咳嗽中度过，好在严重的时候，有老先生的药方将其控制在可以承受的范围。这个病直到我写这篇文章的时候，都还伴随着我，但自我自学中医的五年来，它的发作次数减少，发作的凶猛程度在降低。今年只发作了一次，而且两天就控制了急性期，两周便恢复正常，已经与一次普通感冒无异。

2009 年的一个晚上，我突然腰痛大作，在地上打滚，这让我想起高三我得胆结石的那种疼痛。去医院一检查，发现是肾结石，医生用杜冷丁（哌替啶）给我止痛，输液给我消炎。但是老是反反复复地发作，发作则疼痛难忍。第二次被送进医院的时候，我拒绝了杜冷丁，强忍着疼痛，在医生的建议下喝水和跳楼梯。一次机缘巧合之下，得到一个老中医的建议，长期使用金钱草送服鸡内金，终于在某个下午排出了石头。

2011年，因为教我爱人的弟弟跳远，损伤的腰椎，逐渐发展为严重的腰椎间盘突出，压迫神经，行走都已不便。每天下班，我父亲都要下来扶我上八楼，回我那近在咫尺又仿佛远在天边的家。曾经有一段时间，因被多种疾病缠绕，折磨得我不想活在这痛苦的阎浮提世界。我四处打听，终于在两三年后，经一位亲戚的朋友的亲戚朋友介绍下，找到重庆永川的一个乡下郎中。他使用的是自制的草药碎末，用透水的小袋子装好，敷在患处，用纱布将整个腰缠住，目的是固定小药包。小药包湿湿黏黏的，过几天还要往上面浇一次高度白酒，以保持湿度。

我对这种治疗方法高度怀疑。两三天之后，患处就奇痒难止，但是我一直坚持没有扯下药包，因为那个乡下的小老头反复交代，痒和痛的时候，要坚持用药。果然，一周之后，我已经基本恢复，但是不能负重。这之后，我一直坚持在长江里游泳，几年来寒暑不断。令人开心的是，我的椎间盘突出也随着游泳锻炼似乎已经完全好了，偶尔帮我丈人提100斤酒，也没有问题。我一直没有再去做检查，我想，那个突出，恐怕还是在的，可能只是肌肉更强壮，身体更好，症状和局部的炎症消失而已。

还有很多小病，如咽炎、鼻炎等，就不再一一赘述。总之，每一次得病，最后都在机缘巧合之下一一治愈。只要你不放弃，只要你是一个在生活中充满阳光的人，这些小病小痛都没有办法将你打垮，更没有机会发展为不可收拾的大病。

2016年4月还是5月，我爱人怀了二胎四个月的时候，突然高热声哑，咳嗽剧烈。因为是孕妇，医生多不大开药，只好住进妇幼保健院。输了一天液之后，高热好了，声哑也好了，唯有咳嗽不愈，又输了七天液，咳嗽丝毫没有好转，也不见好转的迹象，查血象仍不正常。正好我从网上买了一本吕景山主编的《施今墨医案解读》，由于害怕长久地咳下去会动胎气，我决定自己试一试能否治疗。那个时候寒热不分，就把风寒咳嗽和风热咳嗽的药方按原方各抓了三剂，回到老家，深夜反复查阅《中国现代名老中医医案精萃》一书上的所有咳嗽医案，以及医案后附上的解读，直到凌晨两点。这期间，一直听到她的阵阵咳嗽，声如洪钟，无痰干咳。此时两锅药都是熬好的，到底使用哪一剂，我心中略有思路。我把风热咳嗽的那个药汤端来，又对入了一包参苓白术散，给她服下，当晚继续看书。但自服药之后，一直未听到咳嗽，直到早上八点多起床，问她，她说也没有想要咳嗽的感觉了。于是驱车又回到医院检查，医生说血象已经正常，可以办理出院了。

我几乎被惊掉了下巴，从此便完全开启了自学中医之路。自学的早期，书读了很多，但是都不解其意，很多名词，让人莫名其妙，什么营卫不和、脾虚胃热、上热下寒等等，让人摸门不着。但是好在我自己是个病多的人，大病虽然没有，小病还是不断，总能逮着个机会使用一些小方，在自己身上做实验，有时候吃了很见效果，有时候没有效果。到2016年冬，短短的几个月，我已经读了很多医书，但是杂乱无章，收获甚微，好在很多名词因为反复出现而深深地印在了脑海中。那时候望文生义，因为夏天读的有吴鞠通的《温病条辨》，所以到了冬天，我想我应该读张仲景的《伤寒论》了，翻开书本，文字个个认识，但文意晦涩难懂，其中原理更是高深莫测不可捉摸。

于是我决定先从名家讲座入手，首先是郝万山教授的伤寒论讲座，之后看了些倪海厦的视频。同时配合看书，刘渡舟教授主编的伤寒论著作、郝万山教授的《伤寒论讲稿》、左季云的《伤寒论类方汇参》、闫松主编的《伤寒论》、金代成无己的《注解伤寒论》，然后是胡希恕讲述的《胡希恕伤寒论讲座》。五年以来，边学边实践，终于有了一些自己的领悟。

在这期间，受李可老中医的书籍的影响，将清代郑钦安先生的原著《医理真传》《医法圆通》《伤寒恒论》，和吴佩衡及火神诸家的医案一一拜读。遗憾的是，理科出身的我记忆力实在不敢恭维，边看边忘，终究没有多少记得住，但是个中艰辛，并非这几行文字所能描述。之所以列出部分书目，也是希望对其他发愿自学中医的人有一丁半点的帮助。

记得南怀瑾先生在一次讲学中说过一段话，大概意思是说，现代人看古人的书籍，因为有发达的现代科学做基础，应该越看越通透，而不是一味地贬低抛弃。我听了之后很是受用，因为我在反复研读《伤寒论》之后，觉得其中有许多道理可以在前辈注家的基础上做另一种视角的阐述，而且《伤寒论》这本书，已经流传了1800多年，其中有些文字，读起来就感觉并非仲景原文，细推其理，更是坚定了我的想法。

一个偶然的机会，我接触到了日本汉方家大塚敬节的《临床应用伤寒论解说》，他对《伤寒论》原文的校正，非常看重日本流传的一个版本，也就是《康平伤寒论》，而且在书后附上了《康平伤寒论》的抄写本全文照片版。这个版本的《伤寒论》是日本侍医丹波雅忠于康平三年，即公元 1060 年抄录的，比宋本的刊印时间还要早 5 年。我这样的一个草根，能接触到关于《伤寒论》古本资料的机会纯粹为零，所以看见这些图片，便如获至宝，最关键的是，在《康平伤寒论》中，果然很多文字是以批文注文的形式出现，很明显这些批文注文，为后人抄写阅读时所加，并非仲景原文。这正好印证了我的一些看法。于是，便萌生出利用《宋本伤寒论》为蓝本，参详《康平伤寒论》，对伤寒论的原文进行一一校正，同时在条文后写下我的心得体会以及对条文的解析的想法。解析的过程，使用了一点物理学和生理学知识，甚至还用到一些《易经》的卦象来取象比类，所以便大胆地将此书命名为《伤寒论理学初探》。

编写说明：

1. 本书所用《伤寒论》原文以明·赵开美校刻《伤寒论》影印版为蓝本，以传抄本《康平伤寒论》全文影印版为参考。

2. 凡在康平本中为旁注的文字，皆用【】括出，且字体大小皆比原文小一号，未列注释。

3. 凡在康平本中为嵌注的句子，皆用【】括出，且在句前有一"注"字，也用比原文小一号的字体区别，未列注释。

4. 凡宋臣林亿的按语，皆以【】括出，且字体大小皆比原文小一号，列有注释。

5. 凡在康平本中有而宋本中没有的字句，需要补入的，皆用〖〗括出，且列有注释；不需要补入的，亦列有注释说明。

6. 凡在宋本中有而康平本中没有的字句，仅列有注释说明。

7. 凡出现两版本不一样的文字，仅列有注释说明。

8. 凡康平本在条文中之嵌注之后，有一 经 或者 论 字，皆未补入，亦未作注释。

9. "右几味"俱改成"上几味"，几为具体数字。

《康平伤寒论》将后世医家对伤寒论的批注以旁注和嵌注的形式加以区别，对于仲景原文的保存虽然比宋本《伤寒论》更好，但其中仍然夹杂有后世医家的注文在其中而未被列出，原因可能是这部分注文的出现时间比康本所列批注出现时间更早。我们大可以做这样的推测：仲景《伤寒论》出现后，有医家对其整理时以嵌文的形式写入了自己的理解，在传抄过程中，这部分嵌文逐渐被融入了原文而不能区别。后世的医家在得到这样的抄本之后，在阅读研习过程中又以旁注或嵌注的形式加了文字在这样的抄本中，再流传的过程中又有后世医家添加旁注或嵌注。而这样的版本恰好成了康本和宋本的蓝本，康本更为准确地将旁注保留，且在抄录过程中给嵌注前加了一个画圈的"注"字以防再出现将嵌注混作原文的现象。而宋本则没有这么幸运，再次将旁注和嵌注混进了原文。这种现象，就和我国近代历史学家顾颉刚先生所提出的"层累地造成的中国古史"是一样的现象。

早期混入原文中的批注，现代多认为是王叔和所作，我觉得也是大有可能，但依旧怀疑其也并非一个人所为。这些批注，因深得仲景法要，故不易被发现。只有部分条文因语气及文法风格区别于仲景，才隐约可见。我在解析原文的过程中，只将我自己认为有必要的条文，以我自己对仲景行文风格的理解，试着恢复了仲景原文，已在条文中进行了说明，此处不表。而康本中的旁注和嵌注，也不是同一人所作。

再需要说明的就是，在《伤寒论》原文中，对六经病的欲解时有一些一般情况的归纳，如太阳病欲解时，从巳至未上。后世有医家对这些条文表示怀疑，但我觉得这些条文即便是后人所加，也有其道理，更何况未必就能肯定其是后人所加。

为了方便理解其中的道理，需要搞清楚古人对一天中自然界阳气的消长情况、一年中自然界阳气的消长情况的认识。古人从六十四卦象中取出十二个阳爻和阴爻渐变消长的卦象，来直观地反映自然界中阳气的消长情况，称为十二消息卦。对这十二消息卦的解读，本来是列在第一篇《释名》中，但本书主审李老和刘老对此篇的意见不同，李老认为可以删除此篇，刘老认为此篇可以保留在原位置，所以我就取了折中法，将此篇以附录形式列在正文之后。而且因为六经的取象也涉及八卦，所以干脆也一起列在了正文之后。这两篇文字，虽然用到八卦，但和易理没有多大关联。

请有缘读到此书的人不要抱太大的希望，因为我个人的水平和力量实在有限，唯一肯定的是，我对这项工作充满热情和热爱。其中一些道理的得来，是我平日里对事物的一种执着的追求，也得益于我平时爱读诸子和佛经。因为诸子和佛经之中，有一些古人的方法论，而学习全新的知识，正是需要这些方法论的帮助。我想，前辈中医人对于人体的研究，也大概同样使用着经典当中蕴含着的力量吧。

要阐述这种方法，需要借用禅宗经典《心经》提出的"五蕴"一词，即色、受、想、行、识。由于我慧根尚浅，不能领悟禅宗心法，于此处只是利用"色、受、想、行、识"这五个文字，取其浅显的意义，来阐述我研究中医的方法，而所取意义，或许跟禅宗的五蕴已经没有关系。

色，指可由眼耳鼻舌身等感官感觉到的物质的表面现象。

受，因这些表面现象给观察者造成的各种感官刺激，观察者自身获得的各种直观感受。

想，指观察者调动已有知识和经验对这些感受进行处理而得到新的认知。

行，指按照新的认知指导实践，在实践中反复检验得到的认知。

识，指从实践中对前认知进行再认识，以达到对前认知有深入透彻的领悟。

凡欲获得知识，皆应经过这五个阶段。佛说凡夫之人，往往执着于事物的表象，对事物的认识，往往停留在"色、受"阶段。因为色受阶段，不需要大脑的深度处理，更不需要付诸实践的种种艰难困苦。而"想、行、识"阶段，是需要观察者对信息加工处理，反复思索、摸索、实践、纠错、领悟而达通透，这需要大脑做深层次的思考。其实不光是获得知识，就连批判某物，没有经过这五个阶段，都很难做出正确客观地批判。

很明显，中医的形成经过了几千年的锤炼，历代先贤先圣，无不千百次地经历着这五个过程，在无数次的认识—实践—纠错—再认识的循环中将中医发展成现在的模样。而我辈中人学习中医，亦当遵循前人的足迹。

方法论虽然重要，奈何我们人类的思维总是存在着很大的局限性，那就是我们不能理解超过自己理解范围的事物。就好像哥白尼提出日心说，我们今天看来这个认识已经落后，但对于当时的人们而言却是妖言惑众。我们不得不承认这种局限性不同程度地客观存在在我们每一个人身上。我们的思维，毕竟受制于我们个人的知识结构和认知水平，也受制于我们个人的眼界和心胸，当然也受制于我们所处时代的大环境。

我个人对这种局限性的理解，是认为它是我们每个人随身携带的业障。

《庄子·逍遥游》中有一段肩吾问于连叔的对话：

肩吾问于连叔曰："吾闻言于接舆，大而无当，往而不反。吾惊怖其言。犹河汉而无极也，大有径庭，不近人情焉。"连叔曰："其言谓何哉？"曰："藐姑射之山，有神人居焉。肌肤若冰雪，绰约若处子，不食五谷，吸风饮露，乘云气，御飞龙，而游乎四海之外；其神凝，使物不疵疠而年谷熟。吾以是狂而不信也。"连叔曰："然。瞽者无以与乎文章之观，聋者无以与乎钟鼓之声。岂唯形骸有聋盲哉？夫知亦有之！是其言也犹时女也。之人也，之德也，将旁礴万物以为一，世蕲乎乱，孰弊弊焉以天下为事！之人也，物莫之伤：大浸稽天而不溺，大旱金石流土山焦而不热。是其尘垢秕糠将犹陶铸尧舜者也，孰肯以物为事？"

这段故事，说明至少在那个时代，我们的伟大先哲，就已经在为人们的这种局限性而苦恼，并且致力于寻找突破这种局限性的方法。

古今中外的先贤，都一致认为，要破这种局限性，需要长期保持一种"知道自己不知道"的心态。而我们作为凡夫，想要学得更多知识，想要打破思维的局限性，当听训于先贤，心发宏愿，希望自己做一个一直努力学习下去的人。

陈林

2022 年 2 月

目录

第一章　释名

佛说般若波罗蜜，即非般若波罗蜜，是名般若波罗蜜。这是《金刚经》中著名的三句义。三句义的哲学内涵十分丰富，我之所以选用这句话，并非想要对三句义进行阐述，只是想仿照着也来上这么几句：中医说阴阳，既非阴阳，是名阴阳；中医说五行，既非五行，是名五行。古人没有生理学、解剖学等现代科学，所用名词与今人不大相同，现将常用部分名词，做如下阐述，以帮助我们衔接古今。

中医的名词本身高度凝练，有着极其丰富的内涵。我的这些阐述只是为了帮助我们从另一个角度理解这些中医名词，而不能将这些名词西化或现代化。因此，此书越往后，就越多地使用中医的原有名词。换句话说，这些阐述只是帮助我们理解中医的这些名词，一旦理解了这些名词，则又当忘记这些阐述。

这让我想起佛陀和须菩提在《金刚经》中的一段话，佛陀说："汝等比丘，知我说法如筏喻者，法尚应舍，何况非法。"这段话大意是说，佛陀说的法，就像一个竹排。这个竹排负责将人们渡到彼岸，然而渡到彼岸之后，又应该舍弃它，否则它将会成为人们前行的一种负担。

一、阴阳

(一)何谓阴阳

遍览中医典籍,处处可见"阴阳"二字。现代的主流理论认为生命都是从海洋中产生,淡水则不能产生生命,因为海水中除了有盐分,还有很多其他元素。但是生命的要素绝不是仅有海洋便可以的,因为生命的产生过程是个熵减过程。这个过程需要外界提供能量,如太阳的能量、闪电的能量,或者海底火山的能量,没有外界提供能量,生命也绝不可能产生。用阴阳学说来阐述,海水便是阴,太阳、闪电、火山热便是阳,阴阳循行,生命便可能产生。

生命从单细胞生物,进化成人体这种复杂的生命体,始终离不开阴阳。受精卵一旦形成,母体便为其准备羊水,受精卵在羊水中发育,就仿佛早期生命在海水中发育一样。羊水代表着物质基础,中医说天一生水,是强调生命的起源要首先具备物质基础的意思。然而仅有物质不能成为生命,这颗受精卵在物质的供养下逐渐分裂,逐渐长大,逐渐长成各组织器官,各项生理功能也逐渐完善,最后瓜熟蒂落,成为一个独立的生命体。中医说地二生火,属火的脏器本是心脏,但广义的理解,火就是这些细胞、组织器官的生理功能。所以,阴阳即是物质和功能。物质是阴,是功能存在的基础和载体;功能是阳,是维护物质、代谢物质的能力。它们是相互作用,相互促进,又相互制约的不可分割的整体。

阴阳除了是物质和功能,阴阳还是质量和能量(这里的质量是物理量,指物质的多少):物理热学中有个公式:$Q = cm\Delta t$。Q 表示热量,c 表示比热容,m 表示质量,Δt

表示温度的变化量。人们一般只对温度进行感知，因 c 为常量，所以温度的失常（如中医讲的四末失温）就有两种情况：一是能量代谢缓慢，产热不足，既 Q 的值比较小；一是体液不足，液体的质量不够，既 m 的值小，携带的能量就很少，当然携带能量物质的能力也会变弱，所以 m 和 Q 便是阴阳。m 指物质的多少，Q 指热能的多少。（后世王清任提出的瘀血一说，则是循环的障碍，也会影响能量的传输效率。）

综上看来，阳指功能和能量。对于人体而言，阳包含各组织器官的功能、细胞的能量代谢，以及能量代谢所产生的能量。它们之间是相辅相成的关系，若要人体的功能正常，需要消耗能量，而能量的来源全仰仗人体功能的正常，才能完成对物质的摄入、运化等代谢过程。能量代谢需要消耗营养物质，被消耗的营养物质产生的能量一部分被转化为机体正常运作所需的电能、机械能等，还有一部分以热能的形式损失掉。但这部分损失的热能并非毫无意义，它在损失的过程中，被体液运输到人体各处温煦机体，以维持人体恒定的体温，最终从体表和随排泄物损失掉，当然还有红外辐射损失。体液在心脏的推动下，在人体循环内外往复损失的热量用 Q 表示，它本来表示热量的损失量，但也间接地反映了人体的功能。人体功能旺盛，组织使用能量多，能量代谢旺盛，消耗物质的量多，产生的热能也就多；人体功能衰弱，使用能量少，能量代谢低下，消耗物质少，产生的热能也就少。

综上看来，阴就是物质和质量。对于人体而言，阴指机体全部的细胞、全部的液体，以及从外界摄入的营养物质等，是人体的物质基础。但是，我们的主要研究对象是人体内所有液体，包含现代生理学中描述的细胞内液、组织液、血液等（中医的精很接近于细胞或细胞内液这个概念，中医的津、液很接近于组织液这个概念，中医的血包含了血液和淋巴液的概念）。因为如果这些液体充足，是源于摄入的物质充足，能提供给组织生长代谢的物质也就多，人体一派欣欣向荣之景，反之则是一派虚弱。参与循环的体液是有形物质，其质量可以用 m 表示，它还反映着体液携带热能的能力，也反映了携带能量物质的能力。

（二）阴阳的关系

阴阳协调为健康的准则。阳与阴虽言协调，但并非对等地位。

阳对阴有统摄作用，即机体功能正常才能固摄物质，心阳不足则虚汗多，肾阳不足则清尿多，肺阳不足则稀痰多，脾阳不足则稀便多。

阳对阴有化生作用，心肾阳气充足，循环中血液分配得当，脾胃肝胆等消化系统则功能正常，吸收运化营养物质的能力强大，这是对人体的阴液补充，以促进机体良性循环。

阳对阴有推动作用，肺循环、体循环、经络巡行都需要机体功能的正常，都需要消耗能量来提供其循环的机械能。

阳对阴有温煦作用，机体的体温由能量代谢产生的热能决定，热能的多少取决于能量代谢的旺盛程度。

阴是阳的物质基础，功能的维持需要能量，能量的获得需要能量代谢去消耗物质，物质消耗得到的能量用于维持功能和为机体提供热量维持恒温。

阴是阳的载体，机体所需的能量及能量代谢所需的物质都必须由体液携带承载，体液的动态平衡是机体功能的必备条件。

阴阳是不可分割的整体，对立统一，相辅相成，相互促进，相互制约。

（三）阴阳的其他描述方法

人体的阴阳在中医中可以用坎卦和离卦进行取象比类，坎卦为阴，中满为阳，离卦为阳，中虚为阴，此二卦表明阴中有阳，阳中有阴，阴阳互根互用不可分割。

人体的阴阳还可以用气血二字描述。气为阳为无形；血为阴为有形。气为血之帅，血为气之母。表明阳对阴有推动作用，阴是阳的物质基础，而气血二字不可分割，着重描述阴是阳的载体。

营卫（荣卫）也是阴阳的描述。营行脉中，卫行脉外。营便是血的功能，泛指体液、荣养的意思；卫便是气的功能，有保护机体，固摄阴液的作用。营卫和，体表能量代谢正常，则机体不易受到外部环境的影响，故而卫也反应体表对抗外邪的功能。营卫一词，表明阴是阳的物质基础，阳对阴有统摄作用。营弱则卫没有物质基础而易导致卫弱，卫弱则营阴外泄而易导致营弱。

营卫气血四字，气血二字是从物质层面描述阴阳，营卫二字是从功能层面在描述阴阳，气的功能是卫，血的功能是营。和后世的一种辨证方法不是一个体系。

（四）邪火与真阳，邪水与真阴

真阳名为肾阳，但绝非独指肾，而为少阴心肾功能，是全身阳气的源泉，是循环系统动力所在。补真阳即为恢复心肾功能而促进循环，利于全身功能恢复，温煦全身。

功能协调，代谢平衡，则是真阳；功能过亢，代谢过旺，则为邪火。真阳旺盛可固摄阴液，化生阴液；邪火亢盛则发散阴液，暗耗阴液。邪火为能量代谢亢盛，导致热能过多而影响机体功能，导致局部或全身功能亢盛的恶性循环。当人体功能过度旺盛，消耗物质变多，能量代谢所产生的热能多，机体为了散热，一是会通过流汗的方式散热，二是加大不感蒸发（指水分从皮肤和呼吸道黏膜表面，不断渗出而被汽化的过程）来散热。消耗多，再加上流失也多，久而久之就会导致机体物质和体液损失严重，这便是邪火伤津耗液的机制。仲景有灭火救阴、急下存阴、清热滋阴等法。

虚火并非机体能量代谢旺盛导致的功能亢盛，而是体液不足，或循环不通，循环系统不能顺利循环热量，而局部停滞热量。故知真阴不足、循环不畅则虚火内生。欲补真阴，当顾护真阳，滋阴清热之法恐有不妥。

真阴虽名肾阴，但人身既是肾；真阴虽名藏于肾中，但实则藏于全身。真阴者，为机体动态平衡的全部体液，为维护机体功能所需的细胞内外环境的物质基础。

真阴充足可促进真阳，而不损伤真阳。体液循环乃是真阴，体液停聚则是邪水。邪水或从外入，或从内生。邪水外入则易损伤真阳，真阳损伤则易邪水内生。内生之邪水，为机体水液代谢失常，导致多余水液稽留，该排出体外的代谢产物未随体液循环排出体外而导致的细胞外环境失常。其名称较多，名湿，名饮，名痰，名浊，因其新感久暂不同，停聚部位各异，故而治法也不尽相同。

二、五行

五行，木火土金水。它们所要描述的并非实质，而是自然界中的五种力量。将五行理解为构成世界的"元素"为误。

木为向外宣发的力量，可以用符号"←↑→↓"表示，可以用文字"出"表示。之所以用"木"来表示这种力量是因为古人观察树木的生长过程就是枝干树根向外舒张的过程。五脏肝属木，六腑胆属木，所以中医中的肝胆系统还包括向外宣发的力量。

火为向上的力量，可以用符号"↑"表示，可以用文字"升"表示。之所以用"火"来表示这种力量是因为古人观察火苗的流窜方向为向上，被称为"火炎而向上"。五脏心属火，因为血液之所以能上行，是心脏的泵压；六腑小肠属火，是因为小肠获得体循环较多的血液，是能量代谢最旺盛的脏腑，是营养物质被吸收上行进入肺循环的最重要脏腑，是三焦系统热量的主要来源地。

土为平衡调和的力量，可以用符号"○"表示，可以用文字"平衡"表示。之所以用"土"来表示这种力量是因为华夏民族一直有土德生万物而不自恃功高的那种不卑不亢、从容自如。五脏之中脾属土，中医的脾除了解剖意义的脾之外还包含整个胃肠道的吸收运化功能，还包括整个人体对能量物质的使用效率，因为这种功能正是整个机体生生不息的源泉，如土德生万物一样；六腑之中胃属土，中医的胃除了解剖意义的胃还包含整个胃肠道的消化功能和向下传导的功能。

金为向内收敛肃降的力量，可以用符号"→↓←"表示，可以用文字"入"表示。之所以用"金"表示这种力量是因为古人观察金属冶炼之后从液态得到固态金属的过程是体积缩小，向内收敛的过程。五脏肺属金，是强调心肺功能将体循环中的动脉血收敛肃降归于脏腑的这个过程（心肺功能将体循环中动脉血宣发流散四肢百骸及皮毛的这个过程称为宣发，属于木的性质）；六腑中大肠属金，是因为大肠将小肠中传导下来的松散的糟粕做最后的水分等物质的吸收之后，收敛为成型的大便。

水为向下的力量，可以用符号"↓"表示，可以用文字"降"表示。之所以用"水"来表示这种力量是因为古人观察水流的趋势为向下，所谓"水润而趋下"。五脏之中肾属水，是因为肾有将循环中的部分体液和部分代谢产物滤出循环，向下输入膀胱而从尿道排出的能力；六腑中膀胱属水，是对膀胱中尿液往下排出体外的形象描述。

五行生克重在描述脏腑之间是相互联系的整体，而不是孤立的个体，不必做过多玄妙的解读。但在五种力量之间的生克也有一定借鉴作用。

木能生火：主要用于描述向外宣发的力量过盛同时容易导致向上的力量过盛而产生人体上部的病变。

火能生土：指心脏功能健康，是机体达到平衡而保持健康的重要条件。也可以阐明心脏功能的正常有助于帮助胃肠功能的恢复。在伤寒中的苓桂术甘汤之类的方剂，在用茯苓白术健运脾胃的同时，要用桂枝甘草汤增强心脏的功能，就是对火能生土的运用。对于五种力量而言，达到土德便是让机体恢复了动态平衡，治疗目的也不过如此。

土能生金：指脾胃功能的健运，有助于机体对阴液的固摄和收敛。也用来解释脾胃阳气的充足会让肺循环趋于健康。

金能生水：指向内收敛的力量使脏腑器官获得更多的

能量而工作效率提高，从而滋生更多人体所需的体液。如使用五味子白芍山萸肉一类收敛的药就有利于阴液的滋生。

水能生木：指循环中的体液充足，一切能量代谢所需物质都由循环中体液携带输送，机体能量代谢旺盛而产热多，热量有向外扩散的势力，导致机体向外宣发的力量增强。后文往往有病人体液恢复则自汗出而解的情况，就是水能生木的道理。

木能克土：指向外宣发的力量太过会让胃肠获得的能量变少而影响胃肠的功能；如可用于解释肝胆疏泄失常，胆汁不能顺利进入胃肠而造成胃肠消化功能的减弱。

火能克金：指机体向上的力量会克制收敛的力量。在脏腑则叙述为：心脏功能的亢盛，会增强心肺功能的宣发作用，而金概括的是心肺功能的肃降作用，故火克金。

土能克水：指机体的平衡的力量，既循环的圆运动，是对下趋的体液的最好克制作用。在脏腑可以叙述为：脾胃最重要的功能就是对水谷精微的运化，脾胃功能的正常，则人体的水液代谢正常；脾胃功能亢盛，则胃肠中体液因宣散过多而减少，为阳明病，这个病经久不治会损耗人体循环中大量体液，为温病。

金能克木：指向内收敛的力量对宣发力量的克制作用。

水能克火：指机体向下的力量可以克制向上的力量。如机体体液不足，三焦的热量不容易被循环散于四肢百骸，则热量就容易上趋，引起人体上焦部位的"上火"现象。体液补足之后，这些热量被循行于全身各处而局部无"上火"现象。在脏腑则可以叙述为：肾脏对水液的重吸收保证了循环中充足的体液，从而对三焦热量有效运输。

五行相生相克相乘相侮在脏腑是为了阐述人体脏腑之

间是有机整体，并非孤立的个体，学医者不可过分在五行上执着。但后世医家根据五行理论总结出来的医理医论却浩如烟海，不容小觑。

三、六经概要及补充

伤寒论的六经病是张仲景对人体疾病的分类。仲景的六经，并非经络意义的六经，这种分类方法区别于现代医学，经过历代伤寒家的实践验证，这种分类方法非常实用，六经辨证的诊断和治疗也非常高效。

太阳病是表证，少阳病为半表半里证，其余四经为里证。少阳病虽曰半表半里，其本质却为里证，详见第96条解析。表证，指体表及四肢百骸的疾病，但是却与脏腑密切相关。里证为脏腑的疾病，有虚实寒热种种不同，故有阴阳之分。三阴三阳中，有消化系统的疾病，为阳明太阴；有循环系统的疾病，为少阴厥阴；有肝胆系统疾病，为少阳厥阴。

太阳病是一类因人体外感六邪而导致气血趋表而引发的表位发热疼痛等症状的疾病。这类疾病诱因在表位，但密切关系脏腑，哪个部位虚衰，就容易往哪个部位传变，若脏腑功能非常好，太阳病也可能自愈。

阳明病主要表现为胃肠功能亢盛，能量代谢旺盛，阴液耗散太过，导致胃肠阴液不足的一种疾病。这种局部的阴液不足最终可能导致全身的阴液不足。《伤寒论》说阳明病"不复传也"，是说阳明病不会再传六经的其他五经，但是阳明病可能发展为温病而最终伤津耗血，而伤津耗血的传变属于损伤了体液的循环，被仲景列在少阴病中，所以少阴病有"急下"证。由此可见，阳明病也并非全不传变。

少阳病主要表现为肝胆为邪热影响，疏泄失常，肝脏分泌的胆汁不循常道，不能进入胃肠帮助消化而从肝静脉进入循环，影响胃肠消化功能，胃肠功能由盛转衰的过渡阶段的疾病。

太阴病主要表现为胃肠功能虚衰，能量代谢不足的一种疾病。太阴病是消化系统的疾病，为人体运作提供物质基础，它的长期病变容易导致循环系统的疾病，即心肾功能虚衰的疾病，或循环中体液不足，如此则是传少阴。

少阴病为循环中体液严重不足，心肾功能虚衰，能量代谢不足的一种疾病。如果心肾功能长期虚衰，全身能量代谢减弱，最容易因虚成实、寒热错杂、气机逆乱，发展为厥阴病。

厥阴病最为复杂，为全身性疾病，主要表现为心肾功能虚衰日久、脾胃功能虚衰、肝胆系统功能不足，自主神经紊乱，导致脏腑阴寒邪气凝结不散，而最终发展成寒热错杂、虚实夹杂、气机逆乱的复杂局面，很多癌症便属于厥阴病的严重阶段。

手太阴温病主要表现为心肺功能亢盛，能量代谢旺盛的一种外感疾病。

广义温病为脏腑功能亢盛，能量代谢旺盛的一种疾病，发展方向为伤津耗血。所以阳明病、阳明温病和手太阴温病都是广义温病的一种。

四、八纲概要

八纲即阴、阳、表、里、寒、热、虚、实。

阴为阴证，表现为脏腑功能不足，能量代谢不足；

阳为阳证，表现为脏腑功能亢盛，能量代谢旺盛；

表指表位，是对病位的描述，指体表、四肢百骸及经络；

里指里位，是对病位的描述，指脏腑；

寒指能量代谢不足，机体产热不足而不能温煦；

热指能量代谢亢盛，机体产热过多而散热不及；

虚为有用物质不能有效被机体同化而显不足；或功能不足、代谢减弱；

实为代谢产物不能顺利排出而稽留人体，或有用物质摄入过多、代谢使用太少而堆积。

五、脏腑概要

中医的脏腑，与现代解剖学的脏腑大有不同，本篇只针对伤寒论理解有帮助的部分脏腑进行简要说明，系统知识可参看第三章《人体建模》。

肺属金，司呼吸，主宣发肃降。但中医的肺并非单指肺，而是指心肺功能，心血管功能，因为人体是有机整体，现代解剖学的肺无法独立完成中医肺的生理功能。宣发肃降指心肺、心血管系统向全身各脏腑各组织分配动脉血液的能力。宣发指心肺心血管功能往表位分配动脉血液的力量。肃降指心肺心血管功能往里位分配动脉血液的力量。表位指四肢百骸，里位指脏腑器官。

肝胆属木，主情志，藏血。西医解剖学的肝对营养物质的分解功能被包含在中医脾的功能中，而中医的肝主要包含人体向外的功能、藏血功能、助脾胃运化的功能。中医的肝还包含胰的功能，因为肝脏分泌胆汁，胰脏分泌胰液，这其中所含的酶对胃肠的消化起作用，这就是肝能促进脾胃消化的原因。

脾属土，主升清。中医的脾并非实质的某一个器官，特别不仅仅对应西医解剖学的脾脏。中医的脾指整个胃肠道吸收运化水液和营养物质的功能，还包括身体运用营养物质的能力。

胃属土，主降浊。中医的胃指整个胃肠道的实质，还包括胃消磨食物和向下传导食糜的功能。所以脾胃密切相关不可分割，虽然说是脾胃，实际包含整个消化道，肝分解营养物质的功能亦包含其中。

肾属水，中医的肾不仅仅包含肾，中医肾的概念几乎是整个人体。还包含人体对水液的代谢功能。肾阳是肾功能的总称，包括肾小球的滤过功能，包括肾小管的重吸收原尿的功能。

从众多书籍的描述来看，少阴肾似乎还包括人体细胞，细胞是能量代谢的直接参与者，它们的正常代谢才是人体功能的保障和能量的保障。尤其肾精一词，更是与细胞密切关联，它似乎涵盖了细胞内液。比如汗法拔动肾根这种说法，其实就是发汗导致循环系统中水液减少，严重了会让细胞内液失水补充组织液，再补充给循环系统，拔动肾根就是让细胞失了水分。再如生殖之精，之所以称"精"，也是其中包含着生殖细胞的原因。但中医并不微观到细胞，我们也没必要纠结其精确定义。所以肾阳甚至是人体全身阳气的代称，肾阴包含全身水液，肾精包含全身组织的细胞内液。

膀胱属水，中医的膀胱不仅仅包含膀胱，还包含人体对肾脏水液的管理功能。

心属火，主血脉。中医的心包含心脏的泵血功能、整个血液循环系统，还包括机体的能量代谢能力。

六、经络概要与关于经络的猜想

经络分为经脉和络脉，"经"有经过之意，"络"有联络之意。经脉包括十二正经和奇经八脉，十二正经为手足各三阴三阳经：手太阴肺经、手厥阴心包经、手少阴心经、手阳明大肠经、手少阳三焦经、手太阳小肠经、足太阴脾经、足厥阴肝经、足少阴肾经、足阳明胃经、足少阳胆经、足太阳膀胱经。手三阳从手走头，足三阳从头走足，足三阴从足走胸，手三阴从胸走手。

根据中医理论和历代医家的实践经验，我认为经络客观存在于人体。经络是体液的另一种通道，它对已知血液循环、淋巴循环是一种补充。分布在经络上的穴位，是可以控制经络中体液的流通效率的神经结点。经络在人体的实际分布量可能远大于目前中医已经掌握的分布量。

七、六邪概要

六邪为风、寒、湿、热、暑、燥，这六种容易引起人体疾病的外部因素，亦称六淫或六贼。六邪的概念重在强调人体容易受到外部环境的影响而生疾病。但《伤寒论》全书并不过分强调这些外部因素，只在《伤寒例》中做了简要阐述，然而《伤寒例》是否出自仲景之手争议也颇多，所以在辨证过程中不必执着于六邪，因为生病的本质还是在于人体自身出现偏性而失衡，外部因素只是诱因。所以后世医家也有总结说：正气存内，邪不可干。

本书对六邪作简要说明，是因为阴阳平和体质的人毕竟较少，我们不得不承认我们大多数人的健康状态会受环境的影响。

（一）风邪

风邪伤人，指自然界的风对人体造成伤害。物体表面空气流动速度会加快物体水分的蒸发速度，而水分的蒸发会吸收物体的热量。所以风邪会对人体产生两种影响：一是带走热量，即伤阳；二是带走一定量的水分，即伤阴。中医认为风邪一般不单独伤人，它往往与寒热邪气夹杂，成为风寒与风热。其实就是古人也认识到风邪伤人存在着两种截然不同的后果：所谓风寒，是强调伤阳的结果严重；所谓风热，是强调伤阴的结果严重。所以风寒、风热是从人体被影响的结果上进行区分描述的，而不必纠结于患者当时吹的风到底是冷风还是热风。

风邪伤人还有个特点就是容易侵袭人体上部，有句话叫作"高巅之上唯风能到"，就是阐述的这个特点。这其实是因为人体常常只有头部裸露在外。

风为阳邪主疏泄，是强调风邪会带走人体大量水分而导致人体损失阴液的意思。也就是强调风邪的风热邪气的性质，而其风寒邪气的性质，则归于寒邪之中。

（二）寒邪

寒邪伤人，以闭塞人体毛孔、阻碍人体微循环和损伤人体能量为主要表现。寒为阴邪主收引，人体的皮肤在寒冷的环境中会收缩毛孔关闭汗腺，同时也会收缩表层或局部的毛细血管而阻碍微循环。体质好的人外感寒邪之后气血会趋表，体质不好的人外感寒邪之后气血不能趋表抗性，所以寒邪的影响会入里。

（三）湿邪

湿邪伤人，指环境中的水蒸气过多，空气湿度大，导致人体体表蒸发量减少。湿度是影响蒸发快慢的重要因素，而人体代谢产物随水液的排泄途径主要有两个：一是肃降里位走小便；一是宣发表位走汗腺，即便没有可见的汗液，体表的不感蒸发量也很大。如果人体长期处于湿度大的环境中或偶然因湿度骤变引起人体不适应，表位的水液和代谢产物不能顺利离开人体，而堆积在表位就会成为湿邪，导致人体表位理化生环境的改变而引起疼痛、沉重等病变。脏腑功能不好的人，这些湿邪还可能入里影响脏腑。

（四）热邪

热邪又称火邪，最易理解。热邪伤人，指环境温度高，导致人体气血奔涌，代谢亢盛，无论令人外感还是造成内耗，最终皆以伤津耗液为特点。伤津耗液达到一定的程度，就会出现阴损及阳，因为循环中的体液是功能的基础、是能量的载体。

（五）暑邪

暑邪专为夏季而设，为夏季的热邪突然导致人体阴液大量流失而致人猝病。因夏季炎热，大量水蒸气被蒸腾在空气中，导致人体欲汗而不得汗，汗不出则热不解，体内热不得散，越积越多，达到人体所能承受的极限之后突然爆发，突然大汗出损伤大量体液而发病。所以暑邪一般夹湿，成为暑湿之邪。

（六）燥邪

燥邪伤人，主要病位在太阴肺，为环境中水蒸气减少，致使人体蒸发量加大，导致肺部组织缺乏濡润而致病。

种种外邪，都不是人体生病的主要原因。《伤寒论》也绝不是论伤于寒邪的一部书。此一"寒"字，泛指外邪，甚至包含后世温病学提出的疫疠之气，也就是传染性外感。病有感受相同邪气而证不相同的，有感受不同邪气而证相同的，因为人体对外部环境的反应与个人体质密切相关，所以诊断时的主要依据还得是看患者的种种症状，从而推断其证，再立法遣方用药。

八、中医整体思维、四诊、辨证论治及八法之概要

中医利用传统哲思阴阳五行学说，旨在用"阴阳"强调人体是物质和功能的总和，用"五行"强调脏腑之间并非孤立，而是相互联系、相互影响、相互促进、又相互制约的有机整体。无论是脏腑器官还是筋骨皮肉，他们的物理位置都是固定不变的，之所以能构成一个整体而相互联系、相互影响、相互促进又相互制约，全仰仗人体的循环系统的正常运作。人体的循环系统包括血液循环系统、淋巴循环系统、经络循环系统。是循环系统将表里建立联系，也是循环系统将各脏腑器官建立联系，是循环系统将整个人体处处建立联系。神经系统虽有监测和调控作用，但其最终的具体执行者仍是循环系统。

中医建立了独特的藏象学说，藏象学说的建立来源于长期的观察与实践。"藏"有收藏在内部不为人所能直接观察的意思，狭义地讲"藏"指脏腑，广义地讲"藏"指人体内不能被人们观察的所有组织。脏腑虽然深藏于内，但是循环系统将整个人体紧密联系，所以脏腑的病变一定会引起外部的变化，这些外部的变化是能被人们直接观察体验到的信息，这些能被人们观察体会到的信息就称之为

"象"。所以，藏象的意思就是脏腑器官功能盛衰情况在人体外部的表象，此所谓"有诸内必形诸外"，而收集这些显露在外的信息而判断疾病性质的过程既是诊断过程。

诊断分为诊和断两个过程。中医发展的时期并没有现代科学的辅助，所以他建立了一套不需要诊疗器具的独特的收集患者信息的手段，即望闻问切四诊。望诊，为医生通过观察，收集患者的神色形态信息；闻诊为医生听声嗅气，收集患者的声音和气味信息；问诊为医生问患者答，收集患者的主观感受信息；切诊为医生诊脉，收集患者循环系统所携带的信息。四诊的内容极其丰富，此处不表，仅做概述，学者可参详《中医诊断学》，亦可仔细品味《伤寒论》原文及各家注解，皆可觅得正法。"断"则是医生根据四诊所获得的信息，结合自己的理论知识和实践经验，对疾病性质做出判断。无论诊还是断，都与医生的个人能力密切相关，所以一名好中医需要悟性和实践的千锤百炼。

辨证论治则是医生结合患者体质，再综合诊断结果，针对病证进行的推理、觅法、遣方、用药的逻辑思维过程。《伤寒论》全书都在进行辨证论治的实践，学习《伤寒论》的过程，便是学习辨证论治的过程。

辨证论治的最后阶段一定是治，中医治病方法后人总结为八法：汗、吐、下、和、温、清、消、补。汗法为解表，令病理物随汗液从表出；吐法为催吐而排出胃中实际病理物；下法为攻下肠中实际病理物；和法又称和解，为一种扶正祛邪、清补同用的综合治疗方法；温法为提高机体能量代谢而加大产热的治疗方法；清法为降低机体能量代谢减少产热的治疗方法；消法有二，一为提高脾胃消化运化功能以消除胃肠积滞的治疗方法，一是提高机体运行效率以消除组织积滞的治疗方法；补法用于虚证，为促进脏腑功能恢复，促进机体体液恢复的治疗方法。八法内容丰富，此处只做概说，学者可参详他书，或仔细研习《伤寒论》，便可觅得正法。

第二章 气血的运行规律

气血是人体阴阳在物质层面的描述，它与营卫相对应，营卫是气血的功能层面的描述。

气的内涵非常丰富，它包含携带在体液中随体液参与循环的能量物质、携带在体液中的能量、还包含细胞对能量物质的代谢过程，因为能量代谢过程需要消耗 O_2，所以气同时包含随血液运行的 O_2。能量物质是供细胞能量代谢的物质，包含糖类、脂肪、蛋白质等。能量物质最终将被代谢而转化成 CO_2、H_2O 和能量，能量包含机体使用的电能、机械能和被机体损失掉的热能，热能的损失过程同时也是对机体的温煦过程。气旺则机体能量代谢旺盛，精力充沛，机体温暖；气虚则能量代谢减弱，精神萎靡，机体寒冷。气有余则能量代谢亢盛，产热多，若散热不及时则为邪火；气不足则能量代谢虚衰，产热少，不能温煦机体则为虚寒。

血的内涵也较现代医学的"血液"一词更丰富，它包含循环中的体液、血细胞、基础物质。基础物质指细胞生长所需的实质性物质，包含水、微量元素、宏量元素、糖类、脂肪、蛋白质和代谢产物等等，所以糖类、脂肪、蛋白质是能量物质的同时也是基础物质。血能滋养机体、补给机体、壮大机体，是机体的物质基础。正因为中医的血范围如此宽泛，所以中医认为血为脾胃化生。血所携带的物质，处于动态平衡，吸收的物质被细胞使用和被代谢，代谢的产物又被皮肤、肾脏等排泄系统排出。

血为气之母：血是气的载体，一方面是说血携带着热能，一方面是说血中携带着能量代谢所需要的能量物质。血可以化气，是指血中携带的能量物质参与能量代谢之后可以转化为能量。

气为血之帅：气是血的动力，能量代谢为心肺系统、心血管系统提供能量和动力。能量代谢为消化系统提供能量和动力促进物质的吸收摄入。

气血相辅相成不可分割，它们有如下特点：

一、气血有优先顾护脏腑的原则

脏腑的正常工作是机体正常运行的核心。在气血不足的时候，气血会优先提供给脏腑使用，尽量保证脏腑的正常工作，而对躯干肢体则减少供给，所以容易出现全身疲倦、四肢无力的症状。气血不足有可能是生理的，也可能是病理的。

二、气血有趋虚补偿的原则

人体哪个局部部位出现虚象，气血就会加大对该局部的供给量。如：长期使用肱二头肌，会导致肱二头肌的物质使用量加大，机体发现此处气血虚，便会加大对肱二头肌的供给，肱二头肌得到物质变多，生长更旺盛，长此以往，肱二头肌会变得更强壮。再如：冬天我们在手上握一团雪，我们的手会被冻僵，但冻僵之后过不了多久，手就会发热，此时手的温度，比未用雪冻之前更高，这是因为手的热量被雪吸收，机体检查到手的热量损失太严重，所以加大对手的气血供给量。

机体对虚象的检测由神经系统完成，机体对气血的调度信号也由神经系统发出，但是对局部的温煦和补给只能由气血来具体实施。

气血的这种原则正应了老子《道德经》中的一句话：天之道，损有余而补不足。所谓天之道，正是不能由人主管控制，它是自然而然的，由自主神经控制，不受中枢神经控制。

本条原则是理解伤寒论的病情变化万千的关键。

三、气血有被心肺、心血管系统调节流量的特点

气血通过循环系统循行全身各处，其流量的调控由自主神经支配心血管的局部收缩与扩张来完成。

气血的以上三个特点，必须由机体功能正常才能实现，既全身阳气统领气血。这些功能与人的年龄有关，也与机体的体质有关，还与疾病的发展程度和脏腑的病变程度有关。这种功能虚衰的时候，就会出现阴盛格阳、阴盛戴阳甚至回光返照的现象。

四、几种常见脉象的原因

浮脉是心肺及心血管功能过度宣发使气血在表位而形成。说明体表有邪，提示机体想从表位排出邪气。

洪脉是浮而有力的脉，是因为里有邪热，脏腑功能亢盛，气血被邪热鼓动而被迫宣发在表位。

沉脉是心肺及心血管功能过度肃降收敛气血在里位，宣发至表位的气血相对正常情况减少而形成。说明气血趋

里顾护脏腑，或脏腑功能虚衰无力宣发气血。

迟脉是脏腑功能不足，能量代谢低下，同时循环中体液不足，导致心血管系统循行缓慢而形成。

数脉是心肺功能旺盛，能量代谢旺盛，导致心脏加快跳动而形成。还有一种数脉是因为单次泵出血量少，机体为了保证单位时间内的泵血量，从而加快跳动频率来代偿其不足，保证泵血量而形成。

细脉是循环中体液不足，不足以充盈脉道而形成。

这六种脉象为常见脉，其余脉象在《伤寒论》解析中根据病情做解释。

第三章　人体建模

为了帮助理解本书对《伤寒论》原文的解析，我借助现代人体解剖学结合中医脏腑对人体进行建模，并适当使用一些类比法。其实这些类比法古人也时常采用，但我所用的方法，与古人颇有区别，可以为读者提供另外一种视

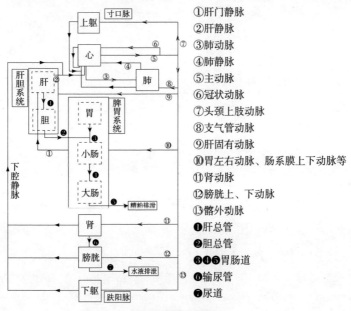

①肝门静脉
②肝静脉
③肺动脉
④肺静脉
⑤主动脉
⑥冠状动脉
⑦头颈上肢动脉
⑧支气管动脉
⑨肝固有动脉
⑩胃左右动脉、肠系膜上下动脉等
⑪肾动脉
⑫膀胱上、下动脉
⑬髂外劲脉
❶肝总管
❷胆总管
❸❹❺胃肠道
❻输尿管
❼尿道

脏腑逻辑关系图

注：此图为逻辑关系图，图示线条分支不代表实际血管分支，图示脏腑位置不代表实际位置。

角。为了区别，在本章中，我将中医意义的脏腑名称前加上其阴阳性质，如太阴脾、阳明胃、太阴肺等；而现代医学解剖学的脏腑名称则不加阴阳性质，如脾、胃、肺等。

一、阳明太阴系统（脾胃系统）

中医的脾胃系统包含太阴脾和阳明胃。

（一）太阴脾：太阴脾并非实质的某个器官，而是"胃""小肠""大肠"的吸收运化功能，还包括"肝"的分解功能。太阴脾主升清，"清"就是水谷精微，与"浊"相对。其升清的通道便是如图中①②所示的通道。太阴脾不升清，药有干姜、白术，方有理中、四逆。

（二）阳明胃：阳明胃包含图中"胃""小肠""大肠"的实质和向下传导的功能。阳明胃主降浊，"浊"主要指食物糟粕，与"清"相对。其降浊的过程便是如图中❸❹❺的过程。阳明胃不降浊，属于阳证者，药有大黄，方有承气。

二、少阳厥阴系统（肝胆系统）

中医的肝胆系统包含厥阴肝和少阳胆。

（一）厥阴肝：厥阴肝主疏泄。疏泄有两层含义，一是疏，指宣通全身阳气，调畅全身气机，本质是全身心血管系统的通畅程度和全身心血管系统对血流量分配功能，所以厥阴肝也被总结为"主筋"，全身的心血管系统就属于"筋"的范畴。二是泄，指图中"肝"分泌胆汁下排而促进胃肠消化的功能。厥阴肝的疏泄功能与自主神经密切相关，"疏"的功能失常，全身气机不畅，容易引起人体情志不悦，郁郁寡欢，所以厥阴肝还包含对情志的调节功能。

厥阴阴证，方有乌梅丸。

（二）少阳胆：解剖学的胆，起储存胆汁的作用，与中医少阳胆没有多大关联。少阳胆包含图中解剖学"肝"的分泌胆汁的生理功能、包含解剖学胰腺的生理功能。少阳胆"降"的过程就是胆汁、胰液经图中❶❷❸❹❺下降进入胃肠帮助脾胃消化的过程。当肝胆疏泄失常时会有部分胆汁经肝静脉（图中②所示）进入循环系统造成口苦、目黄、尿黄等少阳症状。少阳为阳证，方有大小柴胡汤主之。

三、少阴系统（大循环）

中医没有循环系统这种提法，但是我们对少阴进行总结概括，就是一套循环系统，但这套系统与解剖学的循环系统有一些区别，故我将中医的循环系统称为少阴系统。

（一）少阴心：少阴心的范围远大于解剖学的心。少阴心包含心脏的功能、循环系统中的血液、全身能量代谢。少阴心是人体循环系统的原动力，这部分为功能，中医称心阳；少阴心也是人体循环体统的物质基础，这部分为物质，中医称为心阴。左心室泵出的动脉血，从冠状动脉回馈心脏肌肉，供心脏工作，如图中⑥所示。若少阴心阳不足，药有桂枝，方有桂枝甘草汤主之。若少阴心血虚少，方有炙甘草汤主之。

（二）少阴肾：少阴肾的范围远大于解剖学的肾，少阴肾包含肾脏的功能，中医统称肾阳，中医不专门对激素进行研究，但实际上肾上腺和肾脏分泌的激素，因为具有兴奋作用，都包含于肾阳之中。肾通过肾小球生成原尿，通过肾小管将原尿中的大量体液重吸收而再进入循环，这个过程生成尿液将人体的代谢产物排出体外，从而对循环系统起到过滤和净化的作用。肾小管重吸收原尿的功能对循环系统非常重要，若重吸收功能虚衰，就会有大量体液损失，导致循环系统严重缺水，而且水的比热容大，会带走人体大量的热量。这些体液被肾小管重吸收进入循环，既是对人体体液的补充，又是对人体热量的补充，所以中医在发展过程中充分认识到它的重要性，于是将这种功能命名为命门相火；而重吸收进入循环的体液是对循环系统物质的补充，属于肾阴。这种重吸收功能不足，便是命门火衰，人体表现为小便清长、形寒畏冷、四末失温等。又因体液损失，同时也会引起肾阴不足。当然命门相火仍然包含在肾阳之中，所以称其为肾阳不足也无不可。肾阳不足，药有附子，方有四逆汤主之。肾阴不足，若为肾阳不足引起，也是四逆汤的治疗范围，若为阳证，有黄连阿胶汤等补阴方剂。

四、心肺循环系统（小循环）

中医没有心肺循环系统这种说法，心肺循环系统包含于太阴肺的功能。

太阴肺：太阴肺司呼吸，包含了肺循环系统（图中③④所示），在肺阳不足时，肺组织不能固摄阴液而在此过程生清痰，药有干姜、细辛，方有小青龙。

太阴肺还包含心血管系统对气血的宣发、肃降功能。只不过这部分功能是对整个循环系统的流量分配调节功能，与厥阴肝又有相关，因为厥阴肝主筋，脉管系统被包含其中。

宣发：宣发即心血管系统向四肢百骸等表位分配动脉血的过程（如图中⑦⑬所示）。如当表位受邪，气血趋表抗邪，表位血流量加大，寸口脉（如图所示）充盈，轻取即得。宣发太过是浮脉、洪脉的形成原因。

肃降：肃降即心血管系统向脏腑之里位分配动脉血的过程（如图中⑧⑨⑩⑪⑫所示）。如当里气受损，气血趋里救脏腑，表位的气血相对减少，寸口脉轻按和中按都感觉不到，重按方能感到跳动。肃降太过是沉脉、微脉的形成原因。

宣发、肃降是机体整体功能综合调节的结果，与中医心、肺、肝密切相关，与现代医学的心、肺、脉管系统、自主神经系统密切相关。理解宣发、肃降是理解疾病传变及诸多生理、病理现象的关键。

【类比法】

为了方便我们理解人体的循环系统，我们可以将它比喻成我国北方的暖气供应系统。

暖气系统的加热装置是锅炉，传热介质是水，动力是水泵，管道是水的通道。这套系统需要进水口、排水口。锅炉加热水，水泵将热水推动，热水从管道输送到千家万户为房间提供热量。

人体循环系统的加热在三焦，传热的介质是血液，动力是心脏，血管是通道。脾胃源源不断地向循环中添加水谷精微就像进水口，肾有三个作用，一是过滤净化血液仿佛净化器，二是排出代谢产物就像排水口，三是回收大量体液。人体比暖气供应系统要复杂得多，三焦加热血液，脾胃为血液提供能量物质，肝脏进行分解，肺为血液补充氧气同时排出 CO_2，心脏将血液推动，血液从血管输送到人体的每一个细胞，为细胞提供能量物质和氧气并带走 CO_2 和代谢产物，同时提供热量温煦全身。当血液经过肾脏的时候，在肾脏排出代谢产物。

当脾胃功能减退不能为循环提供足够物质时为脾虚；

当肺不能固摄而生清痰时为肺阳虚；

当心脏功能虚衰，提供动力不足时为心阳虚；

当肾重吸收功能减弱小便清长时为肾阳虚，也称命门火衰；

当肾的滤过功能减弱则不能生成尿液亦为肾阳虚，但这种情况代谢产物不能排出，循环系统得不到净化而成实证，此为因虚成实（尿毒症）。

五、水液代谢系统

（一）太阴脾：太阴脾对水液起温化作用。温指水液在脾胃系统中的加热过程，化指水液被吸收进入循环系统的过程。若脾阳不足，温化水饮的能力不足，水液则不能进入循环，而随糟粕排出体外，这种情况大便稀溏，中医称为脾虚便溏。

（二）太阴肺：太阴肺对水液起宣发肃降作用。水液在全身循环，携带有代谢产物，宣发是水液携带代谢产物从表位化为汗液从皮肤毛孔排出体外，肃降是水液携带代谢产物经肾脏化为尿液排出体外。

（三）少阴肾：少阴肾主全身水液，水液从血管散于组织液，从组织液进入细胞，出细胞到组织液，从组织液进入血管，此过程属于太阴脾的运化过程，但也属于少阴肾的疏利过程。

肾小球滤出代谢产物，肾小管重吸收原尿的有用成分重新进入循环，保持机体的电解质平衡的同时排出代谢产物和多余水液。

（四）太阳膀胱：解剖学的膀胱是储存尿液的器官，太阳膀胱的范围包含解剖学肾的功能。膀胱中的尿液是马上要排出体外的体液，它还不完全是废物。因为水的比热容大，这些水液携带着大量热量，这些热量还会被回收一部分，所以盆腔中的毛细血管非常丰富，这些毛细血管中的血液从此经过会回收部分热量为机体所用。盆腔中的毛细血管丰富，下焦热邪最容易引起该局部血瘀，阳证血瘀，药有桃仁、水蛭，方有桃核承气汤、抵挡汤，后世有血府逐瘀汤。

【类比法】

组织液如同沼泽，血管如同江河，膀胱如同大海。细胞的代谢产物的主要排泄途径是由泽入江，由江入海，若代谢产物堆积在组织液不能顺利进入血管排出体外，如水积泽中，不入江河，便是死水，这便是中医概念的"湿"；若兼机体能量代谢旺盛，产热多，则"湿"与"热"结为"湿热"；若兼机体能量代谢虚衰，产热不足，为"寒"，则"湿"与"寒"结为"寒湿"。

第四章 《伤寒论》条文校对及解析

第一节 辨太阳病脉证并治上第五

太阳之为病，脉浮，头项强痛而恶寒。(1)

此条为太阳病的提纲。

太阳病是一种气血趋表的疾病，也可以说是水火趋表。水（血）指体循环中的血液，火（气）指被体循环携带的能量。

人体在感受到风寒邪气后，一种是阻碍微循环和经络通畅；一种可能是引起人体原有寄居菌群的失衡（因为中医是以调节人体的环境与运行为主，阴阳菌群的失衡会随着人体环境和运行的改变而自动恢复，所以后文不再提及这个概念）。

此时阴寒邪气还局限在体表，人体的自我调节功能会从脏腑通过体循环和经络向体表输送血液和能量。这个过程本来人体一直都在进行，但是因为阴寒邪气侵袭体表，这个过程的功能表现得比正常时候要亢盛得多，这就是气血趋表的原因。

人体的气血有一个重要的特点：人体的哪个部位出现突然的虚弱，机体就会迅速调动气血进行补充与修复。至于能否达到补充修复的目的，取决于人体体质的强弱和邪气的盛衰。

此证症状表现为头痛、颈项部强硬，转动不灵活。因为人体气血趋表，体表能量代谢旺盛，也常伴随着发热。这个发热，不一定能由体温计测得，有可能是人的自我感觉。因为是被风寒邪气所伤，阻碍微循环和经络的通畅，所以一定会表现出恶寒。

脉浮，是人体气血趋表的动脉上的反应，是心肺心血管功能将气血宣发在外，导致肢体动脉血流量比正常时候加大而出现寸口脉轻取即得，后世医家描述为"如水漂木"，意思是按在寸口脉上，就像按一截浮在水上的木头，轻轻接触皮肤就可以感觉到脉搏的跳动。使劲按（沉取）反倒不如轻按的感觉明显（但实际上重按有力的情况也很普遍）。

因为脏腑的气血被宣发到体表的缘故，此时脏腑之里的气血反倒虚弱，所以人在太阳病阶段也会出现食欲不佳，消化不良，甚至恶心干呕的症状。这些都是气血趋表，不能顾护于脏腑之里的表现。所以太阳病严禁使用攻下的方法进行治疗，应当配合人体的自我排邪的趋势，进行发汗才是正确的治疗方法。

需要说明的是，人体由于里热，既脏腑功能亢盛，也会主动宣发气血趋表、血脉偾张，也会出现浮脉，令人"蒸蒸发热"，这样的脉象除了轻取即得，重按会更洪大有力，其人症状也不会出现太阳病的症状，所以这不是此处浮脉的意思。但是如果出现了太阳病的症状，又出现了重按更有力的浮脉，则说明其人阳明经气血旺盛，这样的病人有太阳病自愈的可能，也有逐渐出现口渴饮冷其人烦躁的表寒里热的可能，也有发展成阳明纯里热病的可能，这些都在后文中逐渐提到。

太阳病的发生，人体体表受阴寒邪气的侵袭，人体会首先调动气血趋表，人体循环内的体液用量将加大，所以会首先减少尿量，保证循环中有充足的体液。这便是启太阳膀胱之水以抗邪，也是该病命名为太阳病的原因。那么，是谁的力量能启太阳膀胱之水呢？当然是肾小管的重吸收功能，在中医中这种功能被称为肾中真火，也叫命门相火，也叫龙火。病人出现太阳病，又出现小便频多的症状，是足少阴肾经也出了问题，这样的病人因为循环中的体液不足，其脉象往往是微而弱，因此不能仅采用纯汗法来治疗这类疾病，应该根据情况采用麻黄附子细辛汤或者四逆汤进行治疗。

另一方面，先天真火启起来的水，会很快被人体消耗，消耗的途径一是体表的汗液，二是肺的呼出，三是不感蒸发。所以仅仅依赖原有体液来抵抗外邪有坐吃山空之虞，循环中体液充足的保障，还得依赖胃肠吸收运化水和营养的功能正常。而胃肠吸收运化水和营养的功能，在中医中称为脾阳。中医说脾主升清，指脾将胃消化后食物中的水、维生素、微量元素、糖类、蛋白质、脂肪等吸收运化的过程。所以，如果病人脾阳不足，则容易出现阴寒邪气内陷的太阴直中，表现为肢冷恶寒严重，呕吐下利，此时又不当使用汗法，而应该采用桂枝人参汤或理中四逆辈温之，后文霍乱篇有详论。

所以，虽然脉浮、头项强痛而恶寒这一组证候称为太阳病，由足太阳膀胱经抗邪，但也依赖阳明胃的多气多血功能来支援，少阴肾的正常重吸收功能来提供水液的保障，太阴脾的运化功能提供能量保障。又因为少阴肾和太阴脾是人的先后天之本，本气不虚，则病不易传变，若是本气先虚，则极易传变。

太阳病，发热，汗出，恶风，脉缓者，名为中风。（2）

此条为太阳病的分类。此处中风为太阳病的一种，全称为太阳中风。

本条是讲，太阳病中，病人有汗，脉浮缓的，称为太阳中风。历代医家也称太阳中风为表虚证，有汗的原因是卫阳不固，营阴外泄。所谓卫阳不固，是指阳气对阴液有固摄作用，如果体表阳气不足，则对汗液的固摄作用变弱，故表阳虚而汗出。

因为是太阳病，气血宣发在表位，会出现浮脉。太阳中风的脉还有个特征就是缓，所以总的而言中风的脉为浮缓脉。缓，则提示中风病人胃肠功能比较弱，鼓动气血到体表的能力不足；再加上中风病人有汗出，汗出会使得循环中的水液减少。但是人体的自我调节功能毕竟在尽力调动气血趋表，故而出现浮缓脉。

太阳中风的发热，因为有自汗出，所以热势不高，一般在38℃以下，因为汗液的蒸发会带走体表的热量，甚至有时只是一种自觉症状。

恶风是因为太阳中风的病人毛孔疏松，体表有一层汗液，吹风会加快体表汗液的蒸发，水的蒸发需要吸收体表的大量热量，患有表证的病人本来就怕冷，故而出现恶风的情况。太阳中风的恶风，是见风始恶，即便是很微小的风，也会令病人厌恶。

总之，太阳中风提示病人脏腑功能轻度不足，且毛孔疏松而表虚。

太阳病，或已发热，或未发热，必恶寒，体痛，呕逆，脉阴阳俱紧者，名为[1]伤寒。(3)

[1]为：康平本为"曰"。

此处伤寒为太阳病的一个分类。

太阳伤寒，除了有太阳病的提纲症外，还有一个最大的特征就是无汗，这在后文的治则中会提到。与上条的太阳中风有明确的分水岭，不难辨别。中风有汗，用手摸病人的背部，虽然发热，但润润的，是一种温润的感觉；伤寒无汗，用手摸病人的背部，发热，但是干燥的。

太阳伤寒的脉象除了浮，还有紧脉。所谓紧脉，就像拧紧的洗脸帕那种感觉，一是寒邪收敛脉道，主要还是正气不衰，邪气不退，正邪相搏，紧如转索。这里的转索，就和拧紧的洗脸帕一样的感觉。所谓正气不衰，是指阳明胃火充足、太阴脾阳充足、少阴心肾阳气充足，气血趋表抗邪，气势如虹。

脉阴阳俱紧者，阴指重按，阳指轻取，不管是重按还是轻取，都见紧脉。所以紧脉是有余之脉，它还有紧急、紧张之意。但伤寒与中风不同，中风表阳虚，毛孔疏松不能固摄汗液。而伤寒寒邪收敛皮肤，毛孔紧闭，或者病人本来表实，毛孔致密，而脏腑气血却不断趋表，将寒湿之邪宣发在体表，不令其入脏腑，这是机体自己选择的排邪途径，但汗又因毛孔紧闭出不了，所以脉就紧。因为脏腑功能亢盛，心肺宣发气血在表位，表位脉道压力很大，将未能从毛孔而出的寒湿之邪直接宣发在表位，对表位理化生环境造成影响，所以病人体痛，如骨节痛、腰痛如折、四肢痛等。

或已发热，或未发热，是指病人来看病的时候不一定正在发热，但是伤寒病人最终是要发热的，而且热势比较高，一般在38℃以上，甚至高达40℃。因为温度高，所以特别怕冷，所谓恶寒，是说比上条中风的恶风要严重得多。中风是见风始恶，而伤寒是身处密室，覆厚衣被仍然感觉冷，冷得蜷缩，甚至发抖。

至于呕逆，则是因为气血趋表，运往体表消耗的能量物质过多，胃肠消耗的能量相对变少。有人认为我们吃的食物，首先就是供给胃肠，吃的食物越多，胃肠的能量不就越多吗？怎么会胃肠能量不够？其实不然，胃肠的消化，蠕动需要能量；胃肠的吸收，主要是主动吸收，也需要消耗能量。这些能量主要是靠动脉血中携带的营养物质经过代谢后而得到。而胃肠吸收的营养物质，不能被胃肠直接使用，它首先进入静脉血管，经右心室，肺动脉，进入肺循环，携带氧气，再进入左心房，才开始体循环。体循环的动脉血携带了很多营养物质和氧气，才重新运输到全身，分配给人体组织器官使用消耗。就好像税务部门收税收了很多钱，但这些钱他不能直接拿来发税收人员的工资，而是要进入国库，由国家财政部门汇总，重新分配，发往全国各单位各机构使用，包括税收部门在内。到此时，他才能使用到当时经他们的手收入进来的钱。所以，太阳伤寒的病人，出现呕逆、下利等胃肠反应，只是因为气血趋表，胃肠分配用于消化食物的能量少而导致的消化功能相对减弱而已。

表面看来，太阳伤寒比太阳中风要严重得多。实际上太阳中风是体表阳虚、阳明胃肠的阳气不足鼓动气血无力兼体液损失的一种不足之疾。太阳伤寒则阳明胃火充足、太阴脾阳充足、少阴心肾阳气充足，导致气血大量趋表抗邪，脉道充盈却表闭不开的一种有余之疾。也就是说，太阳伤寒的种种严重的症状，是人体正气反抗的结果，正气越足，反抗越积极，此时选择治法，就是因循机体自主排邪的力量趋势，给寒湿之邪留一条最方便的出路，那就是解表，也叫开鬼门。若是疑惑不决，脏腑功能长期高负荷运行，反而酿成变证、坏证，甚至发展成更严重的脏器衰竭也不是全无可能。所以，在疾病早期，从病的虚实来讲，太阳中风比太阳伤寒更严重。

伤寒一日，太阳受之，脉若静者为不传；颇欲吐，若烦躁，脉数急者为传也。（4）

此条论太阳病传里的征兆。

六经病情，可以相互传变。太阳病可以传阳明、少阳、太阴、少阴，无论传哪一经，其本质都是表病传里。传阳明是胃肠功能亢盛，传太阴是胃肠功能虚衰，传少阴是心肾功能虚衰，传少阳是胃肠功能在或虚或实之间，向虚的方向发展。

此条论传阳明的征兆。外感病的初期，首先是太阳经抗邪，表现症状为太阳病的特征病情。若病人脉虽浮，但平静，则表明其人脏腑功能协调，能适度的抵抗病邪，不萎靡不振，也不过分亢盛，则病不易传变。或者提示病邪轻浅，治法得当，容易治疗，甚至有自愈的可能。

如果出现其人想吐、烦躁、脉数而急，则提示邪气重，脏腑功能受邪气激发表现得亢奋不安，则病情容易发生传变。

　　具体传变致何经何腑，要看出现哪一经哪一腑的病情。就颇欲吐、烦躁、脉数急的表现，传阳明可知；如果出现呕而发热、口苦咽干、胸胁苦满则提示邪传少阳。

　　如果外感之前，其人本气先虚，则太阳经并不能抗邪，则有很大的可能出现太阴直中或者少阴直中。此时，虽然是体表感受邪气，但由于三阳经不抗邪，自然会三阴受邪，这便是后文所说"发于阴"，其本质为脏腑功能不足的外感，气血不能趋表，则表现为里病。

伤寒二三日，阳明、少阳证不见者，为不传也。(5)

　　上条以脉论传变，此条以证论传变。

　　表证传里，往实的方向发展为传阳明，阳明不再进行六经传变；往虚的方向发展为传少阳，要传三阴，必然有一个由实向虚的过程，这个过程所用的时间根据病人体质的不同而或长或短。所以太阳病若已经出现，如果要传三阴，必经少阳地界。

　　伤寒二三日，根据六经传变规律，伤寒一日太阳受之，有二日易传阳明，三日易传少阳一说，但病情传变与病人体质和邪气盛衰有密切关系，所以此处的二三日不能理解为确数。只是说伤寒之后的几日，如果不出现阳明证或者少阳证，则提示病情不发生传变。

太阳病，发热而渴，不恶寒者，为温病。若发汗已，身灼热者，名风温。风温为病，脉阴阳俱浮，自汗出，身重，多眠睡，鼻息必鼾，语言难

出。若被下者，小便不利，直视失溲。若被火者，
微发黄色，剧则如惊痫，时瘛疭。若火熏之，一逆
尚引日，再逆促命期。(6)

此条为温病的定义与治则禁忌。

1）太阳病，发热而渴，不恶寒者，为温病。

太阳病，本为脉浮，头项强痛而恶寒，但病人发热而
渴，不恶寒，所以伤寒论中说太阳病并不一定完全包含太
阳病的提纲病情，学者不要拘泥于文字之下。从全书看来，
部分条文所说的太阳病泛指外感。

发热为表热，渴为里热，是阳明病的特征。不恶寒但
恶热，也是阳明病的特征。然而，脉浮，头项强痛的太阳
病特征还在，但是又和太阳病有很大的区别，所以仲景将
这种病称为温病。此条温病，其本质为阳明体质的人出现
外感症状，可以称之为"阳明温病"，与"手太阴温病"
相区别，也与"阳明病"相区别。温病和狭义的太阳病是
并列关系，不是隶属关系，其治法也大不相同。

细思温病，是脏腑功能亢盛之人，因为外感导致身体
过度反抗而导致。阳明温病为胃肠功能亢盛，手太阴温病
为心肺功能亢盛。太阳证罢或不罢，但阳明里热逐渐形成，
其热邪偏中。后世温病学派有"寒邪下受，温邪上受"的
说法，描述的是手太阴温病，其热邪偏上。但是得温病的
人，却也不一定是外感温热，总是与个人体质有关，同样
淋雨感冒的二人，寒热感冒各不相同的比比皆是。

对于温病，仲景并没有明说治法，但是阐述了温病的
治疗禁忌：忌汗法、忌下法。由此推之，还应当忌吐法、
火疗法、温补法。总之，温病当忌伤津耗液。当然，若已
成腑实证，法当急下存阴。

那么阳明温病该如何治疗呢？凡属温病皆当忌汗，尤其忌辛温发汗之法，固不可以使用麻黄汤。即便外感症状明显，无汗高热，也只能采用辛凉发汗，且当点到为止。石膏、葛根为阳明证的要药，故治疗阳明温病应该根据症情，在麻杏石甘汤、葛根汤、白虎汤、三黄石膏汤中选择，也有用单味的石膏治疗的机会，也有用葛根芩连汤的机会。现代中成药"连花清瘟颗粒"也是治疗阳明温病的经典药剂，当然此方组方复杂。有用银花连翘，也可以用于治疗手太阴温病。

2）若发汗已，身灼热者，名风温。风温为病，脉阴阳俱浮，自汗出，身重，多眠睡，鼻息必鼾，语言难出。

阳明温病不能发汗，发汗则更伤津液。因为得温病的人脏腑功能亢盛，能量代谢旺盛，内热比较重，人体向外发散的力量偏盛，逼迫汗出，这种汗出，《伤寒论》描述为"蒸蒸汗出"，与伤寒中风的汗出大不相同。所以，虽然见汗出、头项强痛，脉浮，不能诊断为太阳中风，自然就用不得桂枝汤。因为桂枝更助里热，生姜发散更令汗出伤津。所以发汗后身灼热，比发汗前更热。

"名风温"是说风温为温病的一种，是温病误治而来。"风温为病"是说风温也是一种与温病并列的一种疾病，也可以直接见到，不一定非得由温病误治而来。风温这种病，寸关尺三部脉都是浮脉，此处浮脉是浮而有力的脉，是因为脏腑功能旺盛，宣发气血充盈脉道所致。身重多眠睡，鼻息必鼾，语言难出是因为正气耗损的原因。有注家认为这里的身重是有湿的原因，我个人不这么认为，有湿当然身重，但身重未必全是因为有湿。身重多眠睡得一起看，因为这个病是津液被伤，人体体液运输能量物质和氧的能力变弱，导致人没有力量而感觉身重、多眠睡。这样的身重在《金匮要略》中"太阳中暍，发热恶寒，身重而痛，其脉弦细芤迟。"这句描述中暑丧失大量体液也出现身重的情况，两者原因相同，并不能理解为湿。鼻息必鼾也是热盛的表现；语言难出与身重多眠睡都是伤津严重表现出的一派衰败的症状。

3）若被下者，小便不利，直视失溲。

温病里实未成，也不能采用下法，下法也伤津液。直视为目光呆滞，失溲是小便不能禁，是因下法攻伐了下焦肾阳，肾阳对小便有固摄作用。此处除了小便失禁之外，还应当见小便少，因为下法伤了津液。

4）若被火者，微发黄色，剧则如惊痫，时瘛疭。

温病也不能用火疗法，火热会更伤津液。中国人是黄色人种，正常人皮肤面色应该黄里透红，是因为气血充足的原因。这个火疗伤津液达到了伤血的程度，而血液对皮肤有润泽作用，对筋骨有滋养作用，所以阴血被伤，其人面无血色而微发黄色，严重的会导致出现惊风、癫痫一样的抽搐症状，有时四肢伸展收缩失常。

5）若火熏之，一逆尚引日，再逆促命期。

一次火疗，病人尚且可以坚持几日，反复火疗，就会危及生命。

病有发热恶寒者，发于阳也；无热恶寒者，发于阴也。发于阳〖者〗①，七日愈；发于阴〖者〗②，六日愈。以阳数七，阴数六故也。(7)

①者：康平本有此字，语法需要，当补入。

②者：康平本有此字，语法需要，当补入。

六七为水火之数。天一生水，地六成之。水为阴，所以古人认为阴之数为六；地二生火，天七成之。火为阳，所以古人认为阳之数为七。

发于阳，指发于三阳，前面说过，太阳病需要依赖足阳明胃经的多气多血功能来支援，少阴肾经的正常重吸收功能提供水液的保障，太阴脾的运化功能提供能量保障。

如果其人先后天不足，太阳经不能抗邪，也就是气血不能趋表，邪不停留在表位，就会出现太阴直中或者少阴直中，这样的病人一般不能发烧，但是恶寒十分严重，这就是发于阴。

太阳病"阴阳自和"者，若不加干预，以七日为自然病程，有可能自愈。但也不是一定自愈：若阳明亢盛，则可传阳明；若郁热影响肝胆疏泄，则传少阳；因逐渐消耗，长期不加干预就会传入阴经。但太少直中，起病便很重，一般会加以干预，是否能六日愈尚未可知。

发于阳者，发热恶寒，发热是本质，是人体正气强大的表现，特别是高热。高热是小孩子的特权，老年人感冒一般都很难发热，更不要说高热。因为小孩子正气充足，一旦有外邪侵入机体会奋起反抗，高热是他们的神兵利器。但是如果治疗不对，长期的高热也会引起组织器官的病变。温病学派的清热解毒的方法是让免疫系统不要大惊小怪过分反抗，同时使用中药解毒杀灭细菌病毒。伤寒一派的治法则是帮助免疫系统奋起反抗一鼓作气，同时开表闭，顺着人体正气反抗势力的方向，让邪从表解。只要辨证准确，麻黄汤、葛根汤、麻杏石甘汤、大青龙汤，往往可以一剂而愈，此绝非虚言。

发于阴者，无热恶寒，恶寒是本质，是三阳经不抗邪的表现，由三阴经直接受邪，主要是太阴少阴。提示病人体质较弱，本气不足。疾病开始便见恶寒特别重，呕吐，下利等太阴病的病情，或四肢逆冷，下利清谷，脉微细但欲寐的少阴病的病情。这样的太少直中一般发生在老年人或体质较弱的人身上，这种情况往往不容易自愈，不积极治疗会有生命危险。但这种太少直中也有极少的部分发生在本气不虚的人身上，这需要一些特殊的诱因，这种太少直中因为其人本气不虚，往往可以自愈，而且病程往往比太阳病还要短，或许这就是"发于阴六日愈"的原因。

需要说明的是，用三阳来解释这里的发于阳的阳，用三阴来解释这里的发于阴的阴，都是一般情况。本质来说，这里的阳指功能亢盛，代谢旺盛；阴指功能不足，代谢衰弱。不过本条所阐述的仅仅是外感病，可以直接将阳理解为太阳，将阴理解为太阴少阴。

太阳病，头痛，至七日以上自愈者，以行其经尽[①]故也。若欲作再经者，针足阳明，使经不传则愈。（8）

[①]其经尽：康平本作"尽其经"，不影响文意。

太阳病，头痛，达七日以上，阴阳自和者，可以有自愈的。所谓阴阳自和，我前面详细描述过，指阳明、太阴、少阴功能正常，故而不会传变，自然病程结束，就有可能自愈。如果不能自愈的，针刺足阳明胃经的足三里穴，增强阳明经的功能，以免久病消耗气血过度、影响脏腑功能，逐渐传里。

太阳病欲解时，从巳至未上。（9）

巳至未这三个时辰，为9：00－15：00六个小时。巳时于十二消息卦为乾卦☰；午时为姤卦☰；未时为遁卦☰。从巳时开始，自然界阳气宣发已经达到极点，有助于人体脏腑将气血宣发至极点从而汗出而解。至申时人开始变凉，人体受自然界阴气的影响已经不利于太阳病的自愈。

后世有医家认为六经病自愈的条文为后人所加，我认为也不一定，即便是后人所加，也是根据长期的观察统计得到的。人体居天地间，自然会受到天地四时、寒热温凉的影响。古人观察统计后有一整套天人合一的学问，十二消息卦便是一种客观的一般规律。当然，我们作为后学者也不能拘泥，因为这种规律仅是一般情况。

对于十二消息卦的一些见解，请参看本书《后记》中所列的《自然界阴阳消长与十二辟卦》一文。

风家，表解而不了了者，十二日愈。(10)

风家，指表虚、表阳不足容易患太阳中风的人。由于这类人是长期表虚，身体恢复时间比较长，在服桂枝汤解表之后未能起到"覆杯而愈"的效果，需要一个较长的时间去自愈，自愈的时间大概要十二日，当然也不是确数。也可以在服桂枝汤解表之后服用桂枝生姜汤调理表阳。桂枝善于补心阳，生姜走表，桂枝在生姜的推动下可以温补表阳。

病人身大热，反欲得衣者，热在皮肤，寒在骨髓也；身大寒反不欲近衣者，寒在皮肤，热在骨髓也。(11)

此条为辨认真假寒热之法眼。

病人身大热，指外现热象，这个热可以是体温高，也可能体温正常，但现颧红、唇焦、鼻衄、齿衄等一派阳证之热象，但这个病人却反欲得衣。反表示反常，本来这一派热像他应该不想穿很厚的衣服、盖很厚的被子，但是却反常地表现为厚衣覆被，为了减少热量的损失，睡姿往往蜷缩。所以，外部的热象是表面现象，内部的寒才是本质。这里的骨髓，是形容病邪在里，病位较深。这种表现在中医称为阴盛格阳，是阴寒邪气盘踞三阴，真阳外越，治法为峻补元阳。

那么什么是阴盛格阳，他的本质是什么？当阴寒邪气侵袭人体，根据气血的趋虚补偿原则，人体脏腑功能会调动气血对抗，以达到平衡体温、保护组织的目的。

但一个人如果脏腑功能虚衰，对抗阴寒邪气的能力减弱，气血不能趋虚补偿，那这个人就会很怕寒冷，这就是所谓的肢冷形寒。这样的人群因为不能抵抗阴寒邪气，又会导致邪越来越深，脏腑功能又会更虚衰，那就不是肢冷形寒，因为这种抵抗逐渐萎缩，最后就直接在脏腑进行，这就是所谓的邪入三阴。

邪入三阴到一定程度，会导致脏腑能量代谢减弱，脏腑用不了这么多气血，气血被迫宣发在表位，体表分配的能量相对变多，这样就会导致内有真寒，而外有热象，这便是真寒假热。

当脏腑功能虚衰到极点，人体意识到危险，会调动最后的力量进行反抗，但这样的反抗不能抵抗三阴的寒邪，却导致体表热象加重，或上部热象加重，这就是阴盛格阳、阴盛戴阳。阴盛格阳、阴盛戴阳在临床都是极为凶险的症状，只适合四逆辈温之。

身大寒反不欲近衣者，这是人体脏腑功能特别亢盛，大量的能量物质在脏腑中燃烧，这些能量一部分转化成电能和机械能提供给脏腑蠕动，消化吸收食物；还有一部分转化为内能，为脏腑提供热量，起到温煦人体各部的作用。现在这个病人因为脏腑功能亢盛，消耗能量多，产生内热就多，内热重又会加快消耗，形成恶性循环。

人体的温度调节系统检测到人体体温太热，于是从体表散热，而体内的热又因循环中体液不足，不能顺利地传到表位，导致体表凉了，内热却散不了，这就是热郁于内，热深而厥深，厥就是四肢厥冷。四肢和皮肤冰凉是表象，内热重是本质，所以他不欲近衣，不想盖被子。这种病用不得四逆汤之类的药，只能用白虎类、承气汤类清热泄热。

所以此条是辨认阴阳之法眼，以免令虚者更虚，令实者更实，犯虚虚实实之禁。

太阳中风，阳浮而阴弱[①]【阳浮者，热自发，阴弱者，汗自出】[②]。**啬啬恶寒，淅淅恶风，翕翕发热，鼻鸣干呕者，桂枝汤主之。（12）**

桂枝汤方

桂枝三两【去皮】　芍药三两　甘草二两【炙】生姜三两【切】　大枣十二枚【擘】

上五味，㕮咀三味，以水七升，微火煮取三升，去滓，适寒温，服一升。服已，须臾歠热稀粥一升余，以助药力。温覆令一时许，遍身漐漐，微似有汗者益佳，不可令如水流漓[③]，病必不除。若

一服汗出病差，停后服，不必尽剂。若不汗，更服依前法。又不汗，后服小促其间，半日许，令三服尽。若病重者，一日一夜服，周时观之。服一剂尽，病证犹在者，更作服。若汗不出，乃服至二三剂。禁生冷、粘滑、肉面、五辛、酒酪、臭恶等物。

①康平本"阳浮"前有一"脉"字，有此字与病机不符，故未补入。

②阳浮者句：此十二字在康平本中为批文，在"阳浮而阴弱"旁。

③流漓：康平本作流离，凡通假字，此条之后不再作注。

此条为太阳中风的治法。

太阳中风，阳浮，即阳浮越在外，指气血趋表抗邪，血液将能量不断往体表运输，加大体表的能量代谢，所以批文说"阳浮者，热自发"。阴弱，指病人因为表阳虚，体表的固摄能力不足，不能固摄汗液，病人身上汗出不止，损失了部分体液，导致病人出现阴液不足，所以说"阴弱者，汗自出"。汗出为阴弱的原因，也有可能是阴弱导致表阳虚不能固摄，进一步再导致阴更弱。这个汗还不是大汗淋漓，大汗淋漓另有治法。

这里没有另外交代脉象，康平本阳浮而阴弱前有一"脉"字，因此字加入不符仲景愿意，故未补入。也有注家认为"阳浮而阴弱"是交代的脉象，实在大错特错。"阳浮而阴弱"此句是仲景对太阳中风病的生理学解释。脉象在第2条已经说明，即浮缓脉。浮脉提示气血趋表，缓脉提示阴血不足。

啬（sè）啬恶寒，《韩非子解老》中有"少费之谓啬"，啬啬为联绵词，是为了形容这个人恶寒的样子，其衣着言行随时都想尽量减少热量的费损，比如吹风总裹紧衣服、收缩脖子、蜷缩身体，厚衣覆被等都是啬啬恶寒的体现。

淅（xī）淅恶风，淅本意指淘米，淅淅作为联绵词是为了形容病人被风吹到那种怕风发抖的模样。

翕（xì）翕发热，翕指和合羽毛，形容病人虽然发热，但是怕冷怕风，想像鸟儿那样合着羽毛尽量减少热量损失。与阳明病的"蒸蒸发热"大不相同，由此可见，仲景治学严谨，一字一句，后人皆应反复琢磨。总之这三句排比，都是为了形容太阳中风病人发热，但又怕冷怕风的病情。

鼻鸣是鼻塞导致呼吸不顺畅，或者喷嚏，清涕等症状。干呕我们前面已经解释过，是气血趋表造成的胃肠消化功能轻度减弱后的一种反应。

桂枝汤方

桂枝 45g　芍药 45g　炙甘草 30g　生姜 45g　大枣 45g

原方为三次治疗量，也就是熬一次分成三次服用。为了节约药材，我平时使用只取二分之一量，只熬一次，按法服用。一般情况下可以一服而愈，很少有服超过三次的。如果确实需要再服，应该取新药三分之一量重新按法熬煮，才不失仲景法度。

桂枝有温通心阳的作用，它刺激心脏吞吐力度，加大单次泵血能力。去皮二字，有注家认为是去桂皮，即现在药房的肉桂。古代采集方式粗犷，有连同桂皮采下的可能。现在的桂枝不能去皮，因为它不含桂皮。

芍药现在有白芍和赤芍的区别，历代医家争论不休，我更倾向于使用白芍。这里使用白芍取其养阴养血的作用，因为病人脉缓、自汗出，提示体液损失，所以用白芍应该更符合仲景的本意。倘若在病人身上找到瘀血的证据，使用赤芍也是良法。还有一种思路就是白芍与赤芍同用。

炙甘草味甘，调和诸药，且能解毒、补中气，大剂量可养液。此方用它主要有三个原因：帮助桂枝助阳；协同芍药养阴补液；调和药性。

生姜能去胃肠的寒邪，经常被用来驱逐胃肠中的水，它能令胃肠中的水趋表。太阳中风的脉浮缓，一是因为表虚体液损失，二是提示心脏的吞吐能力不足，也提示胃肠提供水液的能力不足。所以用生姜将水液从胃肠推到体表，也将桂枝温阳的作用推向体表去补充体表的阳气。

大枣用于滋补胃肠的阴液，药后服热稀粥一碗，也是为了给胃肠提供液体，让生姜有水可推，避免出现往阳明病发展的变证。

由此可知，这个治疗过程很怕气血运行的阻碍，所以要禁忌一些食物，生冷攻伐脏腑的阳气，黏滑、肉面、五辛、酒酪、臭恶容易增加血液的黏稠度，都不利于疾病的治疗，所以在条件允许的情况下，尽量遵守条文中的禁忌。

这个药服后需要喝热稀粥一升，一升就是现代的200 mL左右，用现代盛饭的小碗一碗也无不可。喝热粥有两个目的，一是增加热力，也就是助阳；再就是增加体液的来源，也就是助阴。然后还要盖上被子，等待身体微微的出一身汗，仲景特别强调的是"不可令如水淋漓"，也就是不能过度的发汗。因为发汗是为了让侵袭在体表的寒邪随汗而出，也就是恢复体表的因寒邪造成的微循环不良。

桂枝汤不是发汗的方子，但之所以能发汗完全是因为服用方法，即用喝热粥，盖被子的方法来补液、助阳。所以，微汗出是因为体内的体液被补足，心脏的搏动力量加强。而且，体表的寒邪造成了微循环不良，也需要流一点点汗来疏通，不可令如水淋漓，是指要控制好度，达到了疏通体表微循环的目的之后，应该停止发汗。

本条还指出了汗法的大原则：遍体蛰蛰，微似有汗者益佳，不可令如水淋漓；若一服汗出病差，停后服，不必尽剂。无论是桂枝汤还是麻黄汤，都应该遵守这样的治疗原则。

太阳病，头痛，发热，汗出，恶风〖者〗①，桂枝汤主之。(13)

①者：康平本有此字，补入。

本条舍脉从证，是桂枝汤运用范围的扩充。

因为出现头痛发热、汗出恶风，就提示存在体表能量代谢加大、表阳不足、体液损失的病理原因，当然就应该用桂枝汤来温煦表阳、补充体液以达到中医要求的阴阳调和的目的。

本条以太阳病名之，是泛言外感，进而可知，即便是其他病，出现太阳证，也可使用桂枝汤。后世医家把本条概括的内容称之为桂枝证，有桂枝证，就用桂枝汤，大大地扩大了桂枝汤的使用范围，而不必拘泥于病人是否必须为太阳中风。所以有人认为，一部《伤寒》六经即已概括内伤杂病，一部《金匮要略》也是六经辨证。

值得注意的是，温病也可能出现这四个症状，但病机不同，鉴别点是温病有明显口渴欲冷饮的症状。

太阳病，项背强几几，反汗出恶风者，桂枝加葛根汤主之。（14）

桂枝加葛根汤方

葛根四两　麻黄三两【去节】①　芍药三两　生姜三两【切】　甘草二两【炙】　大枣十二枚【擘】桂枝二两【去皮】

上七②味，以水一斗，先煮麻黄③葛根，减二升，去上沫④，内诸药，煮取三升，去滓，温服一升，覆取微似汗，不须歠粥，余如桂枝法将息及禁忌。【臣亿等谨按，仲景本论，太阳中风自汗用桂枝，伤寒无汗用麻黄。今证云汗出恶风，而方中有麻黄，恐非本意也。第三卷有葛根汤证，云无汗恶风，正与此方同，是合用麻黄也。此云桂枝加葛根汤，恐是桂枝中但加葛根耳】⑤

①麻黄三两去节：康平本无此六字。

②七：康平本为"六"，因无麻黄故。

③麻黄：康平本无此二字。

④上沫：康本为"白沫"。

⑤臣亿等……段：为宋臣林亿的按语。康平本本在宋本前，故无此段文字。

此条为太阳中风兼见颈项部肌肉僵硬的治法。

此病虽然是太阳中风证为主证，但与太阳中风最大的区别在于内有邪热，而且邪热不重，热要是重，伤津耗液严重则可能出现痉病。所以此病除了出现上述症状之外，还可以见到口中干、津少、轻度口渴的热象。

本条"几几"二字，不管是读音还是字意，注家争论不休。我以为，仲景用此二字，有取象的成分，这个字的象，就是肩颈的外轮廓，意为肩颈部的两条大筋僵直紧硬不灵活。

桂枝加葛根汤

葛根 60g　桂枝 45g　白芍 45g　生姜 45g　炙甘草 30g　大枣 45g

宋本原文中有麻黄 45g，应该为传抄中出现的错误，宋臣林亿阐述得很清楚：后文中有葛根汤一方，治疗项背强几几，无汗恶风。无汗当用麻黄宣肺开表，正与此处有汗恶风相对照。所以麻黄应该去掉。

葛根生津，主消渴、身大热，也是治疗项背强直的特效药。我曾经治疗一糖尿病人，表现为口干舌燥、喜饮冷水、腿脚无力，因药材不便，嘱其挖葛根熬水喝，几天后便觉腿脚有力，口渴减轻。

桂枝证本来就存在体液随汗流失的情况，再兼有病人有邪热伤津液，使颈项部肌肉濡养不足出现僵硬的病情，桂枝加葛根汤正是解决此病的良方。

太阳病，下之后，其气上冲者，可与桂枝汤

【方用前法】①【注：若不上冲者，不得与之】②。（15）

①方用前法：康平本此四字为批文，列在"可与桂枝汤"旁，凡批文皆如此，后不再说明。

②若不上冲者……句：康平本此句为注文。

此条提示，中医的治疗应讲求因势利导，给正气提供帮助，给邪气留出路。

太阳病，是一种气血趋表的疾病。按照中医的治疗方法，气血趋表，说明邪在表，机体自主选择的排邪趋势是走表，就应该用药帮助正气，让邪从表解。用药当助气血趋表，桂枝汤中的生姜与桂枝配伍，就是起这个作用。如

果病人有太阳中风证，医生诊断有误，认为是内热重导致发热汗出，于是采用攻里的方法。

我们前面讲过，胃肠道的功能是依靠体循环的动脉血管输送能量物质供胃肠道使用，胃肠道吸收的能量不能被直接使用，需要先走肺循环等。泻下的方剂，比如承气汤，大黄和芒硝都有泻掉由体循环运往胃肠道供胃肠道使用工作的那部分能量物质的能力，所以吃了承气汤，会拉肚子，拉出来的很黏很稀的大便，其中主要是摄入胃肠道的食物经过胃的消化而产生的食糜，因为胃肠道没有足够的能量工作而不能被吸收，从肛肠排出体外。还有很少的部分是本该由胃肠道使用而没有被使用的、被胃肠道壁排出来的那部分营养物质。这个在中医中的说法就是既伤了阳，又伤了阴。伤阳是指胃肠道的功能不足，没有能力将气血推到体表抗邪；伤阴是指因胃肠道功能不足引起的体液虚少，因为胃肠没有将水和营养物质等吸收进入人体，体液得不到足够的补充。

下之后，有可能发展为痞证，也有可能发展为里寒证，也有可能这个人身体机能较好，正气充足而不受影响，脏腑功能依然可以调动气血趋表抗邪。仲景用一句"其气上冲"，来表示这个人脏腑功能不衰，正气向上向外抗邪，为了要帮助机体正气，这种情况下依然有用桂枝汤的机会。可与桂枝汤，是提醒医生要仔细判断，有桂枝汤证，还得用桂枝汤。如果脏腑功能受损，则不能调动气血趋表抗邪，当然就不能使用桂枝汤。

太阳病三日，已发汗，若吐，若下，若温针，仍不解者，此为坏病 【注：桂枝不中与之也。观其脉证，知

犯何逆，随证治之】①。**桂枝本为解肌，若其人脉浮紧，发热汗不出者，不可与之也。常须识此，勿令误也。(16)**

①桂枝不中与之也……句：康平本此句为注文。

本条可分为两条看，第一条为坏病的治疗原则，第二条为桂枝汤的禁忌。

1）太阳病三日，已发汗，若吐，若下，若温针，仍不解者，此为坏病【注：桂枝不中与之也。观其脉证，知犯何逆，随证治之】

太阳病，本该汗解，医生也用对了方法。但是已发汗，病并没有好，这样的情况很常见，医生在此时一定要仔细判断，如果是汗出不透，可以再汗，因表已开，再汗宜桂枝汤；如果是汗后不止，继续发展会亡阴亡阳，则该用桂枝加附子汤，桂枝汤本来就可以固表阳，再加上制附片，固表阳的力量更强大；如果发汗后表邪不解，阴血不足，则用建中汤类调养；如果出现恶寒加重，食不下，腹胀满，甚至吐泻者，则用理中汤类。

除了发展到阳明病的里热里实阶段之外，是没有用下法的道理，也不能用温针，用下法可能让气血趋里而导致表邪内陷，用温针会让气血奔涌伤阴动血，都会导致变证峰起。因为体质有差异，用下法，用温针也有病愈的情况，但这个病愈是病人自己体质很好的原因，而不是医生用对了方法，更多的情况是不能病愈，要变成坏病。这个时候，就不能再解表了，桂枝汤就不再适用。

前面讲了其气上冲的，可以与桂枝汤；这条讲的，是其气不能上冲，正气不再趋表，当然就不能用桂枝汤。那坏病怎么治，仲景这里没有具体的方药。只有一个原则，而且这个原则是批文，为后人所加，但这个原则批得很好，那就是通过脉诊诊其脉，详细问诊看他属于哪种证，搞清楚了用了那些错误的治疗方法，根据实际情况，给予对证治疗。

2）桂枝本为解肌，若其人脉浮紧，发热汗不出者，不可与之也。常须识此，勿令误也。

桂枝汤的作用在伤寒论中被称为解肌，麻黄汤的作用称为解表，学者不用在"肌""表"两文字上琢磨，仲景用之，是区别桂枝汤和麻黄汤病的层次不同、病机不同。桂枝汤证为虚证，症虽在外，却关系脏腑；麻黄汤证为实证，脏腑功能亢盛，寒湿被推在体表不能入里，解表则愈。故桂枝证深一层，麻黄证浅一层，这就是解肌与解表的区别。

桂枝汤的作用我们已经在前面详细说明，就是增强心脏功能，增强体表对汗液的固摄作用，补充人体的体液。麻黄汤的作用被称为解表，麻黄汤证是病人表闭不开，这种病人和前面桂枝汤证的病人情况相反，虽然同为气血趋表，但表有虚实之别，表实就是这个人毛孔紧闭，病人没有汗。脉浮紧，浮为气血趋表，紧为正邪相搏，这个时候只需给病人开表闭就可以了，后人称为开玄府，或者开鬼门。就是打开人的毛孔，让病人出汗。这样的病人当然不能再用桂枝汤，用桂枝汤就犯了虚虚实实之禁。仲景只在此处举例，特别强调。退而广之，桂枝证也不能用麻黄汤，白虎证也不能用四逆汤等等。总之一句话，辨证论治，认证要准，用方要稳。为了强调其重要性，仲景又加了一句"常须识此，勿令误也"。常，就是时刻；识，读音是志，就是记得。就是时刻牢记这条原则，千万不要搞错了。

万一真搞错了呢，就遵循"观其脉证，知犯何逆，随证治之"的原则，看病情如何发展，误治之后的发展和病人的体质有很大的关系，没有定法可循。但一般来说，如果是桂枝证，用了麻黄汤，会导致大汗出，可用桂枝加附子汤救误；如果发展到亡阳的危险，则直接用四逆汤救误。如果是麻黄证用了桂枝汤，则会更添里热，心脏推动气血的力强会更强，体液更多，血管偾张度更高，可能加重症状，出现烦躁。此时用麻杏石甘汤或大青龙汤来救误。

若酒客病，不可与桂枝汤，得之①则呕，以酒客不喜甘故也。(17)

①之：康平本此字为"汤"。

此条为桂枝汤的禁忌。

酒客，指平时爱喝酒的人。酒，味辛能增热，伤脾易生湿，爱喝酒的人往往是湿热体质。仲景说酒客不喜甘，是说湿热体质的人不适合用桂枝汤来治疗太阳中风，因为桂枝增内热，白芍助里湿。我个人平时用葛根芩连汤加茯苓苍术来治疗湿热体质的外感，重用葛根解表，避免桂枝增内热，黄芩清热燥湿，茯苓、苍术利水去湿。若表邪重，加葱豉汤。

喘家作桂枝汤，加厚朴杏子佳。(18)

喘家，指平素就有喘疾的病人。喘的原因非常的多，外感的喘，多数情况下是表不解，麻黄类的药，解表便可以治喘。但是这是平素就有喘，得了太阳病，有汗出恶风的症状，但还兼见喘。这个喘，就不能使用麻黄来治，因为喘的原因不是因为表实汗不出。那这喘是什么原因引起的呢？应该是气机逆乱，气逆而喘，这个病人，平时除了喘，并没有其他病症。后文中喘而汗出的葛根芩连汤证，可见腑（主要是胃肠）有邪热会喘；有汗出而喘的麻杏石甘汤证，可见肺有邪热会喘；栀子豉汤证也有喘症，可见胸膈中有热也会喘；小青龙汤治水寒射肺，心下有水气的喘，可见水邪稽留肺部也会喘；大承气汤证，也可见喘急，可见毒热内盛也会导致喘。可以说喘息一症，原因之多，不胜枚举。但此处的喘，加厚朴、杏仁于桂枝汤中，足可见此喘仅为气逆而喘。用厚朴行气，用杏仁降气，再加上桂枝汤调和阴阳，有一鼓作气新旧病情痊愈的可能。

凡①服桂枝汤吐者，其后必吐脓血也。（19）

①凡：康平本此字为"又"，且列在第18条后，与18共为一条。

本条提示内热重、毒热内盛的人不可以服桂枝汤。

里热内盛的病人，不可服桂枝汤。但是如果服了，也不该马上就能吐脓血。如果病人本身上焦消化道就有内痈的基础疾病，也是有可能吐脓血的。

太阳病，发汗，遂漏不止。其人恶风，小便难，四肢微急，难以屈伸者，桂枝加附子汤主之。（20）

桂枝加附子汤方

桂枝三两【去皮】　芍药三两　甘草三两【炙】生姜三两【切】　大枣十二枚【擘】附子一枚【炮，去皮，破八片】

上六味，以水七升，煮为三升，去滓，温服一升【注：本云桂枝汤，今加附子】①，将息如前法。

①此句在康平本文注文。

太阳病本该发汗，但应该遵循发汗的原则。桂枝汤发汗，要令"微似有汗者益佳，不可令如水淋漓""若一服汗出病差，停后服，不必尽剂"；后文的麻黄汤发汗也是如此，不能大汗淋漓。如是没把握好剂量或者服用方法，甚至干脆就用错了方药，本该用桂枝汤，却用了麻黄汤。这些情况就会出现"发汗，遂漏不止"的变故。

这些被从体表漏掉的汗液，本来就该走小便。太阳膀胱与少阴肾相表里，历代有很多医家认为，发表太过，会伤到更里一层的肾，导致小便少。其实不然，若是果真肾经被伤，当不是恶风，应该是恶寒，而且恶寒重。这里的"小便少"，并不是肾小球的滤过功能出了问题，也不是肾小管的重吸收功能出了问题，仅仅是因为人体体液减少的缘故，此病目前是表阳虚导致阴伤。发展到下一步就可能到亡阳、四末失温的程度，到此时应遵循"有形之血无法速生，无形之气所当急固"的治疗原则而使用四逆汤。

但是这个人若是少阴肾经在得病之前就已经虚化，也就是本气先虚。发汗后，汗出不止，再加上本气先虚，尿还比较多，损失体液更快。发展到后来也可能出现"小便难，四肢微急，难以屈伸"。

其人恶风是表阳虚汗出的原因；小便难是因为大量体液从人体体表通过流汗的方式损失掉，它提示体液损失到一定程度；四肢微急，难以屈伸，提示人体组织中的组织液都损失到一定程度。这三个症状可以是同时出现，也可以反应病情的递进关系。究其原因，全是因为表阳虚导致的汗出过多。这个时候桂枝汤的力量便不足，因为体表阳虚比桂枝汤证更严重，所以需要加制附片在桂枝汤中，固表止汗的力量更强。

伤寒论原文的附子，若遵仲景原意恐皆为生用，文中一切生用、炮用字眼皆为批文，疑非仲景原意。后人有炮附子温里，生附子走表抑或可取，因其有实践作基础。况今生附子药房无有出售，唯四川江油产蒸附子功效可与生附子相匹，可做选择。

桂枝加附子汤方：

桂枝 45g　芍药 45g　炙甘草 30g　生姜 45g　大枣 45g　制附片 30g

桂枝加附子汤中，制附片温全身的阳气，在生姜的推动作用下趋表，起到温煦体表、加强体表对汗液的固摄作用。桂枝汤在此处的作用与 12 条论述相同，此处不再复述。

那么将制附片改成黄芪可以吗？黄芪也是固表的，后世有个著名的方剂叫玉屏风散，就是利用黄芪去固表，提高人的免疫能力，这是的确不易之法。但是黄芪和制附片的固表一样吗？我个人在使用黄芪的过程中发现，黄芪这个药走表的力量很强，能把脏腑中的气血宣发到体表，治疗体表的疮疡，它这个走表，更趋向于调动营养物质的走表；制附片本身没有走表的能力，它的作用是温肾阳，补命门相火，甚至温全身的阳气，在与生姜配伍的情况下走表，作用更趋于恢复体表的功能（如对汗液的固摄功能）。所以，黄芪的走表，偏重于荣养体表；而此处制附片、生姜配伍的走表，偏重于温煦体表，恢复功能。

我的一个老师，是我在学校工作时一手教我物理教学的老师。有一次他感冒了，有汗，上一堂课都有汗出。下午去操场打了篮球，打球后汗出不止，病情加重，全身不舒服，人也没有精神。但并没有达到小便难、四肢微急的程度。我开的处方就是桂枝加附子汤加味：制附片24g，桂枝15g，白芍15g，生姜15g，大枣15g，炙甘草10g，茯苓15g，白术9g，党参9g。他是晚饭前吃的药，吃了药才一次，没过多久各种症状都好转了。于是晚饭的时候出去吃饭喝了酒，又感觉不舒服。回家又喝了一次药，又很快恢复正常。我当时是开的两剂，他还是坚持服完了。服完之后，一切症状消失，精神大振。这是我一次使用桂枝加附子汤，见效之快让我瞠目结舌，也对《伤寒论》产生了极大的信心。

太阳病，下之后，脉促胸满者，桂枝去芍药汤主之。（21）

桂枝去芍药汤方

桂枝三两【去皮】　　甘草二两【炙】　　生姜三两【切】　　大枣十二枚【擘】

上四味，以水七升，煮取三升，去滓，温服一升【注：本云桂枝汤，今去芍药】①，将息如前法。

①此句在康平本中为注文。

太阳病，本该发汗，但是医生用了攻下的方法，攻下的药伤脏腑的阳气，也就是引起脏腑的功能减弱，也有可能伤阴液，也就是引起体液的不足。到底伤到哪里，是视个人体质而言。

这个病人被用了下法之后脉促，促是急促，因为急促，心脏单次做功时间短，三部脉都没机会全部鼓起来，所以也有短促的含义，短促脉实际是虚性代偿。所以脉的反应首先是快，快提示心脏加快了跳动，因为阳气被攻伐，人体机能迅速反应，赶紧加快跳动，以保证循环的流量。机体如此快速的反应，说明病人身体机能比较好，正气强，足少阴不衰，并没有因为攻下而表邪内陷，而是加快心脏跳动以继续抗邪。所谓表邪内陷，就是脏腑受到影响，气血趋里救脏腑，寒湿之邪也一起进入。

病人出现了胸闷，说明下法伤了他心肺的阳气，根据气血的取虚补偿原则，气血趋里加强心脏搏动，又因心阳被伤自觉力不从心，所以脉促胸闷。那用药就应该帮助心阳的恢复，所以用了桂枝炙甘草温通心阳，增强心脏功能；表邪不内陷，生姜助桂枝温煦体表，解表除邪；芍药去掉，只留了大枣来养液。生姜大枣同用，也是恢复胃肠功能的药对。须知下法不光伤阳，也必然伤了阴，这也是心脏加快跳动的原因，循环中体液不足，用加快速度的方法来弥补量的不足，所以脉急促。

那既然阴伤到了，为什么还要将芍药去掉呢，这就是对"无形之气所当急固"的治疗原则的运用，患者出现"脉促胸闷"，当急扶上焦，振奋心阳，有芍药则收，有芍药则缓。

桂枝去芍药汤方

桂枝 45g　甘草 30g　生姜 45g　大枣 45g

原方为三次治疗量。

若微寒者，桂枝去芍药加附子汤主之。（22）

桂枝去芍药加附子汤方

桂枝三两【去皮】　甘草二两【炙】　生姜三两【切】　大枣十二枚【擘】　附子一枚【炮，去皮，破八

片】

上五味，以水七升，煮取三升，去滓，温服一升【注：本云桂枝汤，今去芍药，加附子】①，将息如前法。

①此句在康平本为注文。

本条紧接第 21 条，阐述其兼见阳虚的治法。

微为脉微，微为阳气不足；寒为怕冷，比桂枝汤的恶寒应该更严重一些。这种患者是被伤到了全身阳气，全身阳气的根源在少阴，即少阴心和少阴肾，少阴心是全身气血运行的动力，少阴肾主一身的水液，这些水是带有温度的水，带有能量的水。

能量代谢的场所在哪里？我觉得是三焦，而且是广义的三焦。人身无处不三焦，凡是使用能量的地方，都会燃烧营养物质和氧，产生由神经传导的电能、肌肉收缩的机械能，还要产生一部分热能，以热量的形式温煦身体。

进行能量代谢而使用的物质从哪里来？首先得是心脏的推动，为血液的流动提供机械能。再就是肾对水液的管理，它的功能强大，才能在排除身体代谢产物的同时将水液固摄在身体内，不从小便流失。如果它的功能出了问题，就会有小便清长，夜尿频多。这些从小便流失的水，会带走很多热能，因为水的比热容是自然界中最大的。这些热量本来在三焦系统中加了热是要去温煦身体热量散失最多的地方，比如四肢末端，所以流失了就无法温煦四末，这就是四末失温的原因，我们称为肾阳不足。肾阳不足是对这种疾病的根本进行的描述，就是肾功能异常，不能固摄水液，属于少阴病。

所以病人全身阳气虚，全身能量代谢不足，其根源在于心肾阳虚，才表现出脉微弱，怕冷。用药须再加附子一枚，温少阴阳气，恢复心肾功能。

本条是对 21 条的补充，脉促胸闷还是和 21 条一样，故用桂枝去芍药汤还得照样用。

桂枝去芍药加附子汤方

桂枝 45g　甘草 30g　生姜 45g　大枣 45g　附子 20g
原方为三次治疗量。

太阳病，得之八九日，如疟状，发热恶寒，热多寒少，其人不呕，清便欲自可，一日二三度发【注：脉微缓者，为欲愈也；脉微而恶寒者，此阴阳俱虚，不可更发汗、更下、更吐也；面反有热色者，未欲解也】，以其不能得小①汗出，身必痒，宜桂枝麻黄各半汤。（23）

桂枝麻黄各半汤方

桂枝一两十六铢【去皮】　芍药　生姜【切】
甘草【炙】　麻黄【去节】各一两　大枣四枚【擘】
杏仁二十四枚【汤浸②，去皮尖及两仁者】

上七味，以水五升，先煮麻黄一二③沸，去上沫，内诸药，煮取一升八合，去滓，温服六合【注：本云桂枝汤三合，麻黄汤三合，并为六合，顿服】，将息如上法。

①小：康平本作"少"，不影响文意。
②浸：康平本作"积"，不影响文意。
③二：康平本作"两"，不影响文意。

太阳病是表证，是脏腑功能正常抗邪于表的病证。得之八九日，出现和疟疾一样寒热往来的表证，发热多，恶寒少。但是没有疟疾一样的里证，其人不呕，提示邪不传少阳；排便正常，提示邪未传阳明。少阳、阳明都是脏腑功能出现异常，既然脏腑功能未衰退，气血趋表抗邪的力量得以保障。

病人初得太阳病，症状是发热恶寒，因为发热重，所以恶寒也重，而且不管是桂枝证还是麻黄证（这里主要是麻黄证），恶风恶寒始终存在，麻黄证中有句原文叫"或已发热，或未发热，必恶寒"就是说的这个道理。得之八九日之后，出现热多寒少，再结合未传里的证据，说明体表的寒湿之邪有逐渐热化的趋势，邪又不退，脏腑功能长期宣发气血趋表抗邪。因为脏腑功能高负荷运作已经八九日，已经很疲劳，正邪交争也没那么激烈了，所以没有麻黄汤证那么激烈地反应。因此，需要桂枝汤来鼓舞脏腑功能，桂枝汤在此处的用法不是因为表虚，而是扶持久耗之脏腑。

注文可分三段，后一段说"面部反有热色，未欲解也"，可以接在原文之后。热色是面红的意思，提示正气还能趋上，体表寒湿之邪逐渐热化，但表闭不开，还是不能汗出而解。而且这个人出现了身痒的症状，身痒提示邪还在表，身痒提示在表的寒湿之邪逐渐热化，身痒与麻黄汤的身痛有轻重之别，但是外观并没有皮肤病变。如此看来，表闭不开是不愈的原因，还得用麻黄汤开表闭。

由此观之，桂枝麻黄各半汤是要用于两种病机同时出现的病人，一是脏腑功能还未虚衰，但已经有所不足的脉浮而缓；一是表闭不开的麻黄表实证。

注文是后人对此证的分析。"太阳病，得之八九日，如疟状，发热恶寒，热多寒少，其人不呕，清便欲自可，一日二三度发"，若脉象微而缓，不浮，是大邪以去，正气未复，正气恢复便可自愈。就好像家里进了贼，主人和贼打了一架，贼被打跑了，主人也累坏了，需要短暂的休息，然后家里才恢复正常的秩序。如果脉微而恶寒，这个恶寒一直都没有好，而且可能还加重了，发热也不发了，这就是正气溃败，也就是脏腑功能在宣发气血趋表的长期高负荷运转下，还是没能使邪退却，而出现脏腑功能虚衰的症状，所以不能发热，只有恶寒，而且恶寒还可能加重。太阳病消耗了大量体液、也虚损了脏腑的功能，这就是所谓的"阴阳俱虚"。就好像主人没有打赢，累的干脆不抵抗，贼就长驱直入了。这个时候的脉微，是三阳不抗邪，邪传三阴的证据。此时不能再采用汗吐下的治疗方法，因为病不在太阳，所以不能汗；并非实邪留恋上焦，所以不能吐；也不是阳明里实，所以不能下。应当急温太少，即太阴脾和少阴肾。选方为四逆汤类，理中汤类，或根据情况选用麻黄附子细辛汤。"面反有热色者，未欲解也"这句，可以融于原文之中，为未解，可以用桂枝麻黄各半汤小发汗。原文未对脉象做描述，但推理可知，脉还是浮脉，但是不紧，还有变缓的趋势。

桂枝麻黄各半汤方

桂枝 25g　芍药 15g　生姜 15g　炙甘草 15g　麻黄 15g　大枣 15g　杏仁 12g

太阳病，初服桂枝汤，反烦不解者，先刺 【风池风府】**，却与桂枝汤则愈。（24）**

此条为针药同用的治疗方法。

诸家对此条亦说法不一。服桂枝汤烦，恐有邪热在经络，当先刺以泻经络之邪热，再服桂枝汤则愈。治愈刺什么穴位，仲景原文未做说明。风池风府四字为批文，为后人所加，大概是因为古人认为风善藏于风池风府二穴，故刺之。

　　服桂枝汤，大汗出，脉洪大者，与桂枝汤如前法；若形似①疟，一日再发者，汗出必解，宜桂枝二麻黄一汤。（25）
　　桂枝二麻黄一汤方
　　桂枝一两十七②铢【去皮】　芍药一两六铢　麻黄十六铢【去节】　生姜一两六③铢【切】　杏仁十六个④【去皮尖】　甘草一两二铢【炙】　大枣五枚【擘】
　　上七味，以水五升，先煮麻黄一二沸，去上沫，内诸药，煮取二升，去滓，温服一升，日再服【注：本云桂枝汤二分，麻黄汤一分，合为二升，分再服，今合为一方⑤】，将息如前法⑥。
　　①似：康平本作"如"，不影响文意。
　　②七：康平本作"六"。
　　③六：康平本作"十六"当为误。
　　④个：康本作"铢"，恐误。
　　⑤一方：康平本无"一"字，不影响文意。
　　⑥前法：康平本作"上法"，不影响文意。
　　太阳中风证，法当服用桂枝汤，桂枝汤本来发汗力弱，以服粥和盖被子的方法来发汗，结果导致汗出太多，犯了"不可令如水淋漓"的禁忌，导致"病必不除"。脉洪大，因汗出太多，阴液过多损失，桂枝汤增强脏腑调动气血的功能得到凸显，是阴不能制阳，营卫依然不和的原因。脉虽洪大，但是并不渴，白虎汤证并不具备；脉虽洪大，但依然浮，否则没有用桂枝汤的道理；因并没有达到"遂漏不止，小便难""四肢微急，难以屈伸者"的程度，而且脉洪大，不能用桂枝加附子汤。此处凸显桂枝汤和营养阴的特点。

如果这个病人服用桂枝汤后，本来是有汗，现在反倒变得无汗了，而且出现和疟疾一样的往来寒热，一日发作两次。说明病还没有好，被芍药收敛，汗反不出。脏腑功能旺盛，气血趋表则热；脏腑功能不足，气血不趋表则寒。这个时候在桂枝汤中稍加麻黄汤就可以了，因为它本身是由桂枝汤证演变而来，所以主方还得用桂枝汤来增强脏腑功能而令气血趋表，用轻剂量麻黄汤开表闭令邪有出路。

桂枝二麻黄一汤方

桂枝 25g　芍药 18g　麻黄 9g　生姜 18g　杏仁 9g
炙甘草 13g　大枣 18g

本条描述的两种截然不同的状态：一种是太阳病用桂枝汤后大汗出，一种是太阳病用桂枝汤后汗反倒没有了，往来寒热，病不愈。同为太阳中风，同服桂枝汤，怎么会有两种截然不同的结果呢？桂枝汤原方桂枝芍药为等量使用，但桂枝证仍可分阴阳，有人需要多用桂枝，有人需要多用芍药，也就是说临床使用桂枝芍药的比例不尽然都需要相等，但是需要辨明孰轻孰重并非易事，故此等量使用桂枝芍药有可能出现以上两种截然不同的变故。所以仲景列出两种变故的治法，大汗出的仍然用桂枝汤，汗不出反被芍药收敛的则少加麻黄汤。当然也有可能有第三种情况，就是 26 条的这种情况。

服桂枝汤，大汗出后大烦渴不解，脉洪大者，

白虎加人参汤主之[1]。(26)

　　白虎加人参汤方

　　知母六两　　石膏一斤【碎，棉裹】　　甘草二两
【炙】　　粳米六合　　人参三两

　　上五味，以水一斗，煮米熟汤成，去滓，温服
一升，日三服。

①康本此处后无汤药组成及煎服法。

　　桂枝汤是增强脏腑功能推动气血趋表抗邪的方剂，使
用要特别注意分寸，如果用药过度，脏腑功能亢盛。这种
亢盛主要体现在足阳明胃，胃肠的吸收能力变得特别强，
源源不断地将胃肠的水谷精微吸入循环，经过肺循环，再
经过体循环推往全身各处。所谓胃肠功能变强，会燃烧使
用大量营养物质，产生供胃肠使用的能量，同时也有大量
的热能产生，这些热能在三焦中弥漫，更是加强了脏腑功
能的亢盛。于是这个病人产生发热的现象，这个发热是从
内部发生，也就是"蒸蒸发热"。

　　大汗出，是里热逼汗出，也就是脏腑功能亢盛，将大
量胃肠中液体吸收推到体表而成大汗出。

　　大烦渴，烦是因为里热重，里热是胃肠消耗营养物质
时产生的热能的堆积；渴是因为胃肠缺水，而且汗出过多
体液损失过大；饮水不能解渴，是因为胃肠功能亢盛水被
很快吸收推到体表流失掉了。水不能降低胃肠亢盛的功能，
但可以少量带走热能，所以病人表现出"渴欲饮冷"的
症状。

　　脉洪大是气血喷涌、血脉偾张的原因。

　　白虎加人参汤方

　　知母90g　　石膏240g　　炙甘草30g　　粳米60g　　人

参 45g

这个方子由白虎汤为底方，原方剂量很大，但也不是没有用到的时候。曾治一有糖尿病的病人，有一次淋了雨，就是白虎加人参汤的证（淋雨后不一定就是风寒，也有可能出现热证，跟人本身的体质有很大的关系，外因和内因之间，内因的作用更大），大烦渴饮冷水不解，舌红绛，背稍微发冷，人没有精神。没有大汗出，吃了饭就会马上出汗。我判断是阳明胃热炽盛，体液已经损失到了很严重的程度，用石膏 200g 知母 12g 炙甘草 6g 人参 15g 玄参 15g，米汤兑入。喝了一剂就大为好转，大烦渴轻微了许多，背不冷了，人精神一点，反倒还微微有汗，可见这个方子滋液的力量很强。这个方子我平时经常用到，但用量轻微，一般是石膏 30g 知母 12g 炙甘草 6g 人参 15，喝的时候兑入米汤。如果不见渴欲饮冷水这个症状，我就很谨慎。

石膏清肺胃的热，降低胃肠的新陈代谢，且可以改善人体电解质环境，可以补养体液，所以总结起来就是能清能润能散，这个散指散热，发散脏腑的邪热。

知母苦寒为臣药，助石膏清胃热滋胃阴，滋阴养液。

炙甘草起甘缓的作用，让药的功效流连于胃肠较久的时间，以达到清热的目的。

粳米现在药房没有，它的作用是养胃阴，郝万山老师对此见地颇深，认为粳米养阴但是不利小便，比现在的稻米要好，稻米有利小便的作用，白虎加人参汤证大汗出，体液损失很多，不能再利小便。但是在没有粳米的情况下用大米取代也是可行之举。

人参为党参，非现在东北人参，仲景用来健脾养阴的药，而且党参养阴主要针对脏腑，它还有益气的作用。

由胃热引起的气阴两伤就很合适使用白虎加人参汤。

太阳病，发热恶寒，热多寒少，脉微弱者【此无阳也】①，不可〖大〗②发汗，宜桂枝二越婢一汤。(27)

桂枝二越婢一汤方

桂枝【去皮】　芍药　麻黄　甘草【炙】各十八铢　大枣四枚【擘】　生姜一两二铢【切】　石膏二十四铢【碎③，绵裹】

上七味，以水五升，煮麻黄一二沸，去上沫，内诸药，煮取二升，去滓，温服一升【注：本云当裁为越婢汤桂枝汤，合之饮一升。今合为一方，桂枝汤二分，越婢汤一分】。

①此无阳也：康本无此四字，故列为批文。

②康平本"发汗"前有一"大"字，有此字更符合文义，固补入。

③碎：康平本作"擘"。

这种太阳病很特殊，不是桂枝汤证，也不是麻黄汤证。不是桂枝汤证，是因为表不虚，无汗；不是麻黄汤证是因为虽然无汗，但是脏腑功能不足，气血趋表不力，脉象不能浮紧。

为什么无汗，有两个原因，一是脏腑功能不足，气血不能趋表，脉不能浮；一是因为津液已经不足，汗源不充足，脉管中血少。

因为脏腑功能虚，所以用桂枝汤；因为无汗，故用麻黄；唯独石膏15g让历代注家各执一词。首先我们来看看这个药的剂量。

桂枝 12g　芍药 12g　麻黄 12g　炙甘草 12g　大枣 15g　生姜 16g　石膏 15g

15g 的石膏剂量很小，定然不是为阳明病而设。石膏是麻黄量的 1.25 倍，小于麻杏石甘汤。麻杏石甘汤石膏是麻黄的 2 倍，是为汗出而喘设定的。麻黄虽然发汗，但石膏两倍于它足以制约它的发汗的作用。此处原文说"此无阳也，不可发汗"，说明循环中体液不足不能发汗，但不可发汗又还是表实证，毛孔不开，所以就用麻黄开表闭，石膏制约麻黄，是不能过汗。由此推知，此处石膏并非为阳明里热而设，而是制约麻黄的发汗作用。

那原文的"热多寒少"是用石膏的依据吗？我觉得并不是，这里的"热多寒少"，是接在"发热恶寒"之后的，所以这个热多，是体表发热多，恶寒在变少，本病还是在太阳，并非在阳明，而且并不会传阳明，微弱之脉，没有传阳明的气势。所以用石膏的依据还是在"此无阳也，不可发汗"这句。

综上所述，病人发热恶寒，热多寒少，病位在太阳之表，脉微弱，提示脏腑功能不足，推动气血无力所致，故用桂枝汤，因为桂枝汤除了用于太阳表证，也常用于太阴里证。但同时这个病人无汗，无汗是毛孔紧闭，汗不得出，所以要用麻黄，但是麻黄配伍有桂枝，便会大发汗，大发汗便会伤津液。又因为这个病人的津液已经被伤或本来不足，大发汗有可能导致更多变证，所以得加石膏，以足够制约麻黄为准，故用量小。

桂枝麻黄各半汤、桂二麻一汤、桂二越一汤的比较

桂枝麻黄各半汤：此汤用于病本为太阳伤寒，因久病脏腑渐虚无力宣发气血趋表、或脏腑阳气本虚无力宣发气血趋表，在表寒湿郁久热化而痒，因津液不虚，可小发汗。

桂二麻一汤：此汤用于病本为太阳中风，因用桂枝汤后（或收敛等其他原因）病不解，反而无汗，脏腑欲虚而未虚，症见往来寒热，此证比各半汤脏腑略虚一层，可小发汗。

桂二越一汤：此汤用于病本为伤寒无汗，脏腑功能已现不足，同时体液虚少，病须开表但不可大发汗。此汤发汗的力量在三方中最小。

仲景原意虽如此，但此三方中正，用法颇多，不仅于此，剂量加减，变化多端。

服桂枝汤，或下之，仍头项强痛，翕翕发热，无汗，心下满微痛，小便不利者，桂枝去桂加茯苓白术汤主之。(28)

桂枝去桂加茯苓白术汤方

芍药三两　甘草二两【炙】　生姜【切】　白术茯苓各三两　大枣十二枚【擘】

上六味，以水八升，煮三升，去滓，温服一升，小便利则愈【本云桂枝汤，今去桂枝，加茯苓白术】

"头项强痛，翕翕发热，无汗，心下满，微痛，小便不利"，这些症状不是单纯的太阳病。太阳病的确是有的，头项强痛，翕翕发热是证据；它还兼里饮，有胃肠水液代谢功能不足，也就是脾虚水停，心下满，微痛，小便不利便是证据。所以用桂枝汤不能解，还无汗，发汗汗不出，这个无汗还不是表闭不开的无汗，摸皮肤并非干得一点湿润的感觉都没有。无汗是因为胃肠不能顺利地将水液吸收而宣发到体表去解表，造成循环中水不足，故此无汗，所以加茯苓白术健脾利水。

茯苓白术不是利尿的药，而是利水药，利水是让循环之外的水进入循环，循环中水多了之后，尿当然也会变多，所以它有尿利的效果，若要认为它是利尿的药，其实不对。利尿是管你循环中水够不够，小便就是多，这样更伤津耗液。

综合来看，病人有表证未解，所以要用桂枝汤，因为有脾虚水停的里饮证，所以加茯苓白术利水，让胃肠中的水通过脾胃吸收进入循环，桂枝汤解表就有物质基础。但是这个方子要去芍药，芍药养阴，会不利于里饮的去除，也不利于脾虚的恢复。原文说是桂枝去桂，恐怕是桂枝去芍之误，此病翕翕发热，去桂全无道理可言。翕翕发热，是发热的同时有恶风避风蜷缩的感觉。

桂枝去芍药加茯苓白术汤方

桂枝 45g　炙甘草 30g　生姜 45g　大枣 45g　茯苓 45g　白术 45g

但是桂枝去桂加茯苓白术汤也很好用。它和桂枝去芍药汤的区别在于发热的原因不同，不是翕翕发热，而是阴虚发热。翕翕发热是发热轻微恶风寒的样子，和桂枝汤的发热形式相同，想遮盖躯体，躲避风寒；而阴虚的那种微微烘热一般不会恶风寒，不会出现遮盖躯体的潜意识。

太阳中风兼胃肠水液代谢功能失常的这种情况，桂枝汤发汗、攻下后病不解是很正常的，汗、下之后，出现阴虚和阳虚的可能都有。阳虚去芍药，阴虚去桂枝，所以使用经方，首先在于明辨阴阳，就是要搞清楚脏腑功能和能量代谢是亢盛还是虚衰？亢盛于何处，虚衰于何处？是水液虚少还是水液稽留？虚少于何处，稽留于何处？如桂枝去桂加茯苓白术汤，虽是阴虚，但水液也有稽留，循环中、组织中体液不足，胃肠中却水液稽留。故用茯苓白术利水，令胃肠中停水入循环；用生姜宣散胃肠中水饮，令其走表位；芍药滋养组织中阴液，因阳不虚，故不用去掉；炙甘草大枣益气养液。

桂枝去桂加茯苓白术汤方

芍药45g　炙甘草30g　生姜45g　大枣45g　茯苓45g　白术45g

伤寒脉浮，自汗出，小便数，心烦，微恶寒，脚挛急，反与桂枝〖汤〗①【注：欲攻其表，此误也】，得之便厥，咽中干，烦②躁，吐逆者，作甘草干姜汤与之【以复其阳】；若厥欲足温者，更作芍药甘草汤与之【其脚即伸】③；若胃气不和谵语者，少④与调胃承气汤；若重发汗，复加烧针，〖得之〗⑤者，四逆汤⑥主之。(29)

甘草干姜汤方

甘草四两【炙】　干姜二两

上二味，以水三升，煮取一升五合，去滓，分温再服⑦。

芍药甘草汤方

白芍药　甘草【炙】各四两

上二味，以水三升，煮取一升五合，去滓，分温再服。

调胃承气汤方

大黄四两【去皮清酒洗】　　甘草二两【炙】　　芒硝半升

上三味，以水三升，煮取一升，去滓，内芒硝，更上火微煮令沸，少少温服之。

四逆汤方

甘草二两【炙】　　干姜一两半　　附子一枚【生用，去皮，破八片】

上三味，以水三升，煮取一升二合，去滓，分温再服。强人可大附子一枚，干姜三两。

①汤：康平本有此字。

②烦：宋本有此字而康平本无。

③其脚即伸：此四字康平本无，故列为批文。

④少：康平本作"小"，不影响文意。

⑤得之，康平本无此二字。

⑥四逆汤：康平本作"回逆汤"，名称不同，后不再作注。

⑦宋本此后有芍药甘草汤、调胃承气汤、四逆汤此三汤的药物组成及用法，康平本无。

太阳病，由于体表感受了以寒邪为主的邪气，机体会调动气血趋表抗邪，无论中风还是伤寒都是如此，这个时候的尿量是相对少一点，所谓相对少一点，是比正常情况而言。如果这个人在患太阳病的同时，还出现尿量变得特别多，或者尿量变得特别少，这便不是单纯的太阳病。第28条就是论述的小便特别少的情况，而本条就是论述的小便特别多的情况。

太阳病小便出现频数，是肾脏重吸收原尿的功能虚衰，固摄阴液的能力不足导致，中医称为肾阳不足。再加上太阳病中风本身表阳虚，对汗液的固摄不力，导致自汗出，所以两处损失，导致体液损失到了一定的程度，就出现心烦。但这个心烦绝不是实热扰心引起的，而是体液损失，阳郁于内而相对偏亢引起的。也是因为体液损失到一定的程度，所以出现了脚挛急，脚挛急是小腿及以下出现抽搐抽筋的情况，是组织中体液损失到一定程度不能濡养筋脉而引起的。

所以，出现"伤寒脉浮，自汗出，小便数，心烦，微恶寒，脚挛急"这组证候时，提示太阳病兼见肾阳虚导致阴伤，表、肾阳虚为本，阴虚是标；表、肾阳虚是因，阴虚是果。不能只用桂枝汤，而该用桂枝加附子汤。而且这个方子还需要倍芍药和甘草，一是加大养阴的作用，一是芍药和甘草有缓急的作用。也可以理解为桂枝加附子汤与芍药甘草汤的合方。这个病本来就该表里同治，阴阳两补。如果里证严重，先治里也是正治。但是若先用桂枝汤发表，则是误治。

发了表，体液损失更多，小便也还是没有好，仍然频数，体液少了，携带热能的能力就小，运往四末的能量也就少，所以可能出现厥逆的现象，也就是四肢冷。因为体液少了，三焦中的热量不能被循环中的体液顺利带出，出现烦躁不安的热象，咽中干也是津液被劫的症状，这个病人还出现吐逆，说明胃中阳气损失，因为本来就里阳虚了，还被发表，发表就是鼓动脏腑气血趋表抗邪，脏腑的阴证被称为太阴病，这么一来太阴就更虚，所以出现里寒的吐逆，所以出现"得之便厥，咽中干，烦躁，吐逆"这一组证候，而且这个时候因为用了桂枝汤发表，表证是好了。现在是一组津液被劫伤的证候，但是仲景治疗这种由于阳虚引起的阴伤，都是要先救阳，所谓"有形之血不能速生，无形之气所当急固"。也就是先恢复脏腑功能，再恢复有形之阴液。因为阴液的生成是建立在脏腑功能正常的前提下的。如果脏腑功能不能恢复，补再多的有形之阴，也不能被吸收运化，反而加重了脏腑的负担，使本就虚弱的脏腑功能更加虚弱。故作甘草干姜汤以复里阳，也就是恢复脏腑功能，这里主要是胃肠功能。在厥愈足温，也就是脏腑功能恢复之后，再作芍药甘草汤，以恢复阴液，使筋脉得道濡养，脚就不再挛急了。

甘草干姜汤方

炙甘草 60g　　干姜 30g

芍药甘草汤方

白芍药 60g　　炙甘草 60g

两方原方皆为两次治疗量

上述情况是发表之后引起脏腑功能出现阴证的情况，但是发表之后也有出现阳证的情况，胃肠功能出现阳证的情况被称为阳明病。具体出现阳明病还是太阴病，是取决于患者的体质因素的。若胃气不和谵语者这句，就是说出现了阳明病，而且还是早期，没有成实，所以就用调胃承气汤。这里只是举例说明治病需要辨证论治，不是说就只能用调胃承气汤，如果最后发展成为腑实证的，该用大承气汤还得用大承气汤。

调胃承气汤方

大黄 60g　　炙甘草 30g　　芒硝 60g

先煮大黄和炙甘草，加水 600 mL 煮剩 200 mL 去掉药渣再加入芒硝，待完全溶化后停煮。服用方法为每次少饮，中病即止，一般以得泄后停止服药。

若重发汗，复加烧针者，是说这个病人被医生误治反复发汗，而且还用了火疗法，是使津液从体表损失太严重的话，应该用四逆汤急复其阳，原因在甘草干姜汤使用说明处已经说明，不再复述，只不过有一轻一重的区别。

四逆汤方

炙甘草 30g　干姜 23g　生附子 20g

火神派祖师郑公钦安认为此条"东一若，西一若"，莫名其妙不知所云，我认为此条最是反应仲景治病法门，应该反复揣摩。

疑"强人可大附子一枚，干姜三两"一句非仲景原文，后同。

问曰：证象阳旦，按法治之而增剧，厥逆，咽中干〔燥〕①，两胫拘急而谵语。师曰：言夜半手足当温，两脚当伸。后如师言，何以知此②？

答曰：寸口脉浮而大，浮为风，大为虚，风则生微热，虚则两胫挛，病形象桂枝，因加附子参其间，增桂令汗出，附子温经，亡阳故也。厥逆，咽中干，烦躁，阳明内结，谵语烦乱，更饮甘草干姜汤，夜半阳气还，两足当热；胫尚微拘急，重与芍药甘草汤，尔乃胫伸；以承气汤微溏，则止其谵语。故知病可愈。(30)

①燥：康平本有此字，补入。

②此：康平本作"之"，不影响文意。

本条是对第29条的说明讨论。这两条诸家争论不休，我的理解更贴近成无己的观点。

问曰：师傅啊，这个病证这么像桂枝汤证，按法治之投以桂枝汤反而加剧病情，四肢厥逆，咽中干，两小腿拘急不舒，还有的出现谵语。当时师傅说：夜半子时阳气来复，人体阳气得天时阳气的帮助，也会恢复，所以手足当回暖，两脚挛急缓解，后来发现果然如师傅说的那样，你是怎么知道会这样呢？

答曰：寸口脉浮而大，浮是外感风邪，大为虚性代偿，风为阳邪开泄，营阴从体表外泄伤了体液，而三焦内生微热，体液损失就是阴虚，阴虚不能濡养筋脉就会两小腿疼挛，病形很像桂枝汤证，凭上述阴虚病情（原文"因"当为凭的意思，依据的意思），是阳气不能固摄阴液导致，应加附子在桂枝汤中方为正治。增加桂枝是为了发汗去风邪，加附子是因为附子可以温经，可以救亡阳的缘故。

如果你只用桂枝汤，发汗后四肢厥逆，咽中干，烦躁，但是外感症状消失，这个时候就应该改为使用甘草干姜汤，以复其阳，到夜半子时如果阳气回复，其表现是两足当回暖。如果小腿还是轻微拘急，再用芍药甘草汤救阴，不多时小腿的拘急就会得愈。因体质各不相同，有人被桂枝发表之后，出现阳明内结，严重的谵语烦乱，这时就要用调胃承气汤使大便微溏，来治疗阳明内结，止谵语。做到以上辨证论治，所以就知道病可痊愈了。

对这段论述，最为疑惑的是"增桂令汗出"这句，仲景单用一个桂字，是表示桂枝，而不是桂枝汤。那这句话的意思是要加大桂枝的用量吗？从原文描述的病情来看，是不能增加桂枝的用量的，不但不能增加桂枝的用量，反而应该加大芍药和甘草的用量，用以缓急和滋阴养液。这么一来，桂枝加附子汤实际就变成了桂枝汤加芍药甘草附子汤，以达到表里同治，阴阳两补的目的。

第二节　辨太阳病脉证并治中第六

太阳病，项背强几几，无汗恶风，葛根汤主之。（31）

葛根汤方

葛根四两　麻黄三两【去节】　桂枝二两【去皮】生姜三两【切】　甘草二两【炙】　芍药二两　大枣十二枚【擘】

上七味，以水一斗，先煮麻黄葛根，减二升，去白沫，内诸药，煮取三升，去滓，温服一升，覆取微①似汗，余如桂枝法将息及禁忌【注：诸汤皆仿此②】。

①微：康平本无此字，当有。

②此句康平本为"诸汤药皆仿之"，不影响文意。

本条阐述太阳病兼见项背强急不舒的治法。

太阳病，脉浮，头项强痛，无汗恶风，颈项部两条大筋强急不舒，转动不灵活。因无汗，加麻黄开表闭，因为项背强几几，加葛根生津濡润项背筋脉。

太阳病，项背强几几的原因是什么呢？葛根汤证的病因病机是外感寒邪表闭不开，而且阳明有微热，人体组织中的阴液被伤，导致项背肌肉有失濡润而出现拘急不舒，项背属人体上部。《神农本草经》说葛根主消渴，"起阴气"，就说明葛根能让人体的水液往上运行，滋养人体上部，如消渴，口中燥，项背强几几等。若是人体下部因不能濡养出现拘急，则不能使用葛根，而应该使用芍药，芍药甘草汤就是个例子。而且葛根在很多地方就是食物，人们把它打碎取粉，做成粉条吃，淀粉含量这么高，足以说明它确实有补阴的作用。两相结合，葛根可以补阴，生津止渴，但葛根同时也有"起阴气"的升腾作用，所以本草概括它"味辛"，又能升津止消渴。

葛根汤方剂量

葛根 60g　麻黄 45g　桂枝 30g　生姜 45g　炙甘草 30g　芍药 30g　大枣 45g

原方为三次治疗量。服药后温服取微汗。

太阳与阳明合病者，必自下利，葛根汤主之。(32)

合病指二阳或三阳同时发病。太阳与阳明合病，我在第 31 条已经解释过它的病因病机，这一条是对 31 条的补充，是说葛根汤证，还有一种自下利的情况，这种情况还是用葛根汤主之，不用加其他的药去治下利。

太阳与阳明合病的下利，是阳明不能"起阴气"造成的。我们前面说葛根汤证是阳明有微热，这个微热不是实热，实热就该清热，这个微热是阳明不能"起阴气"造成的虚热。

阳明病本身就是里阳证，是胃肠功能亢盛的一组疾病，亢盛胃肠就有实热。此处为什么也称为阳明病呢？是因为此处也表现为热，但这个是虚热，与白虎、承气的阳明病有一虚一实的区别。

桂枝汤证胃肠功能本来就相对不足，不足就不能化阴，水液不能被胃气升腾，表现出来就是个阴虚口渴的症状。虚到一定程度就会出现下利，水液从胃肠道直接下利被排出体外了，没有进入体循环。这正好就是葛根汤的使用范畴，用生姜来恢复胃肠的功能，再加上葛根可以"起阴气"的升腾作用，而且葛根本身有滋养的效果，将水液吸入循环，去滋养上部拘急的肌肉；宣发至体表去为作为解表的物质基础。

文中"必自下利"四字，并非是说太阳与阳明合病就一定出现下利，是说太阳与阳明合病有一种出现下利的情况。33条还说有一种不下利只呕吐的情况。所以我怀疑前面那个"者"字，应该在"利"字之后，"太阳与阳明合病，必自下利者，葛根汤主之"，这样更好理解，且与33条的者字位置相对应。

太阳与阳明合病，不下利但呕者，葛根加半夏汤主之。（33）

葛根加半夏汤方

葛根四两　麻黄三两【去节】　甘草二两【炙】芍药二两　桂枝二两【去皮】　生姜二两【切】　半夏半升【洗】　大枣十二枚【擘】

上八味，以水一斗，先煮葛根麻黄，减二升，去白沫，内诸药，煮取三升，去滓，温服一升，覆取微似汗。

第32条比第31条的病情严重，第33条比第32条的病情更严重。32条阳明降的功能还正常。到第33条阳明降机紊乱，出现呕吐。呕吐的原因还是在阳明不能"起阴气"，导致湿邪盘踞胃中，而且严重到引起阳明降机失常，出现呕吐。这个时候就要加半夏降逆止呕，恢复阳明降机。

葛根加半夏汤方剂量

葛根 60g　　麻黄 45g　　桂枝 30g　　生姜 45g　　炙甘草
30g　　芍药 30g　　半夏 62g　　大枣 45g

原方为三次治疗量。服后温覆取微汗。

**太阳病，桂枝证，医反下之，利遂不止【脉促
者，表未解也】，喘而汗出者，葛根黄芩黄连汤主之**①。
(34)

葛根黄芩黄连汤方

**葛根半斤　　甘草二两【炙】　　黄芩三两　　黄连
三两**

**上四味，以水八升，先煮葛根，减二升，内诸
药，煮取二升，去滓，分温再服。**

①康平本作"葛根黄连黄芩汤主之"，不影响文意。

第 21 条说：太阳病，下之后，脉促胸满者，桂枝去芍
药汤主之。本条桂枝证下后，就下利不止了。其中一种情
况就是脉促，和 21 条的促脉一样，提示机体正气依然可以
抗邪，应当解表，此时解表就用桂枝加葛根汤，不过本条
重点不在讨论这组病情，因为第 21 条已经对这种情况有指
导意义，只需按法治之就可以了。

本条重点讨论下后利遂不止，喘而汗出的情况。以前
桂枝证的时候有汗出，但没有喘，被下之后出现喘而汗出。
喘而汗出和自汗出还不一样，喘是因为有热，汗出也是内
热导致的汗出，本病病位在大肠，为湿热之邪浸渍大肠。
中医认为肺与大肠相表里，湿热浸渍大肠的葛根芩连汤证
会导致喘，燥屎内结于大肠的大承气汤证也会导致喘。火
热之邪是一种向上的邪气，会对肺的功能造成影响，从而

导致喘息。

所以本病治法采用葛根芩连汤，葛根升腾以治下法之逆，升津以解大肠中湿，黄连黄芩清热燥湿。后文大黄黄连黄芩泻心汤中，黄连黄芩都是开水泡须臾就取服，此处黄连黄芩六升煮成二升，是重煮，熬煮时间比较长，中医用这两种不同的方法治疗不同病位的疾病，实践中确有不同疗效。

葛根芩连汤方

葛根120g　黄连45g　黄芩45g　炙甘草30g

原方为两次治疗量。本病原为桂枝汤证，医反下之，"反"表示误治了，正治本为汗解。下后由于胃肠之里虚，气血趋里，在表的寒湿之邪跟随气血进入脏腑，又因人的体质各不相同，病情传里表现也各异。有人表邪内陷成为葛根芩连汤的热证；还有人可能成为泻心汤类的寒热错杂证；也有可能成为理中四逆辈的虚寒证。当然体质好的病人被误下之后，也有可能影响不了脏腑，气血依然趋表，这就是所谓的"脉促者表未解也"的这种情况。

太阳病，头痛发热，身疼腰痛，骨节疼痛，恶风无汗而喘者，麻黄汤主之。（35）

麻黄汤方

麻黄三两【去节】　桂枝二两【去皮】　甘草一两【炙】　杏仁七十个【去皮尖】

上四味，以水九升，先煮麻黄，减二升，去上沫，内诸药，煮取二升半，去滓，温服八合。覆取微似汗，不须啜粥，余如桂枝法将息。

本条阐述太阳伤寒及治法。

太阳伤寒有太阳脉浮头项强痛而恶寒的基础上，还有周身疼痛和喘。第3条已经讨论过太阳伤寒的病机，此处不再赘述。伤寒看起来比中风的发病严重，热势也高，但实际就是外感寒邪，体表毛孔紧闭，而且病人正气充沛，脏腑（阳明太阴少阴）功能亢盛，奋起抗邪，气血趋表将寒湿之邪宣发于体表，而不得化成汗液从毛孔流出。麻黄汤证机体反应强于桂枝汤证，病机的严重程度实轻于桂枝汤证，但如若不采取正确的方法，酿成的后果却比桂枝汤证严重。此病解表则愈，若畏麻桂如虎狼，也会酿成无穷后患。

麻黄是解表药，发汗，《神农本草经》说其能"发表出汗""止咳逆上气"。得桂枝助，辛温发表；得石膏助，辛凉发表。最能升腾膀胱经之水，经心肺宣发，化为一身汗液。如龙王有兴云布雨之德，又因色青，故名青龙。

杏仁降气平喘，与麻黄同用，一宣一降，以达到止咳平喘的目的。

麻黄汤方

麻黄 45g　桂枝 30g　甘草 15g　杏仁 30g

原方为三次治疗量。麻黄汤发汗不需服用稀粥，只需盖被子，取微微有汗出就应该停止服用，盖被子发汗也以"不如水淋漓"为原则。不需服用稀粥的原因是麻黄汤证本身体液充足，寒湿在被宣发在表位，脉道充盈压力大，只需开表泄水。

众多医家发现麻黄证来势凶猛，即便准确使用麻黄汤，也只能阻挡其凶猛之势，不能痊愈，迁延日久，多在阳明少阳病时治愈。我在治疗太阳伤寒的过程中也有这样的感觉，汗出后热不退，有酌服麻杏石甘汤的情况。细细思考原因，是麻黄证脏腑功能亢盛，气血趋表造成。气血趋表的原因全因表感寒邪，寒邪经发汗解表之后，若病人脏腑功能收放自如，自然也会随着表解而恢复正常，因为脏腑功能恢复平静，脉也该平静，热也该退，这就达到痊愈的特征，叫作脉静身凉。但是个人体质有差异，有些病人脏腑功能亢盛之后，在表解之后依然不能恢复平静，或者由于麻桂之助，更加躁扰不安，发展成为阳明病或坏病，这个时候脉动数，出现第4条所说"颇欲吐，若烦躁，脉数急者，为传也"的情况。既然脏腑功能亢盛，是否可以在用麻黄汤时根据情况酌加清里热的药，一面用麻黄汤去解表，一面用清热药降低脏腑亢盛的功能？近贤张锡纯有《医学衷中参西录》一书，认为麻黄汤临床使用时应该加知母一味，我以为至允至当，恰到好处。或者酌加黄芩也行，石膏也未尝不可。清热药一加，便把麻黄汤适用的表证靠向了青龙汤证的表寒里热证，两者岂不混淆？名医施今墨治疗感冒，多是清解同用，有三解七清之法，有五清五解治法，也有七解三清之法，往往药到病除，正是对我此处麻黄证理解的一大佐证。

太阳与阳明合病，喘而胸满者，不可下，宜麻黄汤。（36）

本条扩大对麻黄汤证的运用。

太阳病与阳明合病，是说病机复杂。太阳为表，阳明为里，表证不明显，里证也不明显。表证不明显，是没有体痛，不能发热，原因是心阳已现不足，推动气血无力，脉虽然浮，但不是紧脉，紧脉是邪气盛，正气也盛的脉象。既然心阳已现不足，故有胸满的症状。因为表闭不开没有汗，故有喘的症状。当用麻黄开表，杏仁治喘，桂枝甘草治胸满。虽说是麻黄汤，恐怕桂枝甘草的剂量应该适当增大。

太阳病，十日以去，脉浮细而嗜卧者，外已解也。设胸满胁痛者，与小柴胡汤。脉但浮者，与麻黄汤①。（37）

小柴胡汤方

柴胡半斤　黄芩　人参　甘草【炙】　生姜各三两【切】　大枣十二枚【擘】　半夏半升【洗】

上七味，以水一斗二升，煮取六升，去滓，再煎取三升，温服一升，日三服。

①康平本此处之后无小柴胡汤组成及煎服法。

浮紧脉为正邪相搏，邪气正盛，正气也旺盛。十日已去，脉浮细而嗜卧，浮则正气未衰能趋表，细则循环中血伤，是久病正气抗邪所损耗的原因。脉不数急而浮细，脉虽浮细而不散大，说明脏腑平静，脏腑平静说明外邪已去，故曰外已解，就是表证好了，也没有传变。至于嗜卧，则是因为正气抗邪日久，也就是脏腑高负荷运作时间长，需要休息来自动恢复，不需用药，将养便可。此处十日，也不是确数。

太阳病迁延日久，有自愈的可能，也有传变的可能。若脉弦细，胸满胁痛，则传少阳，便可以用小柴胡汤和解少阳。小柴胡方解及病机详于后。

小柴胡汤方

柴胡120g　黄芩45g　人参45g　炙甘草45g　生姜45g　大枣45g　半夏62g

原方为三次治疗量。

还有一种情况是迁延日久，病还是没有好，脉只是浮脉，紧脉没有了，因为正气抗邪日久，没有药物顺势发表治疗，抗邪能力逐渐趋弱，但还没有到虚衰的地步。同时，邪气也有所衰弱。但因外未解，汗不出，还得用麻黄汤解表令汗出。

太阳中风，脉浮紧，发热恶寒，身疼痛，不汗出而烦燥①者，大青龙汤主之。若脉微弱，汗出恶风者，不可服之。服之则厥逆，筋惕肉瞤【此为逆也】。(38)

大青龙汤方

麻黄六两【去节】　桂枝二两【去皮】　甘草二两【炙】　杏仁四十枚【去皮尖】　生姜三两【切】大枣十枚【擘】　石膏如②鸡子大【碎】

上七味，以水九升，先煮麻黄，减二升，去上沫，内诸药，煮取三升，去滓，温服一升，取微似汗【注：汗出多者，温粉粉③之】。〖□〗④一服汗者，停后服【注：若复服，汗多亡阳遂虚，恶风烦躁不得眠也】。

①燥：宋本作"躁"。

②如：康平本无此字。

③温粉粉之：康平本作"温粉扑之"。

④□：宋本此处无字，康平本有一方框，疑为一"若"字。

此条为太阳病表寒里热的治法。

太阳中风，恐为太阳伤寒之误。脉浮而紧，发热恶寒，身疼痛，不汗出，这些都是太阳伤寒的症状，病机在第3条和34条已经分析。本条多烦躁一症，烦躁的躁在康平本中是个"燥"字，为表示郁热在里，现取燥字校正，固加石膏清内热。

原文说石膏如鸡子大，这是告诉体积，土鸡蛋的体积在 $40\sim50\text{cm}^3$ 左右，石膏密度约为 2.3g/cm^3，算得石膏质量为 $92\sim115\text{g}$。由此可见，大青龙汤的石膏麻黄比例在 $1:1$ 到 $1.27:1$ 之间，而麻杏石甘汤的石膏麻黄比例为 $2:1$，麻杏石甘为汗出而喘而设定的，而大青龙汤为不汗出而喘且内有郁热而设定的，石膏用量过大反而影响麻黄解表。桂二越一汤也是不汗出，石膏麻黄的比例为 $1.25:1$，与大青龙汤十分契合，只是剂量轻微。大青龙汤和桂二越一汤方中皆有桂枝。由此可见，麻黄配伍桂枝为发汗；麻黄配伍石膏比例在 $1:2$ 时，则不必担心麻黄开表导致发汗过多的问题。

青龙者，麻黄也。大青龙，就是要重用麻黄。和麻黄汤比起来，大青龙汤的麻黄的用量是其两倍。若不重用麻黄，恐不当称为大青龙。大青龙一方，是伤寒论中发汗力量最强的方子，一个原因是麻黄用量大，另一个原因是此方更有生姜助麻桂。

大青龙汤方

麻黄90g　桂枝30g　炙甘草30g　杏仁16g　生姜45g　大枣40g　石膏90g

此方为三次服用量，原方要求只熬一次，得600 mL药液，每次只服200 mL。即便如此，麻黄的一次使用量仍为30g，远大于常规，胆小者望而却步，不知此方之妙，只要辨证准确，往往可以一服而愈。如果服一次汗出病愈，止后服；如果服一次汗不出，可以再服；如果汗出以后，病不愈，也不能再服。应根据辨证改投桂枝汤、麻杏石甘汤、白虎汤、小柴胡汤等；

如果服一次便汗出不止，注文说应该用炒热的米粉洒病人身上止汗。

如果果真有人一汗再汗，导致汗出亡阳。应该立即频服桂枝加附子汤、桂枝加芍药甘草附子汤、四逆汤等，或同时补液。

伤寒脉浮缓，身不疼但重，乍有轻时，【无少阴证者】①，大青龙汤发②之。（39）

①无少阴证者：《康本伤寒论》影印本无此五字，当为批文。《古本康平伤寒论》（湖南科学技术出版社）有"无少阴症者"五字列为批文。

②发：康平本作"主"。

本条扩大大青龙汤的使用范围。

太阳伤寒，脉本该为浮紧脉，但本条所述一则因病人体循环中体液较少，血不足；一则因脏腑功能相对不足，故此脉不能紧。因为脉不紧，说明寒邪不重，所以不像麻黄汤和大青龙汤那样有身痛。循坏中的体液为什么少？是因为不该在组织中的体液润浸至了组织中，循环中的体液就相对少了。又因为表闭不开，体液不能从毛孔发越成汗而外出，故此身重，只有很少时候感觉轻松一点。这个就是湿邪，所谓湿邪，是人体的体液润浸在不该润浸的组织中，导致组织内外环境失常的一种病理产物。湿邪虽然是一种病理产物，但同时也是导致其他疾病的病因病机。

批文"无少阴证者"一条，应该是指无里寒证，包含无太阴病和无少阴病。太阴脾阳不足导致湿在胃肠；少阴心肾阳虚则人身重嗜卧。这两种情况不能使用大青龙汤发表，故此说"无少阴证者"才可以使用大青龙发表。此条说明大青龙汤适合表寒里热、表湿里热两种证候，治在太阳与阳明，绝不能使用于三阴证。

伤寒表不解，心下有水气，干呕发热而咳，或渴、或利、或噎，或①小便不利少腹②满、或喘者，小青龙汤主之。（40）

小青龙汤方

麻黄【去节】 芍药 细辛 干姜 甘草【炙】桂枝各三两【去皮】 五味子【半升】 半夏半升【洗】

上八味，以水一斗，先煮麻黄，减二升，去上沫，内诸药，煮取三升，去滓，温服一升。若渴③，去半夏加栝楼根三两；若微利，去麻黄加荛花，如一鸡子【熬令赤色】；若噎者，去麻黄加附子一枚【炮】；若小便不利少腹满者，去麻黄加茯苓四两；若喘④，去麻黄，加杏仁半升【去皮尖】。【注：且荛花不治利，麻黄主喘，今此语反之，疑非仲景意。】⑤【臣亿等谨按，小青汤，大要治水。又按《本草》，荛花下十二水，若水去，利则止也。又按《千金》，形肿者应内麻黄，乃内杏仁者，以麻黄发其阳故也。以此证之，岂非仲景意也】⑥

①或：康平本无此字，当有。
②少腹：康平本作"小腹"。
③康平本有一"者"。
④康平本有一"者"。

⑤此句在宋本中为原文，"疑非仲景意"显然是后人思量之语，由此可见康平本之批文注文颇为可信。

⑥此句为宋臣林亿驳前人注，康平本在宋本前，故无此句。

此条为太阳病表寒里寒的治则。

表寒是邪在太阳，里寒是邪在太阴，小青龙汤证的本质为太阳与少阴合并或并病。理解此条，关键在于理解"心下有水气"这一句的"心下"和"水气"四字。

心下并非特指某脏，而是指部位，心下部位，包括肺胃，指出了小青龙汤之太阴病的病位。因邪气入里轻浅，并未涉及整个"阳明胃"的功能，也并未涉及整个"太阴脾"。"阳明胃"是指整个胃肠道实质和胃肠道降的功能，"太阴脾"是指整个胃肠道升的功能和吸收运化的功能。

那么什么是"水气"，水气不是水邪，也不是纯粹的"气"，仲景在气的前面加个水字，是大有原因的。若果系水邪，也该有茯苓白术等逐之；若果系水邪在胃中，如何是肺病的咳嗽。此证是脾胃虚寒，所以"水"即是"寒"，是气的形容词，但同时也是此证的病因。"水气"则是因为脾胃虚寒，吸收的营养物质不能被温煦，在它们被脏腑功能推入肺循环的时候导致肺也受到"水气"的影响，从而咳吐稀痰，鼻流清涕，这便是由"水气"演变的痰邪。所以"水气"二字，也是病理产物。原因在胃中虚寒，病理产物却不在胃中。因为虚寒，故有干呕胃气不降的症状，若病理产物果在胃中，又如何只干呕却呕不出病理产物？所以"水气"是被气化的病理产物。中医的气化，就是吸收运化。正因为胃中虚寒，又因为"水气"是气化后进入循环的病理产物，所以不同的病人，因为体质不同，会出现很多或然证。

　　了解了病机和病位，那就知道了用方的原因。伤寒表不解，发热恶寒无汗，是麻黄汤证，杏仁降气平喘，但是只咳不喘，故去杏仁，且杏仁能润，此病有"水气"，故而不用杏仁，留麻黄、桂枝、炙甘草开表闭以祛表邪；脾胃虚寒，加干姜温脾胃，恢复脾胃温煦功能；因为干呕，用半夏降逆止呕，配合干姜温脾胃化饮邪；"水气"在循环中，流散在周身，充斥于经络脏腑，故用细辛温经散寒；五味子收敛肺气，敛肺止咳；白芍一味，帮助五味子收敛，牵制麻黄、桂枝、细辛辛散太过。此方名为小青龙，取龙升雨降之意，"小"者，受白芍监制，是青龙受制于白芍，其力变小之意，故而此方头两味药就是麻黄与芍药。

　　若渴，去半夏加栝楼根三两。小青龙汤证本不该有渴，如果出现渴，原因是"水气"在肺化为痰邪被人体排出，导致上承的津液不足；再者脾胃阳虚，不能化阴液上承于口。所以这种渴饮水之后不解，饮水亦不多。但这种渴应该在服用小青龙汤原方后会跟着消失，无须去半夏加天花粉。若去半夏加天花粉而病得解，也不是天花粉的作用，而是得小青龙之力温阳化水之功。若果真出现渴欲冷饮，恐不为小青龙汤所主，病在太阳与阳明，当从太阳阳明治法。

　　若微利，去麻黄加荛花，如一鸡子，熬令赤色。小青龙汤证可能出现微利，一则因为小青龙汤证本身有轻微的太阴证，一则"水气"走体循环重新进入胃肠道，引起胃肠道功能继续恶化，出现微利，这种情况的可能性始终存在。由此观之，出现微利去麻黄加荛花也不是一定之法，不是解决问题实质的关键。要想解决问题实质，还得用小青龙汤原方加重干姜的用量。

　　若噎者，去麻黄加附子一枚，炮。小青龙汤证的噎并不严重，是因水气上逆而噎，是因邪水不得温化濡润咽喉而噎，本来小青龙汤的治疗范围之内。如果病人出现非常严重的噎，就是吞咽困难，水谷难下，这是体内虚寒到了相当程度，导致阳气不能化生阴液上承滋润食道，干姜之力已然不逮，加炮附子一枚至允至当。但此病里阳虚更为严重，法当先救里，麻黄一味，得青龙之名，最善发越肾阳，拔动肾水，从表而散，若果真出现气不化津，食道不润，吞咽困难，定当去麻黄。

　　若小便不利少腹满者，去麻黄加茯苓四两。小便不利，并非尿路问题，也不是下焦疾病，实在是循环中体液较少；少腹满是"水气"干犯下焦。茯苓是让离经之水重新归入循环，小便自然能正常。

　　若喘，去麻黄，加杏仁半升，去皮尖。有喘的病人，是咳喘兼见，可以将麻黄汤用全，也就是加入杏仁即可，又何须去麻黄。且第41条说"咳而微喘"，还是用小青龙汤主之，说明小青龙汤本来就可以治喘，无须加减。

　　此加减之法，历代医家争论不休。若窥透仲景法旨，自然　目了然。小青龙若渴，岂有加瓜蒌根之理？小青龙之利，岂有不在本方中求法而另觅荛花之法？实在是晋唐期间，有杏林前辈为后人平添疑惑而已。至于噎者发展到非常严重的阶段，去麻黄加附子，确是至允至当，亦可见此位前辈亦有见地。若不是此条深得仲景法旨，后人也不必争论，便可认得此加减法定不是出自仲景之手。

　　由此观之，仲景对于诸多或然证的处理，只是坚定治疗根本，使用小青龙汤原方温里散寒、温经通络去除病根，其病自愈。

后人认为，小青龙汤证的病机为"水寒射肺"，这种说法非常形象，仔细参看前文注解，便可知何为"水寒射肺"。既要知水寒可以射肺，也要知水寒可以射其他脏腑，至于射何脏何腑，则取决于病人禀赋，看何脏何腑阳气不足，所以小青龙汤诸多或然证。

小青龙汤方

麻黄 45g　芍药 45g　细辛 45g　干姜 45g　炙甘草 45g　桂枝 45g　五味子 45g　半夏 62g

此方由麻黄汤演化而来，是为伤寒无汗兼水寒射肺而设。如果病人有汗而见水寒射肺，也可使用本方，因为本方有芍药和五味子牵制，虽有青龙，其力较小，可以在咳喘严重之时使用一二剂再换方。

小青龙汤组方成就之高，世所罕见，当不在小柴胡汤之下。岐黄门人，万不可因一"小"字而轻视此方，当知此方运用化裁得当，太阳太阴合病并病，可应手而愈也。

在临床中，病人往往外证易顿解，内伤难速愈。小青龙汤证解外之力强，久服耗散津液，若服药后外证已解，则不应该继续服用。应该改服苓桂剂，随证加减，脾胃仍虚寒者，加干姜；"水气"仍未愈者，加细辛；咳嗽仍未愈者，加干姜、五味子。凡此种种，遵循"随证治之"的原则。

伤寒心下有水气，咳而微喘，发热不渴【服汤已渴者，此寒去欲解也】，小青龙汤主之。(41)

此条说明小青龙汤证兼见喘息亦在小青龙汤的治疗范围。

伤寒当发热，心下有水气，水寒射肺，导致咳而微喘，脾胃虚寒无热，故不渴，这样的疾病应该用小青龙汤。微喘因表闭不开，故而可知无汗，故冠以"伤寒"。

注文阐述服用小青龙汤之后的情况。病人出现口渴的症状，这是表解而"水气"得化，脾胃阳气得复的良好倾向。这个口渴，于第 40 条的"或渴"的那个口渴大不相同，第 40 条的口渴为脾胃虚寒不能气化津液，虽渴但饮水不多，且饮水而不能解；本条的口渴，是脾胃阳气渐复，水气得化，饮水则渴可解。仲景有"少少与饮之"的饮水法，令胃气和则愈。万不可多饮，也不可饮食生冷，以免再伤脾胃阳气。

太阳病，外证未解，脉浮弱者，当以汗解，宜桂枝汤①**。（42）**

桂枝汤方

桂枝【去皮】　芍药　生姜各三两【切】　甘草二两【炙】　大枣十二枚【擘】

上五味，以水七升，煮取三升，去滓，温服一升。须臾啜热稀粥一升，助药力，取微汗。

①康平本此处后无桂枝汤组成及煎服法。

此条为扩大了桂枝汤的使用范围。

太阳伤寒可称为表证，太阳中风则可称为外证。仲景明确认识到太阳伤寒虽然症状激烈，但病人气血充足，趋表抗邪，仅仅因毛孔紧闭，不得汗出，这样的病看似严重实则解表则愈，故称表证。如果这个病人有表证但其毛孔是打开的，一种可能是本身表虚，一种可能就是这个病人已经发了汗，表已经解了，但是表证的症状还没有好，这种情况就称为外证。所以所谓外证未解，其实就是表已经解了，毛孔已经打开，不管此时有汗无汗，表证的症状还在，就称为外证未解。所以表证就用麻黄去解表，外证就用桂枝汤解外。但是如果这个病人本来是表证，医生给他用了下法，则病人脏腑功能或多或少受到影响，虽然没有汗，表也未开，这个时候也不能使用麻黄，只能使用桂枝汤养正去邪。

所以本条是说，太阳病，无论是太阳伤寒还是太阳中风，无论表解还是表不解，只要外证未解，出现浮弱的脉象，都当选用桂枝汤汗解。脉浮为气血趋表，为表有邪；脉弱为脏腑气血皆不足。正因为气血皆不足，即使无汗，也不可用麻黄汤强发其汗，应该以桂枝汤养正祛邪，以观后效。因人体禀赋不同，服药后反应也各不相同：

若服桂枝汤后，自汗出者为欲解。

若服桂枝汤后，脉浮而缓，提示营阴来复，仍不汗出者，可服桂二麻一汤或桂枝麻黄各半汤。

若服桂枝汤后，脉浮数或浮紧而不汗出者，提示营阴来复，且脏腑功能恢复，可服用麻黄汤。若兼见烦躁不安，可服用大青龙汤。

仲景用"宜"字，不用"主"字，便说明此证还有其他方子所"宜"。

太阳病，下之微喘者，表未解故也，桂枝加厚朴杏子汤主之。（43）

桂枝加厚朴杏子汤方

桂枝三两【去皮】　甘草二两【炙】　生姜三两【切】　芍药三两　大枣十二枚【擘】　厚朴二两

【炙，去皮】　　杏仁五十枚【去皮尖】

上七味，以水七升，微火煮取三升，去滓，温服一升，覆取微似汗。

第15条说：太阳病，下之后，其气上冲者，可与桂枝汤，方用如前法。该条说的是太阳病，误用下法但没有导致里证的治法。

本条说的是太阳病下之后，因为病人正气不衰，并没有因为下法过大地损伤脾胃阳气，即脾胃功能不衰，仍可宣发气血趋表抗邪，表证还在，但出现了喘息的变证，喘息是"其气上冲"的表现，故用桂枝汤解外，加厚朴杏子降气平喘。

这里的太阳病，可能是太阳伤寒，也可能是太阳中风，但用了下法，不论有汗无汗，因下法伤里气，都只能使用桂枝汤。

第18条：喘家作桂枝汤，加厚朴杏子佳。该条是说平素有喘疾之人，新感桂枝证的治法。而本条是说病人本有太阳病，因误用下法，激起气机逆乱而见喘证的治法。

太阳病，外证未解，不可下也[①]【下之为逆】，**欲解外者，宜桂枝汤。（44）**

①也：康平本无此字。

太阳病，无论伤寒与中风，即便表解之后，只要外证未解，都不宜使用下法，应该使用桂枝汤解外。详解参看第42条。

太阳病，先发汗不解，而复下之，脉浮者不愈。浮为在外，而反下之，故令不愈。今脉浮，故

在外，当须解外则愈，宜桂枝汤。(45)

太阳病，当以汗解，如果发汗后汗出而病不解，可以再汗，再汗宜桂枝汤，也可根据情况宜桂二麻一汤等。但是如果医生看到汗解不愈，便改弦易辙，采用下法，如果这个病人的脉是浮脉，采用下法是不会好的。因为浮为气血趋表，说明表邪未解，这就是用下法不会好的原因。目前的症状，不论是在解表之后，还是在下法之后，如果病人的脉依然是浮脉，浮脉提示邪在外，是外证不解，当须解外，适合使用桂枝汤。这里的"须"有需要和必须两层意思。

第15条的"其气上冲"也好，本条的"脉浮"也好，都是描述脏腑的功能、正气的趋势，但凡外邪未解，气血趋表，皆应顺应机体自身力量的趋势，用桂枝汤汗解。

太阳病，脉浮紧，无汗，发热，身疼痛，八九日不解，表证仍在【注：此当发其汗，服药已，微，除〖也〗①】，其人发烦目瞑，剧者必衄【衄乃解②】。所以然者，阳气重故也。麻黄汤主之。(46)

①也：康平本作有此字，今补入。

②解：康平本作"愈"，不影响文意。

本条论述太阳伤寒迁延日久不传变的治则和麻黄汤证的衄解。

第4条说：伤寒一日，太阳受之，脉若静者为不传；颇欲吐，若烦躁，脉数急者，为传也。太阳病八九日，多数应该传阳明少阳。本条伤寒八九日仍未传变，麻黄汤证仍俱，当仍用麻黄汤解表。

太阳病，脉浮紧，无汗，发热，身疼痛是麻黄汤证，病人拖了八九日都没有好，而且发烦，这个发烦可能表现为踢被子，翻被子露出胸膛等动作。发烦说明正邪纷争激烈，日久而内生微热。目瞑是闭着眼睛，不想睁开，是正气久久攻邪不出，机体有久病疲惫的表现。虽然八九日，但表证仍在，邪不传里。

病人表闭不开，脏腑功能旺盛，推气血趋表，严重的可能出鼻血，因为人体表位的脉道压力大，汗又不出，鼻黏膜的毛细血管脆弱可能因此被压破而出血。出鼻血和出汗一样会减小由气血趋表带来的脉道压力，所以批文说"衄乃解"，但不一定都能解，解的只是少数。

仲景自己解释出现以上病情的原因是"阳气重故也"。阳气重就是脏腑功能亢盛，能有力的宣发气血趋表，令寒湿之邪不至于入脏腑而发生传变；阳气重脏腑功能亢盛，能量代谢旺盛，故而生微热而发烦；阳气重脏腑功能亢盛，表位脉道压力大故而剧者必衄。

所以此病还是得使用麻黄汤，而且是主之，表示很肯定，疗效很确切。

注文有"此当发其汗，服药已，微，除也"一句。只要表不解，就还是应该解表发汗，麻黄汤主之。服药之后，病情减轻，"微，除也"这个微字可能是说脉微，就是说脉不再浮紧而变微，则大邪已去，病可愈。

太阳病，脉浮紧，发热，身无汗，自衄者愈。(47)

太阳病，本有恶寒，然而第46、47条都未言及恶寒一证，此为寒邪日久温化。但脉仍浮紧，紧脉为正邪相搏，此邪是温化之湿邪。脏腑故此可知寒邪未退。

前条是说太阳伤寒服麻黄汤有衄解的情况，本条是说太阳伤寒有不服麻黄汤但自衄而解的情况。

二阳并病，太阳初得病时，发其汗，汗先出不彻，因转属阳明，续自微汗出，不恶寒【注：若①太阳病证不罢者，不可下，下②之为逆】，**如此可③小发汗。**

设面色缘缘正赤者，阳气怫郁【在表，当解之熏之】【注：若发汗不彻，不足言④阳气怫郁】**不得越**【注：当汗不汗，其人烦躁，〖○〗⑤不知痛处，乍在腹中，乍在⑥四肢，按之不可得】，**其人短气，但坐**【以汗出不彻故也】，**更发其汗则愈**【注：何以知汗出不彻？以脉涩故知也】⑦。**（48）**

①若：康本无此字。

②下：康平本无此字，当有。

③可：康平本作"可以"，当为"可"，故未补入。

④言：康平本无此字，当有。

⑤○：宋本此处无字，康平本为一较小的圆圈。

⑥在：康平本此处为"○"。

⑦康本此句后有"若［厥文］"三字，似乎意犹未尽，且"若"前有"经"字，似乎这些丢失的文字为仲景原文。

此条兼杂有注家之言最为明显，今根据康平本校正。日本汉方医学家大塚敬节也据康平本删削，得到的原文较为可靠。

二阳并病，是太阳病不愈，又出现阳明病。太阳病阶段，本该发汗，发汗后太阳病不解。这里的"不彻"，即"不除""不解"的意思。因转属阳明，表现出"自微汗出，不恶寒"，虽说不恶寒，但其他的太阳病症状可能还在，所以是太阳阳明并病。此证虽然出现了阳明病，但因为太阳病不解，当先解外，所以要小发其汗。而阳明病的症状可以先不管它，小发汗之后，若阳明病还在，可以再治疗阳明病，此谓"下不厌迟"。

本条叙述的这种情况很常见，体质好的人，胃肠功能在解表剂的作用下，容易出现功能亢盛，即为阳明病。阳明病不再传变的原因也是因为体质好胃肠功能好的原因。如传少阳则大不相同。所谓少阳，即是脏腑功能欲衰而未衰，详论在后，此处不多叙述。

容易引起的胃肠功能亢盛的药味有桂枝、生姜、麻黄等温热的解表药。施今墨先生在太阳初得病时，立七解三清之法，在解表剂中酌加黄芩等清热药，便可防止"汗出不彻，因转属阳明"的情况。而要诊断病人的太阳病易传变阳明，则是由医生水平所决定。相仿，若有诊断出转属少阳和太阴的可能，则又当酌加健脾温里之药为宜。这些方法，后世医家皆有发挥，医圣的年代，不像现代这样快节奏、高压力，故而因病制宜、循序渐进。

治疗此处二阳并病的方剂，仲景并未给出，但是既然已经说明是小发汗，则应该在桂枝汤、桂二麻一汤、桂枝麻黄各半汤和桂二越一汤中找寻。待发汗之后，阳明病不愈者，再按阳明病治法治之。

若是面色正赤，这是阳气怫郁不得越，就是人体的正气向上向外抗邪，导致上部体表毛细血管充血，所以面色红，发热，这是因为表闭不开，正气向外发遇到体表闭塞不舒畅而不得向外越出所造成的。其人短气，但坐，是表闭汗不出导致喘的轻症，因喘而但坐。此证得汗而解，所以继续发汗。"更"字，说明前面已经发过汗，没有发出来，或者汗出不够，所以继续发汗。

此证的治疗方剂，仲景又未给出。但既然是发其汗则愈，则应该在麻黄剂、小汗方中找寻。若兼见口干者，可以用葛根汤；若兼见口渴烦躁者，可以用大青龙汤。

此条可与参看第46条，理解更为透彻。

脉浮数者，法当汗出而愈①。若下之，身重心悸者，不可发汗，当自汗出乃解。所以然者，尺中脉微，此里虚，须表里实，津液自和，便自汗出愈。（49）

①愈：康平本作"解"，不影响文意。

脉浮为在外，数为有热。浮数之脉，为有余之脉。虽然是太阳受邪，但是阳明气血旺盛，宣发气血趋表抗邪。病在表，法当发汗。若见脉浮而数，仲景意为选用麻黄汤，亦可参考其他症状，选用大青龙汤、麻杏石甘汤等。

若采用下法，有伤阳气的可能，脾阳被伤则水液代谢失常，故而身重，水气凌心则心悸，故不可发汗。不可发汗是不能使用麻黄剂，虽然此证原先是麻黄证，但下法伤了里，伤了脏腑功能，这就是里虚，表证和里虚同时出现时，要先温里，恢复脏腑功能为先，所以不能发汗。这时采用的方剂，仲景也未言明，可以是小建中汤、桂枝人参汤等。

所以然者，是仲景做出解释的一段话。尺中脉微，这里的尺，代表里，脏腑之里。脉微是阳气不足的表现。所谓尺中脉微，是脏腑功能不足，鼓动气血无力的意思。所以仲景说这是"里虚"。须表里实，这里的表里单指里，是文言中一种特殊的语法现象，叫作偏义复词。如《出师表》"陟罚臧否，不宜异同"一句的"异同"，偏义于"异"；再如"兄弟"，偏义于"弟"。所以"须表里实"实际上是"须里实"，所谓"里实"，是要脏腑功能恢复，只有脏腑功能恢复，才能消化、吸收、运化营养物质，令津液充足（因下法而伤阴），才可以"表实"，才有可能自汗出，太阳病得以痊愈的可能。如不能自汗出，也要待"津液自和"之后再用汗法。

脉浮紧者，法当身疼痛，宜以汗解之。假令尺中迟者，不可发汗。何以知然？以荣气不足，血少故也。（50）

脉浮而紧，浮为在气血趋表，紧为寒邪闭表，正邪相搏。浮紧之脉为伤寒的脉象，因脏腑功能亢盛，气血趋表，机体将寒湿之邪宣发在表位，导致表位外理化生环境改变而出现疼痛。中医所说的寒邪阻遏，不通则痛就是这个道理。治法应顺应机体自主排邪的趋势，令寒湿之邪从表出，宜开表发汗。

"尺中迟"，就是整个脉迟，尺中候里。寸关两脉因能清晰的摸到，而尺脉不够清晰，虽是全脉为迟脉，但尺中迟的感觉更强烈。故而尺中迟并非只是尺中迟，而是三部脉都迟，尺中迟是感觉上的迟。上一条尺中微，为力量的描述，此条尺中迟为频率的描述，都言尺中，是对表里的描述。此处的迟脉，为主荣气不足，循环中血少，所以不能发汗，治法与第49条相同。

脉浮者，病在表，可发汗，宜麻黄汤。（51）

强调症虽不能诊断为伤寒，但脉浮无汗，病位在表，气血趋表，用药当顺其势，可用麻黄汤发汗。

脉浮而数者，可发汗，宜麻黄汤。（52）

脉浮而数，也不能诊断为伤寒，但病位在表，也可用麻黄汤发汗。

浮为气血趋表；浮紧为邪盛正气亦盛，正邪相搏；浮数为热，阳明经正气旺盛，发汗不当，易传阳明。

病常自汗出者，此为荣气和。荣气和者，外不谐，以卫气不共荣气协和故尔。以荣行脉中，卫行脉外，复发其汗，荣卫和则愈，宜桂枝汤。（53）

病人时常自汗，如吃饭出汗，说话太久出汗，稍微动一动也自汗，甚至睡觉也自汗，一个常字，说明胃肠功能正常，否则如此汗出，应该会导致循环中津亏血少，所以仲景说此为荣气和，就是营阴不病，那是哪里的病呢？仲景又说是外不谐。所谓外不谐，就是卫外功能出了问题。中医的营卫，也叫荣卫，荣行脉中，卫行脉外。实质是荣为阴血物质，卫为体表固摄阴血的功能。所以营为物质，卫为功能。这个病就是体表固摄阴液的功能出了问题，中医也称为表阳虚。所以用桂枝汤恢复体表的功能就可以好。

这种病有轻重之别，重时可以用桂枝加附子汤。仲景用个宜桂枝汤，就是说这种病不是一定得用桂枝汤，应该根据病情随证治之。

病人脏无他病，时发热，自汗出，而不愈者，此卫气不和也。先其时发汗则愈，宜桂枝汤。（54）

脏无他病，指无里证。根据本条所述，也没有头项强痛恶寒等症。时，指按时，有规律。病人没有里证外证，只是会出现有时规律的发热，发热也不一定是体温高，也可能是患者的自觉症状，然后自汗出，经久不愈。这是体表固摄汗液的功能失常。先其时发汗则愈，指在"时发热，自汗出"以前，用桂枝汤发汗就会好。

第54条描述病人无里证、无外证而无规律自汗出；本条描述病人无表证、无外证，但有规律自汗出。本条的自汗出和第53条还有点不同的是在自汗出以前会有发热。造成这点不同的原因是津液的充盈程度不同，脏腑吸收运化营养物质的效率不同，但仲景并不深究，因为原因都是卫不和，用桂枝汤调和营卫，恢复体表固摄功能即可。

伤寒脉浮紧，不发汗，因致①衄者，麻黄汤主之。（55）

①致：康平本为"到"，为康本传抄之误。

第47条阐述太阳伤寒自衄后病愈的情况；本条阐述伤寒自衄后病不愈，仍用麻黄汤发汗的情况。

伤寒脉浮紧本该发汗，但因没有及时发汗。因气血趋表，寒湿之邪宜发在表，表位血管压力大，容易在黏膜处出血，出血后病不解者，麻黄汤发汗。

伤寒不大便六七日。头痛有①热者，与承气汤；其小便清者②，知不在里，仍在表也，当须发汗，若头痛者必衄，宜桂枝汤。（56）

①有：康平本为"在"，为康本传抄之误。

②宋本其后有批文"一云大便青"当引起注意，大便

排泄正常是病不传里的重要依据。

太阳中风是表虚兼脏腑功能相对不足，久病不愈易传少阳；太阳伤寒是表实脏腑功能亢盛，久病不愈易传阳明。少阳为虚，久则易传太阴而入三阴；阳明为实，不再传变，但久则伤津耗液，成温热病。

本条阐述的伤寒日久，当大于六七日，不大便的现象出现就已经六七日了。六七日也不是确数，表示大概病程。出现头痛而且判断为有里热，说明病已经传变，转属阳明。阳明是功能亢盛的疾病，机体向上的力量过强导致的头痛，这个时候可以考虑使用承气汤泻阳明热。

本病原本是太阳伤寒，太阳伤寒有头痛一症，阳明病热向上冲，也有头痛。如何知道是否传阳明呢？不大便六七日不能作为判断病传阳明的依据，因为太阳病也有六七日不大便的情况。这时，仲景提出了观察小便来判断的方法。因为阳明病是脏腑功能亢盛的疾病，会过度消耗体液，而且能量代谢产生的大量热能，稽留在三焦之中，加大蒸发，煎熬阴液，导致小便减少而且颜色较深。所以仲景说"小便清者，知不在里"，这里的清，是动词，排泄的意思。小便清，是指小便排泄正常。既然是正常，那是不管是量还是颜色，都属正常，就知道病未传里而仍在表，在表就应该发汗，发汗应该选用桂枝汤方。

"若头痛者必衄"与第47、55条描述的情况类似，这个病本身是伤寒无汗，表闭不开，若是头痛则是机体向上的力量太过，导致头上脉道压力大而头痛，则有可能导致衄血的情况，衄血后本有自愈的，若衄后不愈，本应该使用麻黄汤，但因麻黄汤开表是建立在里气不虚的前提下，这个病人伤寒经久日不愈，六七日不大便而无热像，说明胃肠功能渐虚，所以应该使用桂枝汤。而且桂枝有降逆平冲的作用。

伤寒发汗已解，半日许复烦，脉浮数者，可更发汗，宜桂枝汤。(57)

伤寒麻黄汤发汗，发汗后，病已解，但是过一段时间病情反复，脉浮而数。烦和浮数之脉的原因相同：浮为气血趋表，说明表邪未散尽，机体还在调动气血趋表抗邪；数为虚性代偿，是麻黄汤发汗之后，损失了津液，津液损失后循环中的液体会去补足，导致循环中液体变少，机体加快心脏跳动速度以弥补量的不足；烦为阴虚导致的阳相对偏亢。表邪未尽，营阴虚少，这正是桂枝汤的适应证。且这个时候已经是用麻黄汤发过汗，毛孔已经打开，决不能再使用麻黄汤强发其汗，否则会令营阴更少，酿成种种变证。

这种情况很常见，不只是汗后，伤寒吐下之后，都不能再使用麻黄汤，应该使用桂枝汤发汗。

烦而脉浮数的热象，并不是脏腑功能亢盛的实热，而是营阴虚少的虚热虚烦。此时玄府已开，但又见脉浮数而烦，说明邪未排尽，而汗源已然不足。这种时候本来喝一些热米粥，补充汗源一般有可能自汗出而解。但是仲景强调用桂枝汤，那肯定是这样不能解。

那为什么不能解？同是太阳伤寒，体质好的人，服用麻黄汤得法一般汗出便可以解。体质差，禀赋不足的人，仲景又禁止使用麻黄汤直接发汗，而是用桂枝汤或小建中汤养正发汗。所以出现这种情况一般是欲虚未虚之人，本来胃肠功能就不太好，体内阴液就不是很足，但是又没有在脉象、症状上反映出来有麻黄汤的使用禁忌，这样的人群，生活中不在少数。发汗之后，才发现营阴不足，汗源不足，病不得畅汗而解，半日复烦，脉浮数。

凡病，若发汗，若吐，若下，若亡血①亡津液，阴阳自和者，必自愈②。(58)

①亡血：康平本无此二字。

②阴阳自和者，必自愈：康平本作"如此者，阴阳自和，则必自愈"。

凡，所有，全部。不管是什么病，医生采用了发汗，催吐，攻下的方法，祛除了邪气，但是同时又伤了血伤了阴液，只要这个病人"阴阳自和"，便能自愈。何谓"阴阳自和"，这里的"阴阳"是偏义复词，偏义于"阳"。"阴阳自和"既"阳自和"，就是医生使用了汗吐下三法，伤了病人的阴液，而没有过分地损伤到病人的阳气。既虽然伤阴损液流失血液，但是人体各脏腑功能正常，病人便可以自愈。

本条仲景明确阐述了阳气的作用。阳气指功能，功能正常，人体化源充足，既人体从食物中获取物质补养身体的能力充足，自然会让损失的阴液重生。仲景并不主张使用滋阴的药物进行滋补。因为滋腻之品，都会增加脾胃的负担，容易"困脾"。

大下之后，复发汗，小便不利者【亡津液故也】①，勿治之，得小便利，必自愈。(59)

①此句康平本为批文，无"液故也"三字。

下法、汗法都伤阴，伤阴之后人体为了保护自己会减少小便的排泄。当然，这得以人体阳气充足为前提。小便不利者，意思是其他病证都好了，只是小便不利。大便正常，说明并未因下法伤脾阳；汗不多，没有"漏不止"，说明并未因汗法伤表阳（表阳也可被归为肺阳）；小便少，说明肾阳也未被伤，肾脏对体液的固摄功能正常。这种情况不需要吃药治疗，让他自行安养一段时间，因为肺脾肾阳气充足，机体会自然从饮食中摄取物质，等津液恢复，小便自己多起来，病就痊愈了。

所以，只要肺脾肾阳气充足，外邪被汗解，虽然伤阴，但也可以自愈。本条是对第58条的具体阐述。

假设不是小便少，而是小便清长且多，这个病不会自愈，因为阴液会更加损伤，当须急扶肾阳；假设汗漏不止，这个病也不会自愈，须急扶表阳；或者大便稀溏下利，这个病也不会自愈，须急扶脾阳。

本条也告诫医生，不要见小便不利就开利尿剂，凡事要找寻根由，必能药到病除。如本条所述，本质是津液虚而导致小便少，如果医生但见小便不利而使用利尿剂，就会更伤阴。甚至出现严重的后果。

下之后，复发汗，必振寒，脉微细【注：所以然者，以内外俱虚故也】。**（60）**

上两条（58、59）为汗下后"阴阳自和"可自愈的情况；本条为汗下之后阴阳俱虚不可自愈的情况。

下之后再发汗，导致病人脉微而细。脉微为阳虚，提示人体代谢减慢，功能减弱，导致机体热能不足；脉细为阴虚，提示人体脉道中体液不足，是采用汗法、下法损失大量体液所致。这样的病人"必振寒"，振寒是人体怕冷而震颤，通过震颤来加强代谢，消耗糖类等营养物质来为机体提供热能。

注文说内外俱虚，就是阴阳俱虚。

这样的病，并非"阴阳自和"，比第58条的情况严重得多。就是说连人体的脏腑功能都损伤了，新陈代谢减慢，吸收物质减少，又很难为功能的恢复提供物质基础。所以这样的疾病很难自愈，必须以恢复功能为第一要务，治则当先扶阳。

下之后，复①发汗，昼日烦躁不得眠，夜而安静，不呕，不渴，无表证，脉沉微，身无大热者，干姜附子汤主之。(61)

干姜附子汤方

干姜一两　附子一枚【生用，去皮，破八片】

上二味，以水三升，煮取一升，去滓，顿服。

①复：康平本无此字。

本条比第60条描述的情况更严重。

下之后，复发汗，汗下颠倒，伤阴伤阳。昼日烦躁不得眠，是说白天也是躺在床上的，但是睡不着觉。不是说这个人可以到处跑，到处跑就无所谓"不得眠"了。白天也躺在床上，说明病很重，烦躁是阳气虚衰但在白天得天时阳气之助而奋起抗邪而不胜，所以烦躁，而且不得入眠。这个烦躁不是阳明病的狂躁不安、精力充沛四处癫狂的有余之症，而是躺在床上翻来覆去，肢体躁动不宁，当判为"少阴病，但欲寐"、欲寐而未寐的阴寒重证，属于不足之症。夜而安静是阳气潜藏，不再抗邪的表现。

中医有白天阳气在外，晚上阳气归藏于内的说法，本质是人体白天应该功能亢盛，精力充沛，而晚上应该脏腑功能相对减弱，人体疲倦，进入休息状态。这个过程也被描述成"夜间则阳入于阴"。何谓阳入于阴？这里的阳指功能，阴指五脏六腑的五脏，五脏属于阴，六腑属于阳。阳入于阴，指人体在晚上休息时，五脏的功能并不做太大改变，如心脏还得继续泵血、肝脏还得分解营养物质、肺脏还得呼吸、脾脏（中医意义的脾脏）还得吸收运化营养物质、肾脏还得泌尿。而相比起来，六腑就得出现明显的休息状态，胃肠中食物经过傍晚已经基本消化，所以胃、小肠、大肠的功能会明显低于白天，因此胆囊也无须排放胆汁去乳化脂肪，正常情况，膀胱也可以储存一整夜的尿液，所以六腑的功能比起白天大幅度减弱。这个过程古人称为"阳入于阴"。"阳入于阴"还有一层意思，肢体在表位属于阳，脏腑在里位属于阴，白天宣发量更大，气血在外供肢体活动，晚上肃降量大，气血收藏于里，因为肢体不再需要那么多能量。总结起来，夜晚阳入于阴，就是夜晚气血宣发量减少，气血固守于内，在内之气血六腑使用量减少，五脏使用量相对加大。

两相结合，阳入于阴，则人可以入眠。如果阳不入阴就会出现失眠，比如现代人喜欢夜生活，晚上吃很多东西，导致晚上六腑还不能休息，胃肠蠕动要消化食物，胆囊要分泌胆汁，大量的代谢产物要往膀胱集聚，又要起夜，整得一晚上睡眠不好，严重的会失眠。这些道理古人都有研究，只是描述的方法和语言不同。

这个病人白天功能该亢盛，但是病邪很重，一亢盛就烦躁不宁，到了夜间反而安静，是夜间人体功能本该减弱，维持一种只供五脏工作的低消耗的状态，所以反而不烦躁。

不呕是无少阳病，不渴是无阳明病，身无大热是无太阳病。这几句是用排除法，再排除一下所有的阳证的可能性，从而确定本证为阴证。

干姜附子汤方

干姜 15g　生附子 20g

生附子振奋脏腑阳气，即振奋脏腑功能；干姜振奋脾阳，即振奋胃肠吸收运化功能。

这个药方是一次的治疗量，600 mL 水煮取 200 mL 一次服完。600 mL 煮取到 200 mL 的时间比较短，用现在家用的可以调控的灶的火也小于一个小时，古时候的火苗子不像现在这样易于控制，所用时间应该更短，应不足半小时。足以见得仲景正是在使用生附子的毒性物质恢复脏腑功能。

在康平本中第 59、60、61 条被列在一起，且在第 80 条之后被列为一整条。

发汗后身疼痛，脉沉迟者，桂枝加芍药生姜各一两人参三两新加汤主之①。（62）

桂枝加芍药生姜各一两人参三两新加汤方

桂枝三两【去皮】　芍药四两　甘草二两【炙】人参三两　大枣十二枚【擘】　生姜四两

上六味，以水一斗二升，煮取三升，去滓，温服一升【注：本云桂枝汤，今加芍药、生姜、人参】。

①康平本此处后无方药组成及煎服法。

本条描述过度发汗而伤阴的治法。

太阳伤寒，脉浮紧，身疼痛，发汗为正确的治法。但人体质各有不同，也有可能是发汗太过，不管什么原因，这个病人经过发汗之后，出现了身疼痛，脉沉而迟的现象。

太阳伤寒是脏腑功能亢盛，气血趋表的疾病，所以出现脉浮。现在脉不浮反沉，沉为气血趋里，提示脏腑的虚，气血入里救脏腑；同时脉由紧变迟，迟是从速度描述脉象，迟为血不足，且阳气不足，提示机体体液减少，同时也提示心肺功能减弱。这是病人脉象由浮紧变为沉迟所提供的病机转变信息。

至于身体疼痛，原因也发生了改变，脉浮紧的身体疼痛，是体表毛细血管因寒邪收敛，同时脏腑功能亢盛推气血趋表导致的压力增大，且大量寒湿在表位改变了表位细胞的理化生环境，故而产生疼痛，属于中医"不通则痛"的范畴；发汗后脉沉迟的身疼痛，是体液不足，阴虚血少，同时脏腑功能衰弱，无力推动气血趋表，导致体表得不到濡养，而理化生环境向另一个极端发展而产生的疼痛，属于中医"不荣则痛"的范畴。

本病的体液虚少，机体组织中体液虚故体痛，脏腑体液虚故气血趋里，心阳轻度不足故脉迟。所以用桂枝甘草汤强心阳，恢复心肺功能；加芍药一两，增强补液养血的功能，恢复组织液荣养机体以解肢体疼痛；加生姜一两，配合桂枝，加强脏腑功能推动气血趋表的力量，也防止滋腻药壅塞胃肠；加人参三两，以补五脏津液，这个病汗出过多，脉变沉迟，由外入内，显然已经累及脏腑，所以才加人参三两，滋补脏腑。人参与芍药都可补阴，但有所不同，我根据临床使用，总结为：人参补阴而能益气，芍药补阴而能收敛；人参养五脏之阴，芍药养脉道之血。

桂枝加芍药生姜各一两人参三两新加汤方

桂枝 45g　　芍药 60g　　炙甘草 30g　　人参 45g　　大枣 45g　　生姜 60g

桂枝新加汤善于治疗偏于表位的伤阴，虽然善于治疗表位，但治法却是由内而外，所谓攘外必先安内，正是对此方形象的概括。

发汗后，〖喘家〗①不可更行桂枝汤，汗出而喘，无大热者，可与麻黄杏仁甘草石膏汤。(63)

麻黄杏仁甘草石膏汤方

麻黄四两【去节】　杏仁五十个【去皮尖②】　甘草二两【炙】　石膏半斤【碎，绵裹】

上四味，以水七升，煮麻黄，减二升，去上沫，内诸药，煮取二升，去滓，温服一升【本云黄耳杯】③。

①喘家：康平本有此二字，恐为批文误抄此处，其位置可能列在"发汗后"三字的旁边。此二字可有可无，今补入以提供参考。

②尖：康平本无此字。

③此句宋本有，康平本无，当为后人批文。

病本为伤寒，使用麻黄汤发汗以后，由无汗而喘变为汗出而喘，这是肺热的表现，但是这个热表现得不严重，这样的病人不能再使用桂枝汤，可以考虑使用麻杏石甘汤来清肃肺热、宣肺平喘。

麻黄汤证本来就是脏腑功能亢盛，推动气血趋表抗邪，但又表闭汗不得出的一种疾病。使用麻黄汤发汗后会因为人体体质的不同而表现各异，有直接病愈的；有表已解外证不解的，当使用桂枝汤养正发汗；也有发汗后漏不止的，当用桂枝加附子汤；有汗出多而阴虚体痛的，当使用桂枝新加汤；有发汗后肾阳暴脱的，当使用干姜附子汤；有发汗后伤阴耗血但阴阳自和的，当待其自愈；也有发汗后转属阳明的，当从阳明治之。本条阐述的是发汗后汗出而喘无大热的治法。无大热，是指没有阳明病的大汗出、大烦渴、脉洪大的症状。同时无大热也是对有热的肯定，只是这个热没有达到阳明病大热的情况。所谓热，是功能亢盛的意思。本条描述的情况是肺胃功能亢盛，把气血往外宣发的力量过强，而且玄府大开，所以汗出。肺胃功能亢盛，呼吸加快，所以喘。

　　治疗这个病，本质还得解决肺胃功能亢盛。故重用石膏为君，石膏是清热的药，特别是肺胃的热，也就是降低肺胃亢盛的功能，疗效确切。而且石膏清热的同时还能起滋润的作用，和黄连、黄芩、黄柏不同，这三黄是清热的同时还能燥湿。麻黄和杏仁配伍是用来平喘的，麻黄是宣肺平喘，意思是增强人体向外的功能，使邪从表解，杏仁是降气平喘，而且有润滑呼吸道的作用，协助麻黄宣肺，容易将痰液咳出。有汗本不该使用麻黄，但本条使用麻黄主要是用它宣肺平喘的功能，发汗开表的功能用两倍用量的石膏牵制，已经足以止汗。而且石膏与麻黄配伍，比例合适，相互牵制，防止麻黄宣发太过。

麻黄杏仁甘草石膏汤方

　　麻黄 60g　　杏仁 20g　　炙甘草 30g　　石膏 120g

　　原方为三次治疗量，临床使用三分之一量疗效也很好。

　　此方运用很广，但需与桂枝加厚朴杏子汤鉴别。鉴别之法，无须从文字中找寻，一寒一热，一虚一实，朗若列眉。桂枝加厚朴杏子汤为治表虚不能固摄，气逆而喘，属脏腑功能相对虚弱；麻杏石甘汤为治脏腑功能相对亢盛，肺热迫汗外出，气急而喘。从脉象上分辨，桂枝加厚朴杏子汤为中风不足之脉，以浮缓为基调；麻杏石甘汤为里热有余之脉，以浮数有力为基调。

发汗过多，其人叉手自冒心，心下悸，欲得按者，桂枝甘草汤主之。(64)

桂枝甘草汤方

桂枝四两【去皮】　　甘草二两【炙】

上二味，以水三升，煮取一升，去滓，顿服。

本条阐述伤寒用麻黄汤发汗，汗出过多，心脏功能受到损害，出现心慌心悸、心动过速等情况，中医称为心阳虚衰。凡虚性的疾病，都喜按压。所以这个病人表现出双手交叉按压心区的动作。这里的"心下悸"很明确的是心悸，不是胃的悸动，因为有前文的叉手自冒心和后文的欲得按可以呼应。

这个病是发汗引起的，发汗怎么会引起心悸心慌心动过速的情况呢？首先，这并不是说每个人发汗过多了都会这样，只是说存在这种情况。心脏功能本身很好的人一般不会出现这种情况，一般只有心脏功能本身就有问题的人，一旦发汗过多，损失了循环中的大量体液，人体的调节功能为了保证和以前相同的体液输送能力，必须通过加快心脏跳动速度的方式来代偿。别看它跳得快，实际上心肌收缩的行程短，力量也小，对血液做的功不大，效率也不高。所以这个病有可能继续恶化，心率可能达到 200 次/分以上，这种情况下要是出现心脏能量供应不上，就可能出现心脏骤停的危险。所以仲景认为这种病很重，应该立即治疗。但凡出现物质和功能同时出现问题时，应该以恢复功能为先。所以这个病用四两桂枝急扶心阳，先恢复心脏的功能，让它不再悸动。炙甘草用量比桂枝少，补中气的同时可以养液，只是养液的能力也不是很强，毕竟以恢复功能为先。而且炙甘草缓急，减缓心脏急速地跳动。

桂枝甘草汤这个方子主要是加强心肌的收缩，增强心脏跳动的力量。行程长了力量也大了，跳动一次对血液做功就多，所以就不需要跳那么快，心率就会降下来。但是这个方子是救急用，心脏功能恢复之后，还得想办法恢复体液，补充糖类等能量物质。这个时候炙甘草汤就有用到的机会，但脾胃功能好的病人吸收营养物质也快，所以一般也会在心脏功能恢复后就自愈。

另外，损伤心阳后的症状应该不只是心悸，还会出现神疲乏力，动则短气易累的症状。原文没描述是因为这个病人都叉手自冒心了，躺在床上没机会动，所以就没有另外阐明。

桂枝甘草汤方

桂枝 60g　　炙甘草 30g

这是一次治疗量，剂量很大，但疗效确切。

发汗后，其人脐下悸者，欲作奔豚，茯苓桂枝甘草大枣汤主之。（65）

茯苓桂枝甘草大枣汤方

茯苓半斤　　桂枝四两【去皮】　　甘草二两【炙】大枣十五枚【擘】

上四味，以甘澜水一斗，先煮茯苓，减二升，内诸药，煮取三升，去滓，温服一升，日三服。

作甘澜水法：取水二斗，置大盆内，以杓扬

之，水上有①**珠子五六千颗相逐，取用之。**

①有：康平本无此字，不影响文意。

第64条阐述心脏功能本身不好的人发汗后损伤心阳出现心慌心悸的情况，本条阐述心脏功能正常的人发汗后损伤心阳出现脐下悸的情况。

本条说，发汗损伤的是心阳，即心脏泵血的功能减弱。但病人没有心脏方面的疾病，所以不会出现心悸的症状。脐下悸是小肠的功能出现问题。中医认为心与小肠相表里，心火会下移到小肠，帮助小肠消化吸收营养，这是极其科学的认识。心脏左心室开始体循环送出来的血液，是含有大量营养物质和氧气的动脉血，这些血液除了供给四肢百骸运用之外，还有相当一部分送回脏腑提供给脏腑，保障脏腑的正常工作。这其中，小肠因为最长，营养物质的消化吸收绝大部分是在这里完成，所以分配到的营养物质和氧气相对其他脏腑来说是最多的，小肠工作消耗这些营养和氧气之后，产生的大量的热能也堆积在腹部，成为三焦热能的重要来源。这就是中医理论认为小肠火是心火下移的原因。

当心阳不足，运往小肠的物质和氧自然就不足，无法供给小肠的正常工作，若再遇到这个病人平时小肠的功能就很不好，就会出现小肠温煦水谷的能力不足，小肠吸收水谷精微的能力不足，大量水液浸渍在小肠中，导致小肠蠕动异常，病人自觉脐下悸动的情况发生。

奔豚，是一种自觉症状，病人感觉有气往上冲至咽喉，其后又能恢复如常，本病进一步发展可能出现奔豚症状，所以说欲作奔豚。

所以本病的原因在于心阳不足，同时小肠的功能异常，导致水液稽留。所以仲景用桂枝甘草汤恢复心阳；用茯苓利小肠中稽留的水，让这些水进入循环；用大枣配伍茯苓来恢复小肠的功能。大枣善养脾胃，神农本草经说它补气补津液。补气是补脾胃的气，既恢复胃肠功能；又因营养丰富故能滋养阴液。

茯苓桂枝甘草大枣汤方

茯苓120g　桂枝60g　甘草30g　大枣60g

本方用桂枝甘草与第64条剂量相同，但是是三次治疗量，每次服用量相当于桂枝甘草汤的三分之一。

第64条阐述的病情，待心阳急复之后，若胃肠功能不好津液不能自回的，便可采用本条的苓桂枣甘汤治疗。

发汗后，腹胀满者，厚朴生姜半夏甘草人参汤主之。（66）

厚朴生姜半夏甘草人参汤方

厚朴半斤【炙①，去皮】　生姜半斤【切】　半夏半升【洗】　甘草二两【炙】　人参一两

上五味，以水一斗，煮取三升，去滓，温服一升，日三服。

①炙：康平本无此字。

第64、65条为发汗后心阳受损的情况；本条阐述发汗后损伤脾阳的情况。

发汗后，存在损伤脾胃消化功能的情况，腹胀满，是因为脾胃功能不足，胃小肠大肠向下传导功能减弱，即胃降的功能减弱；胃小肠大肠吸收营养物质的功能减弱，即脾升的功能减弱。食物稽留于胃肠道的时间变长，会导致大量气体的产生，食物和气体稽留肠道导致腹胀满的感觉。

本病的病因是脾胃功能受到轻度损伤，导致食物和气体这种实质性的病理产物稽留胃肠道。脾胃功能轻度损伤为本，食物和气体稽留胃肠道为标。本虚标实，治法应当标本兼治。故本方用厚朴行气降气；生姜半夏增强胃肠功能，向下排降病理产物；厚朴、生姜、半夏这三味药用量大，旨在恢复阳明降机，为标本兼治的药；甘草人参补益脾气，恢复脾升的功能，而且可以滋润胃肠道，帮助阳明降机排降病理产物，这是治本的药。但是甘草人参的用量很小，是因为虚中夹实，补气太过，可能加重腹气胀满。

厚朴生姜半夏甘草人参汤方

厚朴 120g　　生姜 120g　　半夏 60g　　炙甘草 30g　　人参 15g

这是三次治疗量，临床使用，常采用三分之一的剂量也同样有效。

伤寒若吐若下后，心下逆满，气上冲胸，起则头眩，脉沉紧，发汗则动经，身为振振摇者，茯苓桂枝白术甘草汤主之。（67）

茯苓桂枝白术甘草汤方

茯苓四两　　桂枝三两【去皮】　　白术　　甘草各二两【炙】

上四味，以水六升，煮取三升，去滓，分温三服。

本条阐述的病情比第 65 条严重，第 65 条是心阳不足，水邪趋下，浸渍小肠，从心下逆满可以看出本条浸渍的不止小肠，连胃部都稽留的水邪，而且出现气上冲胸，起则头眩。"气上冲胸"这种感觉客观存在，我自己得过这个病，有切身体会。感觉胃肠中有气往上直冲，到食道中部这个地方冲不动了，就消失，冲不动的这个时候最严重。大概几分钟就会冲一次，非常难受（用苓桂枣甘汤加生姜一剂顿服后确切缓解，后改服苓桂术甘汤加生姜痊愈，当时伴随腹部阵痛，也一起痊愈）。这个冲气到底是什么，是不是真的是"气"那就不得而知。翻看解剖学和生理学，感觉这个冲气的位置与下腔静脉比较重合，是不是下腔静脉的一种感觉，也尚未可知。传统解释为心阳不足、镇摄无权，水邪上犯而为冲气，总觉意犹未尽。好在原因虽然不明，但不影响苓桂剂对该症状的治疗。"起则头眩"说明心脏泵血的功能不足，体位改变会导致头部暂时供血不足而出现头眩。

　　脉沉说明脏腑阳气不足，气血趋里；紧为邪气盛，正是气血在里，正邪相搏。浮紧的脉象说明正气不衰，抗邪于表；沉紧的脉象说明正气趋里而抗邪于脏腑之里。这个邪，就是水寒邪气。因为病位偏里，所以不能用汗法。发汗则动经，这里的"经"指经络，经络和脏腑之间比较，经络属于表，脏腑属于里，所以六经病有经证也有腑证，经证属表，腑证属里。本条的病位在脏腑不在经络，在里不在表，所以发汗会徒伤表位，损耗在经的体液。造成里有水邪，循环中体液不足，表位又虚的一种证候（这种证候在真武汤中详解，也就是说，这个病用苓桂术甘汤治疗是因为没有发过汗，发汗则动经，身为振振摇，这个时候更严重了，就该用真武汤，就不能再用苓桂术甘汤了）。所以这样的病不能发汗，应该用苓桂术甘汤温阳健脾利水。此方与苓桂枣甘汤相比，白术取代大枣。中医认为白术为健脾正药，健脾的功效远强于大枣，滋养阴液的功效逊于大枣。

茯苓桂枝白术甘草汤方

茯苓 60g　　桂枝 45g　　白术 30g　　炙甘草 30g

原方为三次治疗量。

发汗病不解，反恶寒者【虚故也】，芍药甘草附子汤主之。(68)

芍药甘草附子汤方

芍药　甘草各三两【炙】　　附子一枚【炮，去皮，破八片】

上三味，以水五升，煮取一升五合，去滓，分温三服【疑非仲景方】①。

①此句宋本有，而康平本无，为批文无疑。

本条阐述伤寒发汗，汗出而病不解，但是汗出之后应该不恶寒，汗出之后可以恶风，恶风的程度比恶寒要轻得多。如果恶风，是属于表解而外证不解的情况，应该用桂枝汤类方进行治疗。这里加一个"反"字，就是反常，汗出之后不该恶寒反而恶寒，那就不是表不解的问题，也不是外证不解的问题，而是病人发汗后表现出了阳虚的证候。但同时也因发汗导致体液减少而出现阴虚的症状，本条并未言明。

从"发汗病不解"的语气可以看出，本条并无误治或过汗的情况，就是单纯的发汗、正确地发汗，但是病就是不好，说明病人本身体液就不足。但是体液不足应该在脉象上能有所察觉，如脉细或尺不足，但是仲景依然用麻黄汤发汗，就说明脉不细，尺中也足，否则仲景必然不至于贸然使用麻黄剂发汗。这个病人的体液不足就必然不是脉道中的体液不足，而是组织中的体液不足（在仲景那个物质匮乏的年度，这种情况应该比较常见）。在发汗后，组织中的体液减少，中医认为汗为津液，津液很接近于现在说的组织液，就有可能表现出肌肉挛急的情况，所以应该使用芍药甘草汤补充体液，以达到脉道充盈而滋养组织，止挛急的目的。

这个疾病的本质是阴阳两虚。虽然阳虚，但阳虚的程度并没有表现出四末失温、下利清谷的严重的肾阳虚的症状，这种阳虚才刚刚开始，会逐步由表到里，由四肢百骸到脏腑，所以用炮附子温少阴阳气，加强心肾鼓动气血的功能，以达到温煦全身的目的。

此证的阴阳两虚，与桂枝新加汤的阴阳两虚大不相同，不难鉴别。桂枝新加汤是心阳不足，芍药甘草附子汤是表阳不足；桂枝新加汤是表位的阴虚，脏腑也阴虚，芍药甘草附子汤是循环和表位的阴虚。

芍药甘草附子汤方

芍药 45g　　炙甘草 45g　　制附片 20g

原方为三次治疗量，芍药甘草汤的剂量比较大，也可以看出本病的成因为体液不足引起的全身温煦功能不足，采用阴阳两补的方法至允至当。

发汗，若下之，病仍不解，烦躁①者，茯苓四逆汤主之。（69）

茯苓四逆汤方

茯苓四两　人参一两　附子一枚【生用，去皮，破八片】　甘草二两【炙】　干姜一两半②

上五味，以水五升，煮取三升，去滓，温服七

合，日二服③。

①躁：康平本作"燥"，恐误。

②一两半：康平本作"一两"。

③日二服：康平本作"日三服"。

本条可以与第 61 条参看。第 61 条阐述汗下颠倒之后，出现"昼日烦躁不得眠，夜而安静"的危急重症；本条阐述汗下之后病不解，反添烦躁的阴寒证。

本条的"烦躁"与第 61 条的"昼日烦躁不得眠"相比要轻得多，本条是汗下之后脏腑阳气被伤，正邪相争的表现，白天得天时阳气的帮助，人体正气充沛，到了晚上阳气下降之后就表现出烦躁，失眠。第 61 条这个过程发生在白天，晚上阳气虚衰就根本不抵抗。说明本条脏腑阳气虚衰的程度远低于第 61 条。本条的烦躁在夜晚，是汗下伤及脏腑之阴；第 61 条烦躁在白天，是阴寒内盛气血被迫宣发在表位的肢体躁动不宁。

所以本方用四逆汤温脏腑补阳气，即恢复脏腑功能；用人参补五脏之阴以安精神，即恢复被汗下的治法所损伤的体液；用茯苓安神助睡眠，因现代将茯苓和茯神分开，所以本方使用茯神的效果应该更符合原意。另外我们前面说过，茯苓为利水药，不等同于利尿药，它可以令胃肠中的水液进入循环，有增加循环中阴液的作用。

茯苓四逆汤方

茯苓 60g　人参 15g　生附片 20g　炙甘草 30g　干姜 23g

原方为四次治疗量，而且每天只服两次，足见本条阐述症状比第 61 条轻得多。但临床运用本方，完全可以做三次治疗量，一天服完。

而且本方与后世的附子理中汤很相似，将茯苓换为白术便是。茯苓和白术有很多相似的功效，也是一对健脾利水的经典药对。不同点在于：茯苓四逆汤取茯苓安神利水之功；附子理中汤则取白术健脾利水之效。

发汗后，恶寒者，虚故也；不恶寒，但热者，实也，当和胃气，与调胃承气汤。(70)

调胃承气汤方

芒硝半升　甘草二两①【炙】　大黄四两【去皮，清酒洗】

上三味，以水三升，煮取一升，去滓，内芒硝，更煮〖一〗②两沸，顿服〖注：加减方非疑仲景方〗③。

①二两：康平本无此二字，当有。

②一：康平本有此字，补入。

③此句宋本无，康平本为注文。

发汗后，表解，若有外证不解，可以出现恶风的症状，桂枝汤类治之；表解，若出现恶寒，则不属于外证不解，是阳虚导致的恶寒，治法当温阳；表解，若出现不恶寒，只发热，这个发热包括体温高可以由温度计测得的发热，也包括患者主观感觉的发热，同时还可能伴随中医范畴的热象，这就是阳明病，胃肠中有热，属于脏腑功能亢盛的情况，应该用调胃承气汤调和胃气。

所谓"和胃气"，就是适当的清胃肠的热，就是降低脏腑亢盛的功能，以达到治疗机体"但热"的症状。"但热"只是外在的现象，本质是脏腑功能亢盛，能量代谢旺盛。这个病得干预，不干预可能发展为阳明腑实证，再发展就会伤津耗血。所以用调胃承气汤清胃肠的热，减缓胃肠亢盛的功能。

调胃承气汤方

炙甘草30g　芒硝60g　大黄60g（大黄生用前在酒里浸一下）

原方为一次治疗量。先煮大黄和炙甘草，加水600 mL煮剩200 mL后去掉药渣再加入芒硝，待芒硝溶化停煮。这个用量很大，我平时在使用时取用四分之一量，效果就已经很明显。仲景使用原方剂量之大实在令人费解。

第29条有"胃气不和谵语者，少与调胃承气汤"，又在调胃承气汤方之后批注"少少温服之"。对于阳明腑实出现发热和谵语，谵语的情况应该比"但热"严重得多，热发到一定的程度下一步就可能出现谵语，为何严重的"胃气不和谵语者"反倒要"少与调胃承气汤"且"少少温服之"，而"不恶寒，但热者"这种相对较轻的症状还要顿服？而且第71条的轻度胃气不和连饮水都是"少少与饮之"，仲景如此谨慎，绝不可能在此处要求顿服大黄、芒硝60g。所以我认为此处原文应该还是"少少温服之"。

康平本在顿服之后有"加减方非疑仲景方"八字，应为"加减方疑非仲景方"，就是早期的注家也认为此方有问题，他是认为方有问题，我认为是法有问题。

太阳病，发汗后，大汗出，胃中干，烦躁①不得眠，欲得②饮水者，少少与饮之，令胃气和则愈。若脉浮，小便不利，微热消渴者，五苓散主之。(71)

五苓散方

猪苓十八铢【去皮】　　泽泻一两六铢　白术十八

铢　茯苓十八铢　桂枝半两【去皮】

上五味，捣为散，以白饮和服方寸匕，日三
服，多饮暖水，汗出愈。如法将息。

①烦躁：康平本作"燥烦"。

②得：康平本作"将"。

太阳病发汗，都应该遵循"微似有汗出，不可令如水
流离"的原则，如果发汗导致大汗出，会导致组织中体液
不足，循环中体液会去补充，又会导致循环中体液不足。
因为太阳伤寒是一种胃肠功能相对亢盛的疾病，循环中体
液不足，胃肠会使劲地吸收胃肠道中食物的水分，最后导
致胃肠中干。此处的烦躁不得眠，是阴液不足而阳热有余
的烦躁，即循环中体液不足，而功能代谢相对旺盛造成的。
内有所需而外有所求，因为组织和循环中缺水，所以这个
病人就渴欲饮水，但是喝水不能喝得太快，也不能喝得太
多，这就得"少少与饮之"。

这里的"水"是什么意思呢？论语中有"饭疏食饮
水，曲肱而枕之"一句，指吃很粗疏的食物、喝冷的水，
所以这里的"水"就是自然界中未经加热的水，即冷水的
意思；古文中热水烫水是用"汤"表示，如赴汤蹈火的
"汤"就是烫水的意思，现代日本依然用"汤"表示热水。

中医理论中认为比起食物而言，"水"是最难消化的东
西，这是很科学的认识。中医的消化是运化、气化的意思，
是要让它变成人体的津液为人体所用才叫消化，不是在循
环中走几圈就被泌尿系统排泄掉。由于水的比热容是自然
界中最大的，升高相同的温度需要吸收更多的热量，所以
人体需要供应更多的热能才能将它气化。因此脏腑阳气不
足的人，会表现出不想喝水，特别是冷水，其中一个原因

就是他不容易消化水。而本条所述的这个患者循环中水液已经不足，关键是胃肠功能相对亢盛，就表现得渴欲冷饮。注意只要少少与饮之，饮入的水会被很快吸入循环，缓解机体阴虚的症状，同时适当用冷水的冷降低胃肠相对亢盛的功能，令"胃气和则愈"。这是汗出表解，表现出阳明相对亢盛的情况。

如果发汗后，大汗出，脉仍然浮，表现出微热消渴的症状。脉浮，是表解外证不解。而且组织中体液已然不足，循环中体液去补充组织的体液之后也表现出不足，体液不足是发汗损失太多，但是胃肠功能相对不足，所以没有办法及时补足循环中的体液，组织也缺体液，循环中也缺。这个患者也渴，但是饮水不解，所以称"消渴"。"欲得饮水"是机体缺水，机体自救的表现。但是喝进去的水在胃肠中不能气化，因为胃肠功能不足，导致两个后果，一则是一部分水液滞留在胃肠，一则是被吸收的部分不能被气化变成身体的一部分。所以这种病发展久了还可能表现出渴欲饮水，水入则吐的水逆证，后文详述。

本条还有"小便不利"一症，病机并非是下焦湿热，尿路炎症或者癃闭的情况。小便是直接来源是循环，而循环中体液不足，机体自我保护，减少小便的排放量以保证机体不至于脱水。

所以这个病的本质是发汗导致机体体液不足，胃肠功能相对虚衰导致循环中的体液不能及时补足，造成小便不利，微热消渴。但同时，外证还没有解，所以用五苓散温阳化水解外。

五苓散方

猪苓 12g　　泽泻 20g　　白术 12g　　茯苓 12g　　桂枝 8g

原方为散剂，每次服一方寸匕，约为 12 mL，现代散剂打得细密，密度略大，原方杵为散，密度略小，故不便计量，6－12g 皆可。而且本方用米汤调服散剂，是令药物长时间作用于胃肠，令药效持久，且米汤可以养液，为胃肠恢复功能以后提供物质基础，可以快速恢复循环中体液。仲景强调服后多饮暖水，再加上调药用的米汤，可知本病，并非血虚，并非精亏，只是循环中水少。所以处处强调，以恢复胃肠功能为手段，以恢复循环体液为目标。强调暖水，是因为暖水比冷水更容易被气化吸收，不会伤阳。

本方猪苓、泽泻、白术、茯苓皆是利水药，所谓利水，是令人体中未参与循环的水进入循环。循环中水多，是汗之源，是小便之源。

茯苓善于利胃肠中水，即令胃肠中的死水进入循环；

白术善于利胃肠中水，又善于化水为气，化水布津，既令胃肠中死水进入循环，还能让循环中水化成津液去滋养组织，回馈胃肠；

泽泻善于利弥散在组织中的死水，令其入循环。所谓弥散之死水，在人体就是湿邪，这些死水是造成人体水肿的原因。如水在大泽，不入江河。泽泻便是泻泽中之水，导死水入于河，汇于江，归于大海，当然也有很多在循环中循环，形成动态平衡。人体组织即是大泽，脉道即是江河，膀胱即是大海。古人命名，善于取象，泽泻因此而得名；

猪苓与泽泻的功效比较相似，只是病位偏于下焦。所谓"善于""偏于"都是相对而言，并不是说仅限于此。

桂枝助苓术泽温阳化水，解未尽之外证。

发汗已，脉浮数烦渴者，五苓散主之。(72)

发汗之后，脉浮数，浮为外证未解，数为循环中体液不足导致的虚热，脉出现代偿性加快。烦渴为循环中体液少，不能上承口舌。五苓散主之，详于第71条。

伤寒，汗出而渴者，五苓散主之；不^①渴者，茯苓甘草汤主之。(73)

茯苓甘草汤方

茯苓二两　桂枝二两【去皮】　甘草一两【炙】　生姜三两【切】

上四位，以水四升，煮取二升，去滓，分温三服。

①不：康平本作"小"，当误。

本条条文非常简略，太阳伤寒，汗出之后口渴的，可不见得就是五苓散证。根据第71条阐述来理解此条，应该是这样的症状：本是伤寒，发汗之后汗一出便出现了口渴小便不利的症状，明显是因为循环中体液不足，所以导致汗也没有出透，表虽开但外证不解，所以用五苓散温阳化水，从胃肠为循环提供水液，为循环提供汗源，令汗出透，表解尿利则愈。

不渴者，也本是伤寒，一发汗就小便不利，也导致汗出不透，表虽开但是外证不解，汗源自循环，循环的体液来自胃肠，既然一出汗就小便不利，说明水液稽留胃肠没有进入循环，采用温胃利水之法。茯苓甘草汤循环中体液不足的程度没有五苓散严重，所以使用了生姜散胃肠中水的方法，而且茯苓甘草汤证的病位主要在胃，而不在小肠，病位高于五苓散。

茯苓甘草汤方

茯苓30g　桂枝30g　炙甘草15g　生姜45g

原方为三次治疗量。本方以生姜为君药，生姜辛散，胃中停水得生姜之辛而入循环，散于四肢百骸，温煦全身；桂枝甘草汤温心阳为胃肠提供更多能量；茯苓利胃肠中停水，令入循环。

五苓散和茯苓甘草汤对比

五苓散因有白术，是令稽留胃肠及组织中的邪水进循环后偏于回馈滋养组织以解口渴；茯苓甘草汤因有生姜，是令稽留胃肠中的水进循环后偏于表散和走小便。五苓散化水滋养力强；茯苓甘草汤散水解表力强。五苓散有化水启水之力；茯苓甘草汤有逐水散水之功。五苓散所治之邪水偏于停聚组织之邪水；茯苓甘草汤所治之邪水偏于胃肠中邪水。

中风发热，六七日不解而烦【有表里证】，渴欲饮水，水入则①吐者【名曰水逆】，五苓散主之。(74)

①则：康平本作"口"。

中风本身自汗出，六七日病不好，出现烦躁，这是外证未解，而且胃肠吸收气化水液的功能出了问题，是表里都病。因为中风时间久，消耗了很多体液，再加上胃肠气化水液的功能失常，导致循环中体液不足，无法补充组织的体液。内有所需，外有所求，所以表现出渴欲饮水，这个水还是冷水，但是一喝水就吐。循环中缺水，但因为胃肠气化水液的功能失常的原因，胃肠中却不缺水，反而稽留有邪水，所以水入则吐。一是胃肠根本不需要再喝这么多水，二是冷水更伤胃的阳气，这是五苓散的病机，故用五苓散主之。批文把这种"渴欲饮水，水入则吐"的症状成为水逆证。

未持脉时，病人叉手①自冒心，师因教试令咳而不咳者，此必两耳②聋无闻也。所以然者，以重③发汗，虚故如此④。发汗后，饮水多必喘，以水灌之亦喘。（75）

①叉手：宋本作"手叉"，据康平本校。

②耳：康平本此处为一方框"□"。

③以重：康平本作"重以"。

④虚故如此：康平本作"虚故也"。

医生还没有为患者把脉，患者两手按压在胸前区，医生说你咳一声我听听，但是病人没有反应，并不咳。这是耳朵失聪听不到声音了。为什么会这样呢？是因为发汗太过，导致病人循环中的体液严重不足。

这一条是对第64条的概述，但情况比第64条更糟糕。体液已经虚到两耳无所闻，应该用桂枝甘草汤急复心阳，恢复功能在先，然后再恢复体液，这个过程比较漫长。

"发汗后，饮水多必喘，以水灌之亦喘。"这句是对第71条的补充，太阳病，发汗后，大汗出，胃中干，烦躁不得眠，欲得饮水者，少少与饮之，令胃气和则愈。冷水伤阳，应该少少与饮之，过量会损伤脏腑阳气，有可能出现"水寒射肺"的喘证。饮水多会喘，以水浇身体也会喘。饮水多是伤里阳，以水灌之是寒湿闭表。

发汗后，水药不得入口【为逆】，若更发汗，必吐下不止。发汗吐下后，虚烦不得眠，若剧者，必反覆颠倒，心中懊恼，栀子豉汤主之；若少气者，栀子甘草豉汤主之；若呕者，栀子生姜豉汤主之。(76)

栀子豉汤方

栀子十四个【擘】　　香豉四合【绵裹①】

上二味，以水四升，先煮栀子，得二升半，内豉，煮取一升半，去滓，分为二服，温进一服，得吐者，止后服。

栀子甘草豉汤方

栀子十四个②【擘】　　甘草二两【炙】　　香豉四合【绵裹】

上三味，以水四升，先煮栀子、生姜，取二升半，内豉，煮取一升半，去滓，分二服，温进一服，得吐者，止后服。

栀子生姜豉汤方

栀子十四个【擘】　　生姜五两　香豉四合【绵裹】

上三味，以水四升，先煮栀子、生姜，取二升半，内豉，煮取一升半，去滓，分二服，温进一服，得吐者，止后服。

①裹：康平本作"囊"，当误。

②个：康平本作"枚"，不影响文意。

1）发汗后，水药不得入口为逆，若更发汗，必吐下不止。

发汗后水药不得入口，此处原文并未说明是什么病，有注家认为是五苓散证发汗后出现水逆证，所以说水药不能入口。也有一定道理，也是属于正解当中的一种情况。要理解这一句，须得回顾发汗的麻黄汤。麻黄汤是个辛散的药方，所谓辛散，就是令人体向外的力量大于正常情况，是推动脏腑的气血向体表扩散的力量大于正常。体循环的血液，本该通过大动脉供给一部分给脏腑维系其正常的生理状态，如果采用麻黄汤发汗，供给脏腑的血液会适当减少，所以发汗时强调不要摄入过多不易消化的食物，其实往往患者主观上也不想吃东西，因为调到脏腑的气血适当减少，消化能力减弱。发汗病愈后又会很快恢复正常，但也要循序渐进地恢复食量。

如果病人体质特殊，或者发汗过多，或者本不该发汗而强发汗，就可能导致脏腑功能受到损害，不能自行恢复。这个时候就不仅表现出不想吃东西，可能就连水液都不想喝，这就是水药不得入口。这样的症状一旦出现，就提示脏腑功能虚得很严重了，绝对不能再发汗，即便表证没有好，也应该遵循先救里的原则。如果医生不察，继续发汗，气血更趋表，且耗散在表位，脏腑的功能就会严重损害，出现上吐下泻不止的严重后果。脏腑之里的阴证虚证，属于太阴病，应速用理中四逆辈温里。

接下来的"发汗吐下后，虚烦不得眠"，并非是前面这段"若更发汗，必吐下不止"的一种情况，而是另一种情况。是医生治病采用了发汗，发现病不好，又用了吐法下法，但病人还是没有好，因为病人体质好的原因，出现虚烦不得眠心中懊恼的这种情况。"若更发汗，必吐下不止"这种情况不可能再出现用栀子豉汤治疗的上焦虚烦证。

2）发汗吐下后，虚烦不得眠，若剧者，必反覆颠倒，心中懊恼，栀子豉汤主之；若少气者，栀子甘草豉汤主之；若呕者，栀子生姜豉汤主之。

发汗吐下后，里气受损，气血迅速趋里以救里气。病人体质好，没有出现脏腑功能虚衰的情况，也有可能这里的汗吐下是正确的采用了汗吐下，但是病没有完全好，而是出现虚烦不得眠，严重的表现出心中懊恼。

所谓虚烦，是体液因汗吐下轻度损伤，但是没有脏腑功能的损伤，这是病人体质很好，机体气血趋里令功能未受影响，但是阴液损失后的恢复不可能这么迅速，出现了气血趋里令上焦心肺能量代谢旺盛产热多而不能被循环中的体液及时带出体外的情况，所以出现上焦胸膈中有热而导致虚烦的症状。这个虚，主要指热邪没有与有形的病理产物相结合的意思，也有循环中体液轻度损失的意思，毕竟汗吐下会伤阴。

所以本病只需适当地清上焦的热，适当降低心肺亢盛的功能，驱散上焦胸膈中的邪热，故采用栀子豉汤。

栀子豉汤方

栀子 20g　香豉 20g

原方是两次的治疗量。栀子 14 个，大小不一，淡豆豉 80 立方厘米，但大小不等，密度也非一定，故这个 20g 的剂量是一般用量。另外栀子豉汤不是催吐的方剂，若有服后出现吐的情况，提示邪盛但是从上焦已解，应该停药。并不是说服用栀子豉汤一定会吐，也不是一定要吃到吐为止。

如果兼见少气，少气是胸中热导致气短、气促急迫的意思，加炙甘草可以补气，可以缓急，舒缓平滑肌。

栀子甘草豉汤方

栀子 20g　　炙甘草 30g　　香豉 30g

如果兼见干呕或者有想要呕吐的感觉，是胃的降机受热邪影响，加生姜降逆止呕。

栀子生姜豉汤方

栀子 20g　　生姜 75g　　香豉 20g

发汗若下之，而烦热胸中窒者，栀子豉汤主之。（77）

发汗能发散表邪，但可能引起心肺功能亢盛，上焦热邪盛；下法易下胃肠中实邪，但不能下掉上焦热邪。若病人胸膈中烦热，睡觉不易入睡，翻来覆去喜欢袒露胸脯等症状。栀子豉汤清上焦热。

伤寒五六日，大下之后，身热不去，心中结痛者，未欲解也，栀子豉汤主之。（78）

伤寒五六日，表若未解，还得解表；外证不去，还得解外。解表用麻黄剂，解外用桂枝剂，没有用下法的道理。但是医生大下之，结果身热不去，心胸这个上焦的位置结痛。这是表邪内陷，入里化热。体质好的人可能出现这种情况，体质不好的人会像虚性方向发展。

身热不去，是心肺功能亢盛，未被下法损伤；心中结痛是胸膈中有热邪。但这个结痛是怎么个痛法我自己没有过感受，参考各家注解也不甚明朗。但使用栀子豉汤却不难，判为阳证，病在上焦，胸中不畅快，烦躁难眠，便可使用。因为栀子豉汤的这些证候很常见，所以经常用到。

伤寒下后，心烦腹满，卧起不安者。栀子厚朴汤主之。(79)

栀子十四个【擘】　厚朴四两【炙①，去皮】　枳实四枚【水浸②，炙令黄】

上三味，以水三升半，煮取一升半，去滓，分二服，温进一服，得吐者，止后服。

①炙：康平本无此字。

②水浸：康平本作"浸水"。

本条也是一种伤寒误用下法导致的表邪内陷。心烦是病在上焦，腹满为病在中焦，卧起不安就是躺着也不是，站着也不是，是烦躁不得眠的一种表现。上焦是热邪，中焦是气机不畅。胃肠在消化过程中会产生少量气体，这些气体以往下排为顺，上行或停滞都为逆。上焦的热邪用栀子清之，中焦的气机用厚朴、枳实降之。厚朴、枳实降气，生姜、半夏降水，同为阳明降逆药，但功用各不相同。

此方与小承气汤仅栀子与大黄之别，然而栀子治疗热在上焦，大黄治疗热在中下焦。

伤寒，医以丸药大下之，身热不去，微烦者，栀子干姜汤主之。(80)

栀子干姜汤方

栀子十四个【擘】　干姜二两①

上二味，以水三升半，煮取一升半，去滓，分二服，温进一服，得吐者，止后服。

①二两：康平本作"一两"。

伤寒，医生采用丸药攻下，前人考证丸药可能是当时的一种中成药，攻下的力量还很大，下后身体还是热，轻微的烦躁。栀子豉汤本来是烦躁不得眠、反复颠倒、心中懊恼等比较激烈的症状，但这里说微烦，提示胃肠阳气被伤。胃肠阳气被伤就可能还伴随着下利或者便溏。这个时候采用栀子干姜汤清上温中。

栀子20g　干姜30g

原方为两次治疗量。

凡用栀子汤，病人旧微溏者，不可与服之。（81）

栀子苦寒，清上焦的热，降低心肺亢盛的功能。病人旧微溏，是这个病人有素疾，一直是阳虚阴寒的体质，栀子这样的药当然就不能用。但是仲景用一个"凡"字，表示所有。而且禁用对象不是栀子，而是栀子汤。这个栀子汤包不包括栀子干姜汤在内呢？我个人的认识是包括，本条是仲景特意针对第80条写的。第80条是可能会出现大便溏的，但是这个溏新被制造出来的，可以用栀子干姜汤清上温中；而本条是旧微溏，这样的病人长期处于脾阳不足，就提示病人体质为阳虚阴寒的体质，故不应使用栀子，栀子干姜汤也欠妥。

太阳病发汗，汗出不解，其人仍发热，心下悸，头眩，身𥆧动，振振欲擗地者，真武汤①主之。（82）

真武汤方

**茯苓　芍药　生姜【切】各三两　白术二两
附子一枚【炮，去皮，破八片】**

　　**上五味，以水八升，煮取三升，去滓，温服七
合，日三服。**

　　①真武汤：康平本作"玄武汤"，后同。

　　第 67 条描述心阳虚且脾虚停水在胃肠的情况；本条比
第 67 条严重，为全身性的阳虚，且胃肠有停水，还同时出
现组织中体液不足。如果对第 67 条的苓桂术甘汤证进行误
汗，就有很大的可能发展成本条的真武汤证。

　　太阳伤寒发汗，汗出病不解，病人仍然发热，且出现
心悸头眩的症状。这里的发热与太阳病的发热性质已经不
一样了。太阳伤寒是寒邪闭表，脏腑功能旺盛，推气血趋
表抗邪，大量能量代谢于表位而发热；本条已发汗，太阳
寒邪必然解除，"仍发热"者，是麻黄发散阳气在外，伤了
里阳，大有"热在皮肤而寒在骨髓"的意思。此病出现心
悸现象，已然提示下一步就是脏腑阳气虚衰，当急用附子
温少阴心肾阳气。头眩，比第 67 条的"起则头眩"要严重
得多，"起则头眩"是体位改变才出现血压不足供应巅顶，
而"头眩"是时刻都有这个症状，正是提示心肾阳虚到一
定程度了。

　　身瞤动，是指全身颤动，当然也不一定是全身性的颤
动，可能是眼皮、手指等局部的颤动。颤动是因为组织中
体液不足，与芍药甘草汤的病机是一样的，不同的是芍药
甘草汤证是阳证，会抽筋，这里的"身瞤动"是阴证，哪
里还有能量用于抽筋！不过严重时身体不听使唤，出现
"振振欲擗地"这种无力控制的阴证倒是可能。

　　和苓桂术甘汤一样，发表损伤组织的体液，胃肠中的

水参与不了循环而成邪水，循环中的体液不足以补充体液。历代注家认为"头眩"应该是胃肠中水邪的证据，我认为头眩是阳虚的证据，阳若不虚，水邪不至于停聚，定能入循环而上供巅顶。正因水邪在胃肠，故茯苓、白术、生姜齐用，令水入循环。生姜这味药，除了降逆，还有宣散水邪的作用，它本身是个走表的药，还能带领附子温表固汗。因为这个病本身是太阳发汗而来，表若不固，进入循环中的体液还会流失，所以真武汤必须得重用生姜。

真武汤方

茯苓 45g　　芍药 45g　　生姜 45g　　白术 30g　　制附片 20g

原方为三次治疗量。

咽喉干燥者，不可发汗。（83）

本条至第 89 条皆为麻黄汤禁忌，咽喉干燥说明循环中体液少，且不能上承于咽喉，发汗会更损伤体液，故不能发汗。本条放在麻黄汤禁忌的第一条，说明咽喉干燥在外感中很常见。葛根和桔梗这两味药有"起阴气"的作用，对治疗咽喉的干燥有疗效。玄参善于滋水，利咽喉，也可以使用。经方大家胡希恕就认为如果真是伤寒又出现了咽喉干燥，可以换麻黄汤为葛根汤，再加上桔梗一味，此方因有白芍大枣滋养阴液，再加葛根桔梗升津上承咽喉，的确可靠。

咽喉干燥一症，不能理解为咽喉痛。如果咽喉仅仅是痛，没有干燥的表现，有少阴寒证的可能性。若确是少阴寒证的咽痛，是可以发汗的，但是发汗也不是使用麻黄汤，而是采用麻黄附子细辛汤或麻黄附子甘草汤。咽喉痛若是阳证，在温病的治则当中。温病是脏腑功能亢盛的一种疾病，没有辛温发汗的道理。温病伤津耗液，连辛凉发汗都要谨慎。应该采用清热养液，令津液和，自汗出而解。若确实是温病还表闭，才可以采用辛凉发汗的方法。

淋家不可发汗，汗出必便血。（84）

伤寒论的"淋家"并非特指淋病，它泛指小便少。小便少的原因或为循环中体液不足，或为下焦湿热小便不利。"淋家"指平素常有小便少、小便不利的人。但无论是哪一种，都不能使用麻黄汤发汗。

疮家，虽身疼痛，不可发汗，汗出则痉。（85）

平素爱长疮的人，或为湿热，或为血虚不能荣养表位，故不能发汗。本条主要描述的是血虚的这种情况，发汗会导致体液更少，可能出现抽搐、角弓反张的痉病。

衄家，不可发汗，汗出必额上陷①，脉急紧，直视不能眴②，不得眠。（86）

①汗出必额上陷：康平本作"汗出则必额上陷"。

②直视不能眴：康平本作"直视不能日眴"。

衄家，指平素容易出现衄血的人。本条描述的衄血为热重迫血妄行，即脏腑功能亢盛气血奔涌，上部脉道压力大，容易在毛细血管丰富的浅表黏膜处出血。既然是衄家，说明这种情况时间比较长，火热伤津耗血已久，造成血虚。血虚者不能发汗，发汗会减少体液，这些体液是血的一部分，造成循环中血更虚，导致心脏代偿性加速，脉道中的血流急速而紧张。"直视不能眴"是目光呆滞的意思，是血不能荣养上窍的原因。又因阴血虚少，火热亢盛扰乱心神而不好睡觉。

"额上陷"处断句，应该理解为血更虚不能充盈上部脉管。有注家的一种断句为"汗出必额上陷脉急紧"，认为"陷脉"为额两侧凹陷处的动脉血管，它若急而紧则寸口脉也会急而紧。断句不同，病机并无不同，故认为争论并无意义。

亡血家，不可发汗，发汗则寒栗而振。（87）

第86条衄家为血虚不可发汗；本条亡血家也是血虚不可发汗。不同点在于衄家为阳证迫血妄行的衄，血虚为温病伤津耗血的血虚；而本条亡血家为阳虚不能统摄血液的亡血，血虚为阳虚不能化生阴血的血虚。有人认为亡血家是外伤的亡血，外伤亡血当然也不能发汗。因病人素体阳虚，故不能发汗，发汗伤阴，也伤脏腑阳气，故而可能出现"寒栗而振"。

汗家重发汗，必恍惚心乱，小便已阴疼，与禹余粮丸。（88）

禹余粮丸方（佚失）

病人有寒，复发汗，胃中冷，必①吐蛔。（89）

①必：康平本无此字。

病人内有寒湿，即脏腑功能不足，发汗更损伤脏腑功能，导致代谢不足，产热少，肠中温度降低，蛔虫上趋，刺激胃壁致胃收缩而被从咽口吐出。如今卫生条件改善，鲜有此证。但内有寒湿，当先温里，不能直接用麻黄汤发汗的禁忌还是必须遵循。

本发汗，而复下之，此为逆也；若先发汗，治不为逆。本先下之，而反汗之，〖此〗①为逆；若先下之，治不为逆。(90)

①此：康平本有此字，当有，故补入。

表证本该发汗，不能采用下法，若采用下法为治疗错误；若先发汗，汗后表解，有里实证的再采用下法，这种治法是正确的。本先下之，说明里实，而且里实到了相当严重的程度，这个时候应该先攻下，如果这种情况先用汗法，可能激起严重的变证，为逆；如果先下，下后还有表不解，再解表，这种治法为正确的。

表里皆病的治疗先后原则：

表证当解表，不当攻里；

表证兼里实者，先解表，表解之后里实证仍在者，当再攻里；

表证兼里实者，但里实证急迫，急则先救里，当先攻里；

表证兼里虚者，先救里。

伤寒医下之，续得下利，清谷不止，身疼痛者，急当救里；后身疼痛，清便自调者，急当救表①。救里宜四逆汤，救表宜桂枝汤。(91)

①急当救表：康平本作"急当可救表"。

伤寒无汗，本该解表，医生误用下法，结果导致下利，排出未被完全消化的食物。这个拉肚子不是拉一次就不拉了，是反复拉，不能短时间自愈。这种情况虽然有身体疼痛的表证，但是下法伤了里气，也就是损伤了脏腑功能，胃肠道消化吸收食物的功能严重损伤，应该尽快恢复脏腑功能，恢复脏腑功能的方子，适合使用四逆汤；脏腑功能恢复后，身体依然疼痛，说明表证还没有好，但是排便正常，里气恢复，这个时候就该解表了。因为脏腑功能因下法受过损伤，刚刚恢复，而且下法会损伤身体大量体液，所以这个时候解表不能使用麻黄汤，应该使用桂枝汤养正祛邪。

病发热头痛，脉反沉〖者〗①，〖□□〗②若不差，身体疼痛，当救其里，〖宜〗③四逆汤④。(92)

四逆汤方

甘草二两【炙】　　干姜一两半　　附子一枚【生用，去皮，破八片】

上三味，以水三升，煮取一升二合，去滓，分温再服。强人可大附子一枚，干姜三两。

①者：康平本有此字，补入。

②□□：宋本此处无字，康平本为两个方框"□□"。

③宜：康平本有此字，补入。

④四逆汤：宋本作"四逆汤方"，当无"方"字，故删。

病情现发热头痛，是太阳表证，但脉不能浮反而沉，沉为脏腑功能不足，无力推动气血趋表，若病不能好，有身体疼痛这样的表证，因为脏腑功能不足，也不能先解表，应该用四逆汤先温里，恢复脏腑功能为先。

此条当与第301条"少阴病，始得之，反发热，脉沉者，麻黄细辛附子汤主之"相鉴别。此条文列在太阳，第

301 条列在少阴，是因此条无"但欲寐"的精神萎靡沉重嗜睡的症状，只是里阳不足不能振奋气血趋表，四逆汤振奋里阳，里阳恢复后气血趋表则可能汗出而愈。不愈者再随证治之。

从条文看出，此条是太阳病脉不该沉而反沉，病虽外感但里虚是因，故四逆汤温里为先；第 301 条是少阴病不该发热而反发热，病为里证但其势向外，故用麻黄细辛附子汤表里同解。

太阳病，先下而不愈，因复发汗【以此表里俱虚】①，其人因致冒，冒家汗出自愈。所以然者，汗出表和故也。里未和②，然后复下之。(93)

①此句宋本有，康平本无，"以此"后凡论"表里"者，康平本皆批文也。

②里未和：康平本为"里未和"，宋本为"得里和"，因"里未和"而"复下之"合理，故采用康本。

太阳病，本该采用汗法，但医生先用下法，下后病不解，凭此判断不是里证，于是又采用汗法，导致病人表里俱虚。表虚是发汗造成的汗出多而体液虚少；里虚是攻下造成的水谷之糜从胃肠流失而摄入减少而导致的体液虚少。循环中体液虚少就会导致病人眩冒，就是病人感觉轻微的头晕目眩，但是这个症状没有头晕目眩如坐舟船那么严重。所以"冒"和"眩"是一样的感觉而程度上有轻重差别。冒的原因正是表里俱虚，体液虚少不能上养头脑。"冒家汗出自愈"是说这样眩冒的人如果可以自汗出的话，病就可以自愈。不是说这样的病人人人都可以自愈。为什么自汗出的人可以自愈呢？因为可以自汗出，就说明循环中体液恢复了，体液恢复了就说明病人的脏腑功能并没有被攻下的方法损伤，属于第58条所说的"阴阳自和者，必自愈"的情况。"阴阳自和"是偏义复词，就是"阳自和"的意思，现在话说就是功能正常。

仲景自己解释了自愈的原因，是因为汗出表和。表和指体表需要的津液恢复，体表津液恢复说明脏腑功能正常恢复了体液。

"里未和"不是脏腑功能虚衰，虚衰不可能会自愈。这里的"里未和"是脏腑功能亢盛，将胃肠中的水谷精微吸入循环补足了循环中的体液，因为亢盛就有热，是往阳明病发展的趋势。所以这个"里未和"就是前面说的"胃气不和"的意思。一般是阳明体质的人会往这个方向发展。

太阳病未解，脉阴阳俱停【一作微】①，必先振栗汗出而解②【注：但阳脉微者，先③汗出而解；但阴脉微者，下之而解】，若欲下之，宜调胃承气汤。(94)

①此句康平本无，宋本亦为嵌文，留此嵌文以解停脉。

②必先振栗汗出而解：康平本作"下之必先振栗汗出而解"。

③先：康平本无此字。

太阳病未解，脉阴阳俱停，阴指重按，阳指轻按，停就是微，这个病人的脉象重按轻按都是微脉。微不是阳虚的微脉，应该是微弱的意思，表示邪气不盛，正气也虚这么一种情况，并不是阳气虚衰脉微欲绝的意思。正气虽虚，好在邪气也不重，脏腑功能逐渐恢复循环中的体液之后，就会自汗出，自汗出需要脏腑功能鼓舞气血趋表向外，但是由于这个病人正气虚，机体就会通过振栗产生热量，帮助机体向外排邪，这就是"战汗"而解。一战不解，可能再战。也可以使用桂枝汤帮助人体机能战胜病邪。

注文：但，只的意思。如果只是阳脉微，脉轻按比较微弱，轻按就有感觉那是浮脉，浮而微弱的脉是太阳中风的脉，用桂枝汤发汗而解；如果这个脉只是阴脉微，脉重按比较微弱，轻取中取都没反应，这个病位在里，是里热伤津耗液造成的体液少，应该用调胃承气汤和胃气。这两句只从脉象说治法，恐怕临证还得参详其他症状，分辨阴阳。

若欲下之，宜调胃承气汤。振栗汗出，提示已虚，不当下，故疑此句亦为批文注文，当接在"但阴脉微者，下之而解"之后。故此此条原文当仅为：太阳病未解，脉阴阳俱停，必先振栗汗出而解。

太阳病，发热汗出者，此为①荣弱卫强，故使汗出，欲救邪风者，宜桂枝汤。(95)

①为：康平本无此字。

太阳病，卫强故而发热，卫表示卫外的功能，发于脏腑，是脏腑功能推动气血趋表抗邪，这种功能强大，故体表能量充足而发热。荣弱是汗出而引起的循环中体液减少。这个病人气血趋表同时表阳虚不能固摄汗液故使汗出，古人认为太阳中风恶风，是风邪使人得病，要救邪风，适合使用桂枝汤。

伤寒五六日【中风】，往来寒热，胸胁苦满，嘿嘿①不欲饮食，心烦喜呕，或胸②中烦而不呕，或渴，或腹中痛，或胁下痞硬，或心下悸、小便不

利，或不渴、身有微热，或咳者，小柴胡汤主之。（96）

小柴胡汤方

柴胡半斤　黄芩三两　人参三两　半夏半升【洗】　甘草【炙】　生姜各三两【切】　大枣十二枚【擘】

上七味，以水一斗二升，煮取六升，去滓，再煎③取三升，温服一升，日三服。若胸中烦而不呕者，去半夏、人参，加栝楼实一枚；若渴〖者〗④，去半夏，加人参合前成四两半，〖加〗⑤栝楼根四两；若腹中痛者，去黄芩，加芍药三两；若胁下痞硬，去大枣加牡蛎四两；若心下悸、小便不利者，去黄芩，加茯苓四两；若不渴，外有微热者，去人参加桂枝三两，温覆微汗愈；若咳者，去人参、大枣、生姜，加五味子半升、干姜二两。

①嘿嘿：康平本作"默默"。

②胸：康平本作"胁"。

③煎：康平本作"煮"。

④者：康平本有此字，补入。

⑤加：康平本有此字，补入。

伤寒本是脏腑功能亢盛的一种外感，时间久了主要往两个方向发展，一是往实的方向发展变为阳明病；一是往虚的方向发展变为太阴或少阴病。阳明病是胃肠功能亢盛的一组疾病；太阴少阴病是胃肠及心肾功能虚衰的一组疾病，少阳病则是一组由实变虚的一个过渡阶段的疾病，这个过渡阶段首先是引起了副消化器官肝胆（实际也包含胰腺）的功能失常而导致的。

既然此病为太阳病传变少阳，那有必要参看少阳病的提纲病情，少阳篇说：少阳之为病，口苦，咽干，目眩也。少阳病的本质为上焦有热，而且很明确的是这个热导致了肝胆的疏泄失常，故而称其为肝胆郁热。何谓肝胆郁热？太阳病本为脏腑功能亢盛的疾病，心肺两脏在抗邪过程中因为能量代谢旺盛而产生大量热能，这些热能随着病解也会逐渐由循环带出体外，但如果伤寒久不愈，往虚的方向发展，循环中体液减少，这些热能带不出体表，也会郁于上焦，有形成栀子豉汤证的可能，也有影响肝胆疏泄的可能。肝脏分泌的胆汁，正常的疏泄方向为向下进入胃肠道和储存于胆囊，但在上焦郁热的影响下，会让部分胆汁无法正常疏泄。热有向上向外的性质，故胆汁不循常道而直接进入血液循环。若上溢于口，则出现口苦的症状。若是严重，还有可能散于周身，使患者出现严重的黄疸，但是这么激烈的症状一般只会出现在往实的方向发展的少阳阳明病中。少阳病是往虚的方向发展，故而只是出现口苦的症状。咽干、目眩是上焦郁热伤津的原因，同时也是因为胃肠功能往虚的方向发展，导致化源不足，循环中体液不能及时得到补充，不能及时滋养郁热伤津之处。

小柴胡汤可以治疗很多疾病，但正宗少阳病的鉴定一般得同时出现三个提纲病情，因为这三个提纲病情反映了少阳病的病机，即上焦郁热导致肝胆疏泄失常，肝胆功能的失常导致的胃肠功能失常，往胃肠功能时而虚弱时而亢盛、最终往虚弱方向发展，此为正宗的少阳病。直接往亢盛方向发展最终成里实证的，则不是正宗少阳病，仲景称为少阳阳明合病。若上焦郁热影响肝胆疏泄而并不出现病情影响胃肠功能，而造成其他影响的，如情志失常，则也不属于正宗的少阳病，这种病可以长期存在而不往胃肠之里发展成为三阴重证。而治疗除了可以用小柴胡汤之外，后世还有很多名方。当然，后世一见肝胆疏泄失常，一般都称为少阳病，这样并没有什么错误，在一个名称上执着是没有必要的，此处只是阐明仲景立少阳一证，是为了阐明疾病由表入里，由阳入阴的过程证候。

除了这三个提纲病情之外，少阳病和阳明黄疸病还可能出现不同程度厌油腻的症状，因为胆汁不循常道，消化道的胆汁减少，乳化脂肪的能力变弱，导致消化脂肪变困难而让病人产生厌油。

少阳病忌汗吐下三法，不能汗，是因为病位并非在表位，即使发热或者高热，也是郁热的原因，而并非气血趋表的太阳病，而且郁热伤津，胃肠功能时好时坏，循环中体液虚少，是万万没有发汗的道理。不光不能发汗，吐法也不可以，因为有形之邪可以吐出，无形之热却吐不出，只会徒伤胃肠津液。下法更是不行，一则因为下法也伤阴，再则因为胃肠功能在逐渐往虚的方向发展，一旦采用下法，就可能造成寒热错杂的泻心汤证，也有可能造成太阴病。

少阳病是病情发展的中间过程，所以少阳被称为"枢机"，病位为"半表半里"，正气恢复，脏腑功能恢复，可能往太阳阳明方向发展，正气继续虚损，可能往三阴方向发展，所以它是疾病发展的十字路口，临床比较常见，也倍受医家重视。但是，少阳病也完全有可能成为一种结果长期存在，这取决于病人的体质，病邪的轻重，以及病人对自身的保养意识。

总而言之，少阳病的本质是上焦郁热影响肝胆疏泄，中焦脾胃功能逐渐往虚的方向发展的一组疾病。明白了少阳病的本质，本条的条文就很容易理解了。

伤寒五六日，批文有中风二字，是指伤寒往虚的方向发展；往来寒热，是病由表入里，脏腑欲衰而未衰，受肝胆疏泄的影响，正气实、能量代谢有余则热，正气衰、能量代谢不足则寒；胸胁苦满，默默不欲饮食，是上焦郁热，且肝胆疏泄失常，对油腻消化不良而表现出的胸腹满闷不欲饮食；心烦喜呕，心烦为上焦郁热，喜呕也是上焦邪热上逆而导致恶心想吐，吐而无物。中焦脾胃往虚的方向发展，虚证初现，胃肠消化功能不良，出现很多或然证，与病人素体有关，也与邪气盛衰有关。

或胸中烦而不呕，为上焦郁热本该有烦，不呕是气机不上逆；

或渴，为本有郁热，兼体液不足导致津液不能上承于口则渴；

或腹中痛，为脾胃本向虚；

或胁下痞硬，为上焦郁热，中焦脾虚可能致痞，但并非实质。若与有形水饮相结则不能称为痞；

或心下悸、小便不利，为胃肠向虚，循环中体液少；

或不渴、身有微热，为循环中体液未虚，郁热随体液循环而外散；

或咳者，为郁热灼肺，所谓木火刑金。

这些或然证在小柴胡汤的治疗范围之内。

小柴胡汤方

柴胡 120g　黄芩 45g　人参 45g　半夏 65g　炙甘草 45g　生姜 45g　大枣 45g

原方为三次治疗量。

柴胡解郁热，疏泄肝胆，肝气疏则胆汁泄，胆汁循常道才能恢复脾胃的消化功能，胆汁循常道口苦就自然消失；

黄芩清热，除心烦，帮助柴胡解上焦郁热，解除郁热对津液的灼耗，咽干自然能愈；与人参大枣同用，对胃肠道有滋阴清邪热的目的。

半夏、生姜增强阳明胃的降机，帮助柴胡疏泄胆汁，把疏泄失常的胆汁往下降，令胆汁循常道进入胃肠道，达到降逆止呕的目的；

党参甘草大枣健脾，防止疾病往虚的方向继续发展。这三味健脾的药选择非常讲究，健脾的同时，滋养阴液，补充循环中体液。不用干姜砂仁是因为中焦无阳虚可温，不用茯苓白术是因为中焦无水邪可利。

本方组方成就之高，与小青龙汤难分上下，只在伯仲之间。用之得当，可挽阳证入阴，实有悬崖勒马之功。

加减之法

方后的加减之法，恐非仲景原意，其对病机的理解恐有误会，但如果某个或然证真的出现了一些与少阳证不同的病机，是可以根据病机加减的。

若胸中烦而不呕，去半夏、人参，加栝楼实一枚：上焦有郁热，本该烦，不呕去半夏人参，是未参透半夏人参在方中功用。不呕，说明气不上逆。少阳郁热，由柴胡疏肝，疏散郁热，由半夏降逆，并不单指呕逆，胆汁上溢口中，也是逆，半夏降阳明，胆汁自然循阳明而降。人参用与不用，关键看太阴脾虚的有无。这里的人参指党参，是健脾生津的作用，健脾之力强，生津之力弱。不呕者，若果然是脾未虚，津未伤，似乎也可去人参。但小柴胡的精妙，就在人参能补脾之欲虚。《金匮》有"见肝之病，知肝传脾，当先实脾”的论述，在小柴胡汤中体现得淋漓尽致，故去半夏人参实在是多此一举。至于加栝楼实则更无必要。

若渴，去半夏，加人参合前成四两半，栝楼根四两：小柴胡汤证本有郁热伤津，循环中体液不足，不能上承于口而渴，小柴胡汤原方可以治之，半夏燥湿，主要是燥胃肠中的湿，于循环中的水液则不能燥，无须担心半夏用后会更渴，小柴胡用半夏是降逆，助柴胡以治口苦，不能随便去掉。至于加人参瓜蒌根也是可有可无。

若腹中痛者，去黄芩，加芍药三两：若果是循环中津液虚少，以至于胃肠组织中体液减少出现挛急，是芍药甘草汤的证候，加芍药是可行之法。但上焦郁热只要不解，黄芩自不当随意去掉。仲景有黄芩汤治疗腹痛，奈何此处非要去掉黄芩，可见此加减之法确非仲景原意。

若胁下痞硬，去大枣加牡蛎四两：若果真胁下有实质性痞块，加牡蛎也应该。后文有柴胡桂枝干姜汤，胸腹满微结，用牡蛎散水热互结。若这里的胁下痞硬是后文的"微结"的水热互结的意思，去大枣加牡蛎也对。

若心下悸、小便不利者，去黄芩，加茯苓四两：若果真病机为苓桂术甘汤的病机，胃肠中有水邪，水邪稽留胃肠不入循环，加茯苓利胃肠中的水也实属应该，但用苓桂剂与小柴胡汤合方更为贴切。

若不渴，外有微热者，去人参，加桂枝三两，温覆微汗愈：若果真是外感未愈，邪未尽入少阳，加桂枝也属应该，后文有柴胡桂枝汤正应此病机。

若咳者，去人参、大枣、生姜，加五味子半升、干姜二两：少阳证本上焦郁热可能影响肺的工作而导致咳嗽，本在小柴胡汤的治疗范围之类。若病机果真是太阴失温，水气干肺，是应当去人参大枣生姜，加干姜五味子，但这并非太阳初入少阳能出现的证候。

血弱气尽，腠理开，邪气因入，与正气相抟，结于胁①下。正邪分争，往来寒热，休作有时，嘿嘿不欲饮食。藏府相连②，其痛③必下，邪高痛④下，故使呕也。小柴胡汤主之。服柴胡汤已，渴者，属阳明，以法治之。(97)

①胁：康平本作"胸"。
②连：康平本作"违"。
③痛：康平本作"病"。
④痛：康平本作"病"。
本条是对96条的解释。

血弱气尽：血弱泛指循环中体液减少到一定的程度；气尽，指脏腑功能出现虚衰，循环中摄入、携带的能量也减少。

腠理开：就是"伤寒五六日中风"的解释，伤寒本来腠理禁闭，五六日转成中风的原因，是血弱气尽，体表固摄能力减弱，导致腠理开，而成为中风，反应疾病往虚的方向发展。

邪气因入，与正气相抟，结于胁下：这三句在解释少阳证的成因。本质是胃肠功能逐渐虚衰而未尽衰，阳气偶尔振奋便能抗邪，虚衰则不能抗邪，仲景是这样理解。本质上少阳病是不是真有实质性的邪却不一定，这个邪也可以理解为脏腑功能自身的虚衰，不能振奋气血的一种虚邪。所以正邪分争往来寒热，其实就是肝胆能正常疏泄，脏腑功能正常则可以鼓动气血则身热；肝胆不能正常疏泄，脏腑功能不正常不能鼓动气血则身寒。

休作有时：是每天发作有规律，是人体的阳气会受到天时阳气的影响导致的结果。

默默不欲饮食：默默说明精神不佳，正与不欲饮食相照应，是胃肠功能虚向发展的结果。

脏腑相连，其痛必下：脏为肝脏，腑为小肠（小肠的实体和降的功能属阳明，吸收运化等升的功能属太阴），肝脏分泌的胆汁通过胆总管进入十二指肠，参与消化过程。其痛必下指痛的位置必然在脏腑相连的下部，就是脏腑之腑，就是十二指肠和小肠，就是两胁部和腹部。

邪高痛下，故使呕也：字面理解就是病邪虽在高处，但受影响的却在其下。高为肝，下为脾。就是上焦郁热导致肝的疏泄出了问题，部分胆汁不能循常道进入肠道参与消化过程，导致本就虚向发展的胃肠道消化不好，出现腹痛，呕吐的症状。

这些都是少阳证的病机，方用小柴胡汤，疏肝泄胆，升脾降胃。服柴胡汤后脏腑功能转亢盛的，会出现口渴的症状，是转属阳明，按照阳明病的治则治之。

疑"服柴胡汤已，渴者，属阳明，以法治之"一句非仲景原文。

得病六七日，脉迟浮弱，恶风寒，手足温。医二三下之，不能食，而胁下满痛，面目及身黄，颈项强，小便难①者，与柴胡汤，后必下重。本渴饮水而呕者，柴胡汤不中与也，食谷者哕。(98)

①难：康平本作"黄"，恐误。

本条阐述伤寒往虚向发展被医生勿下的变证。

得病六七日是沿着 96 条说的，就是"伤寒五六日中风"，是疾病往虚的方向发展，脉出现迟浮弱，恶风，这就是太阳中风证，手足温是未入少阴，此时应该用桂枝汤。这个医生不知道是怎么回事，反复攻下，病人出现"不能食，而胁下满痛"，这是太阴病，不是小柴胡汤证，出现面目及身黄，这也不是少阳病引起的黄疸，而是太阴脾虚造成的寒湿内盛的阴黄，少阳病上焦有热，会导致肝胆疏泄失常而胆汁不降进入循环，也有因为太阴寒湿阻遏中焦导致胆汁不降进入循环。颈项强，小便难都是下法伤了阴，医生见面目黄、身黄就误诊为少阳病，用了小柴胡汤。这个病没有上焦郁热，脾虚的程度远大于小柴胡汤证的脾虚，故而小柴胡汤不能胜任，服后大便有下坠感，是脾虚湿注的表现。这个病本就该用茵陈术附汤治疗，用小柴胡汤不效，仍可用茵陈术附汤救逆。

下之后，如果是出现渴欲饮水，喝水之后欲呕，柴胡汤不适合给病人用，这是茵陈五苓散的证候。

伤寒四五日，身热恶风，颈项强，胁下满，手足温而渴者，小柴胡汤主之。（99）

伤寒四五日，往虚向发展，身热恶寒演变为中风的身热恶风，颈项强直是循环中体液虚少不能濡养，病在太阳；胁下痛，为肝胆疏泄失常，病在少阳；手足温而渴是脏腑功能未衰，病不及三阴的意思，并非病在阳明而实向发展。

因为柴胡证病机已经出现，疾病在往虚的方向发展，应该使用小柴胡汤截断病程。第 101 条有"伤寒中风，有柴胡证，但见一证便是，不必悉具"一句，便是本条的理论依据。

伤寒，阳脉涩，阴脉弦【法当腹中急痛】，〖□□〗①先与小建中汤，不差者，小柴胡汤主之。(100)

小建中汤方

桂枝三两【去皮】　甘草二两【炙】　大枣十二枚【擘】　芍药六两　生姜三两【切】　胶饴一升

上六味，以水七升，煮取三升，去滓，内饴，更上微火消解，温服一升，日三服。呕家不可用建中汤，以甜故也。

①□□：宋本此处无字，康平本为两个方框"□□"。

伤寒无汗，脉不现浮紧或浮数，故而知道这是个虚人伤寒。阳脉涩，是轻按时脉涩，即血脉流行艰涩，主血少；阴脉弦，是重按如按弓弦，弦脉也主脉道不充盈，而且主痛证。所以说"法当腹中痛"，本条对腹痛的性质未多加描述，从脉象知是不荣则痛，是因循环中体液不足，胃肠道组织中的体液减少，出现痉挛性的疼痛。这样的病仲景是先与小建中汤，这里的"先与"比起"主之""宜"而言要轻得多，是拿小建中汤试一试。因为阳脉涩，阴脉弦也可能是少阳的脉象，腹中痛不一定是胃肠组织中体液不足引起的痉挛性疼痛，也可能是少阳病的腹痛，所以用了小建中汤如果不好，说明药没有对应病机，那就肯定地说"小柴胡汤主之"。

这里说明三个问题，一是第96条的"或腹中痛"的加芍药去黄芩那个加减法不对，小柴胡汤证本来就可能出现腹中痛，那个病机不是需要加芍药的病机；二是小建中汤的证候被包含在小柴胡汤的证候中不易鉴别，有可能少阳证主症不明显却已成少阳证；三是虚脉已现，腹中痛，用小建中汤的可靠性大于小柴胡汤。

小建中汤方

桂枝 45g　　炙甘草 30g　　大枣 45g　　芍药 90g　　生姜 45g　　胶饴 200 mL

原方为三次治疗量。本方为桂枝汤加芍药 45g 饴糖 200 mL 而成，治疗营阴不足的太阳病，运用范围很广，也可以治疗阴阳两伤的内伤疾病。

此方由桂枝汤演变而来，不再详叙。倍芍药是加强桂枝汤补阴的力量，补充循环的体液，滋养组织，治疗胃肠抽搐性、痉挛性的疼痛；饴糖，即麦芽糖，除了含有糖分还有其他人体所需的物质，这些糖分被人体代谢便是能量，同时也生成水。所以饴糖这个药我总结为可以"助阳之气，助阴之液"。就是提供机体正常功能所需的能量，产生机体所需的体液。一般不能用其他糖类取代，是因为在实践中发现饴糖有它自己的特性，如不易造成虚家的水肿。

呕家不可用建中汤，以甜故也。湿热内盛的人不宜使用桂枝汤类方，在桂枝汤禁忌中已经说明。

疑"呕家不可用建中汤，以甜故也"一句非仲景原文。

伤寒中风，有柴胡证，但见一证便是，不必悉具。凡柴胡汤病证而下之，若柴胡证不能罢者，复与柴胡汤，必蒸蒸而振，却复发热汗出而解。(101)

伤寒往虚的中风方向发展，前文已经解释过，在这个过程中，如果出现柴胡证，只要见到一个症状就可以使用柴胡剂，不必等到见到全部症状。这里的柴胡证是少阳证的主证，而非兼证。少阳证的主症包括口苦、咽干、目眩三条提纲病情，这三条病情提示上焦郁热已经引起了肝胆疏泄失常。还包括第96条概括的主症，既往来寒热、胸胁苦满、嘿嘿不欲饮食、心烦喜呕，这四条病情提示脏腑功能在向虚的方向发展。这七条症状，只需出现一个，就说明病情传里，即使未尽传里，也可以及时使用小柴胡汤。

柴胡证不能汗吐下，前文已经解释。如果下后，柴胡证还在，并未传里成为三阴证，还是应该继续使用小柴胡汤。因为下法损伤正气，服用小柴胡汤后会战汗而解。

伤寒二三日，心中悸而烦者，小建中汤主之。(102)

本条继续阐述伤寒往虚的方向发展的情况。

伤寒二三日，心中悸而烦，是太阳病不愈，表未解，汗未出，脏腑气血先虚，不能抗邪。心悸为心阳虚，心脏功能下降；烦为体液虚。用小建中汤补心阳增体液。

小柴胡汤证和小建中汤证都是伤寒往虚的方向发展造成的。

太阳病，【过经】十余日，反二三下之，后四五日，柴胡证仍在者，先与小柴胡〖汤〗①。呕不止，心下急，郁郁微烦者，为未解也，与大柴胡汤，下之则愈。(103)

大柴胡汤方

柴胡半斤　黄芩三两　芍药三两　半夏半升

【洗】 生姜五两【切】 枳实四枚【炙】 大枣十二枚【擘】

上七味，以水一斗二升，煮取六升，去滓，再煎，温服一升，日三服。【注：一方加大黄二两。若不加，恐不为大柴胡汤】

①汤：康平本有此字，当有，补入。

本条阐述少阳郁热与阳明里热同时出现的治法。

太阳病，过经十余日，是太阳病已经传变至少阳地界十余日。反二三下之，后四五日，柴胡证仍在者，一个反字，表示少阳证不该用下法，医生却多次使用下法，好在病人体质很好，没有传变为三阴证，病仍在少阳。所以先与小柴胡汤，"先与"与第100条的先与小建中汤是一个意思，都是故意这样的。少阳病，还是阳证，遵循"下不厌迟"的原则，用小柴胡汤有解外的意思。少阳病也有外证里证之分，小柴胡汤证为外证，大柴胡汤证为里证。这里的"外"是少阳郁热兼往少阴发展的情况，是相对于少阳郁热兼往阳明发展的里实证而言。少阳病还有一种半表半里证，就是后文的柴胡加芒硝汤证。只不过此处的外、里、半表半里都是相对而言，本质还是在描述虚、实、虚实夹杂的情况。

服小柴胡汤后，呕不止，心下急，郁郁微烦者，心下急是胃中急迫甚至疼痛的感觉，微烦是有郁热伤津。这是阳明里热的症状显露出来，可见未服小柴胡汤时，情况并不明朗，仲景严谨，先用小柴胡汤，下法后行。少阳病不愈，阳明里热已现，故用大柴胡汤，下之则愈。

大柴胡汤方

柴胡120g 黄芩45g 芍药45g 半夏65g 生姜75g

枳实 60g　　大枣 45g　　大黄 30g

原方为三次治疗量。柴胡黄芩解郁热，疏肝泄胆；芍药大枣补被热消耗的体液；生姜半夏降逆止呕，恢复阳明降机，让胆汁循常道而下降；大黄泻胃肠之热，降低胃肠亢盛的功能；枳实降胃肠中的浊气，助大黄半夏降阳明气机。

伤寒十三日不解，胸胁满而呕，日晡所发潮热，已而微利【注：此本柴胡证①，下之以②不得利，今反利者，知医以丸药下之，此③非其治也】【潮热者，实也】，**先宜服小柴胡汤以解外，后以柴胡加芒硝汤主之。**(104)

柴胡加芒硝汤方

柴胡二两十六铢　　黄芩一两　　人参一两④　　**甘草一两**【炙】　　**生姜一两**【切】　　**半夏二十铢**【本云五枚，洗】　　**大枣四枚**【擘】　　**芒硝二两**

上八味，以水四升，煮取二升，去滓，内芒硝，更煮⑤**微沸，分温再服**【注：不解更作】。【臣亿等谨按，《金匮玉函》方中无芒消。别一方云，以水七升，下芒消二合，大黄四两，桑螵蛸五枚，煮取一升半，服五合，微下即愈。本云柴胡再服，以解其外，余二升加芒消、大黄、桑螵蛸也】⑥

①证：康平本无此字，当有。

②以：康平本本作"而"。

③此：康平本无此字，当有。

④一两：康平本作"二两"。

⑤煮：康平本作"煎"，煎煮古意同，不影响文意。

⑥此段为宋臣林亿的按语。

本条阐述少阳病虚实夹杂的治则。

伤寒十三日不解，出现胸胁部胀满，而且有呕的症状，这是邪传少阳，上焦郁热，影响肝胆疏泄出现的症状，胃肠功能往虚的方向发展。日晡所发潮热，说明胃肠中有实质性的病理产物，导致邪热郁于里，在申时，既下午三至五点人体得自然界阳气退，阴气复的帮助，郁于里的邪热得以发越在外而感潮热。这个时候对应十二辟卦中的"否"卦，此卦上卦为乾，下卦为坤，代表一天中自然界阴阳消长的临界时刻，此时人爻始凉，阴气得复。至酉时为"观"卦，自然界中阴多阳少，且趋势为阳渐消而阴渐长，人爻凉极。所以后文说已而微利，就是说酉时过后人体失去自然界阳气的帮助，就会出现微利。可知太阴脾渐虚为本，阳明有燥结之潮热为标。

此病的治则依然秉承"下不厌迟"的原则，先适合使用小柴胡汤解少阳外证，再用柴胡加芒硝汤表里双解。

柴胡加芒硝汤方

柴胡 40g　黄芩 15g　人参 15g　炙甘草 15g　生姜15g　半夏 22g　大枣 25g　芒硝 30g

原方为两次治疗量。芒硝为咸寒药，重在攻胃肠中的硬结的大便，有滋润肠道帮助粪便往下排出，使用时适合兑入在药汤中。本方不用大黄而用芒硝是因为大黄清热的力量太大，会过度降低胃肠道功能，不适合在太阴脾虚向发展的小柴胡汤中使用。所以才选择清热力量弱于大黄，攻坚力量强于大黄的芒硝。有另一种说法认为此方还加有大黄和桑螵蛸，恐怕有失经旨，不足为信。

康平本此"本柴胡证…"一段为注文，是在解释造成下利的原因是小柴胡汤证用丸药下之引起的，但也不尽然，因虚成实的情况在伤寒论中论述得很多，不一定是丸药下之的后果。但柴胡加芒硝汤是大柴胡汤加芒硝还是小柴胡汤加芒硝是有争论的。我个人的理解是小柴胡汤加芒硝，因为病机出现太阴渐虚，不用大黄最为妥帖。

伤寒十三日〖不解〗①【过经】，〖时〗②谵语者，以有热也，当以汤下之。若小便利者，大便当硬，而反下利，脉调和者，知医以丸药下之，非其治也。若自下利者，脉当微厥，今反和者，此为内实也，调胃承气汤主之。(105)

①不解：康平本有此二字，当有，补入。

②时：康平本有此字，当有，补入。

伤寒十三日，过经，时发谵语，是病情传变。胃肠功能亢盛推动气血趋表抗邪，表证好了，但胃肠功能不能收放自如，依然亢盛，亢盛产生的热能能促进胃肠对胃肠中液体的吸收，导致胃肠中干，伤津耗液，出现谵语，就是说胡话，当用汤药下之，而不能用丸药。

小便利是水液经过胃肠吸收进入循环从小便走了，大便本当硬，因为胃肠中缺水。如果病人反而下利，诊其脉又调和，并非不足之脉，那这个下利就不是脾胃功能虚衰的下利，而是医生用了丸药攻下的结果。丸药作用缓和，汤药作用迅猛，这是两者的区别。而阳明病实热已成的话，应用取汤药之迅猛，不能用丸药之缓和，所以"非其治也"。

如果这个病人不是医生用丸药攻下导致的下利，而是"自下利"的话，那是脾胃虚衰，脏腑功能不足，脉应该微弱，厥是初来盛大，逐渐变小变弱的脉象，也是不足之脉。但现在把脉是调和的脉，并非不足之脉，所以医生不能被下利的表象迷惑，应该诊断为里有实热，调胃承气汤主之。

太阳病不解，热结膀胱，其人如狂，血自下【〖血自〗下者愈】①，其外不解者，尚未可攻，当先解其外；外解已，但少腹急结者，乃可攻之，宜桃核承气汤。（106）

桃核承气汤方

桃仁五十个【去皮尖】　大黄四两　桂枝二两【去皮】　甘草二两【炙】　芒硝二两

上五味，以水七升，煮取二升半，去滓，内芒硝，更上火，微沸下火，先食温服五合，日三服【注：当微利】。

①血自下者愈：宋本作"下者愈"。此句本是批文，宋本抄录以此为原文，故而以"血自"重复，故删之，本当有此二字。这种情况后文还可反复见到。

伤寒这种脏腑功能亢盛的疾病，久而不解，容易发生传变，本条阐述病情传变下焦的情况。

太阳病久不解，由于亢盛的功能产生的热量盘踞下焦，这里的"热结膀胱"并非实指膀胱，而是指整个下焦有邪热，下焦功能亢盛，伤津耗血。下焦的盆腔是人体毛细血管非常丰富的地方，或邪热煎熬，或寒湿阻遏，最容易在下焦形成瘀血，造成血瘀。之所以说"热结膀胱"，只是因为下焦的邪热容易影响到膀胱而已。

其人如狂，是神志错乱，精神亢盛两方面原因。这是热邪重而灼阴，使血流不畅造成瘀血的证候。但这个"如狂"是程度比较轻的描述。

血自下是小便带血，下焦热邪行了瘀血，会令下焦的脏腑气血充盈，脉道压力达到一定程度可能使脏腑表面的毛细血管末梢破裂出血，属于迫血妄行，当然若不瘀堵也不至于出血。就好像水管，水压再大若通畅无阻，也不至于爆裂。故后人所称"蓄血证"即是"瘀血证"而已。

下者愈，指这个病应该采用攻下瘀血的方法来治愈，不说这个病人自己尿血之后就好了。批文有"血自下者愈"，这种说法不可靠。虽然是攻下瘀血就能愈，但是这毕竟属于下法，脏腑之里的里实里热证，在外证不解的情况下还是要先解外，再攻里，这在前文已经讨论过。外证已解，只是少腹部拘急结硬，就可以攻下了，攻下适合使用桃核承气汤。

桃核承气汤方

桃仁 15g　大黄 60g　桂枝 30g　炙甘草 30g　芒硝 30g

原方为五次治疗量，药熬好去除药渣，再加入芒硝，上小火煮沸即可，饭前服用。大黄用量虽大，但每次用量为 12g，属于竣药缓服之法，以有轻微的腹泻为度。

本方由桂枝甘草汤、小承气汤再加上桃仁组成。小承气汤泻下焦的邪热；桃仁破瘀血；桂枝甘草汤为上焦之药，用于温心阳，增强心脏吞吐血液的力量，作用就是帮助桃仁破瘀血。就好像水管被堵住，我们一般都会用东西去疏通被淤堵的地方，同时加大冲水力度，淤堵就会通畅。由此可见，破瘀须行血是的确不易之法。

伤寒八九日，下之，胸满烦惊，小便不利，谵语，一身尽重不可转侧者，柴胡加龙骨牡蛎汤主

之。（107）

柴胡加龙骨牡蛎汤方

柴胡四两　　龙骨　黄芩　生姜【切】　　铅丹
人参　桂枝【去皮】①　　茯苓各一两半　　半夏二合半
【洗】　大黄二两　牡蛎一两半【熬】②大枣六枚【擘】

上十二味，以水八升，煮取四升，内大黄，切
如棋子，更煮一两沸，去滓，温服一升【注：本云柴胡
汤，今加龙骨等】。

①康平本无"去皮"二字。

②熬：康平本无此字。

伤寒八九日，出现可下之证，于是下之。"下之"并非
"反下之"，所以可知是可下之证。下之后，病未解，反而
出现变证。可下之证下后却变证丛生，可见下不得法，可
能是用量或者选方出现偏差。

胸满为上焦郁热并未随泄下而去；

惊为自主神经错乱造成，是郁热影响肝的疏泄功能，
厥阴肝主筋的功能受到影响。又因下法伤胃肠功能，脾胃
虚弱。这是少阳病，用小柴胡汤的依据就在这里；

烦为上焦郁热影响导致心神不宁，是栀子豉汤证，但
下法伤了脾气，故用不得栀子豉汤，而用龙骨、牡蛎镇摄
心神，用铅丹镇惊除烦；

小便不利是水不入循环，流散于周身四肢百骸的组织
液中，如水在泽中，故有"一身尽重不可转侧"，这是脾虚
湿盛的表现，是用桂枝茯苓的依据，取苓桂剂之意；

谵语是胃热的表现，这是伤寒八九日出现可下之证的
证据，但下不得法，实质性的病理产物被攻下，但是胃热
伤津而导致谵语说胡话，故而用大黄清胃热止谵语。又因

为并非用大黄来泄实，所以大黄只能后下，取轻清之气以清胃热。若如承气汤法重煮大黄，则是取重浊之力推陈出新泄脏腑实热也。

这个证候总的看来是上焦郁热、肝胆疏泄不利、心神涣散、脾虚湿盛、胃热无实这么一种错综复杂的证候，故而用方也复杂。但是思路清晰，有条不紊。有医家看此方杂乱无章，竟然怀疑此方并非仲景方。

柴胡加龙骨牡蛎汤方

柴胡60g　黄芩23g　生姜23g　人参23g　半夏33g
大枣23g　龙骨23g　牡蛎23g　铅丹23g　桂枝23g　茯苓23g　大黄30g

原方为四次治疗量。

伤寒，腹满谵语，寸口脉浮而紧，此肝乘脾也，名曰纵，刺期门。（108）

伤寒日久传变，腹满是太阴病的一个虚性症状，阳明病也有实证的腹满。这里到底是太阴还是阳明？太阴病是脏腑功能虚衰，脾胃阳气不足的疾病，若腹满为太阴腹满脉不能现有余之脉；而阳明病是胃肠功能亢盛，胃肠有热的疾病，若腹满谵语都现，脉必是洪大有力。从仲景后文"肝乘脾也"四字来看，仲景自己偏向于太阴腹满。但胃肠之里，火退为太阴，火进为阳明，火进火退，泾渭分明，怎么会同时出现太阴病与阳明病呢？我认为这个腹满是"少阳腹满"，谵语为阳明胃热，无有争论。

伤寒本身为脏腑功能亢盛推动气血趋表抗邪的疾病，故脉浮而紧。若脏腑功能亢盛而不衰，久则传阳明。谵语已经出现，传阳明可知，传阳明之后，表证当愈，脉应该变得洪大，但是这个脉却是浮而紧。那外证是否解了呢？此处没有条文以供参考。从文意来分析，应该是外证已经解了，脏腑功能亢盛，抗邪抗过了头，把外证解了还不善罢甘休，就传了阳明。五脏之中，肝属木，中医的肝除了包括现代解剖学的肝之外，还包括五行之气的肝木之气，肝木之气属于向外宣发的力量。现在这个向外宣发的力量不能及时收敛，导致伤寒证解了还表现为浮而紧的脉象。所以这里的浮而紧的脉不是伤寒的脉，而是木脉，是肝脉。

有注家认为浮而紧的脉为弦脉，这种称法有问题，即便非要称为弦脉，至少也不是《伤寒论》中的弦脉。伤寒论中的弦脉在脉法中被归为阴脉，是循环中体液不足，筋不得养而紧绷，但是向外宣发的力量较盛而出现的"如按弓弦"的不足之脉；而这里的浮紧脉为循环中体液充足（还没有发展到伤津耗液的程度），向外宣发的力量较盛而出现的有余之脉，两者不可混淆。

五行之气，木能克土，肝属木，脾属土。脉是肝木之脉，肝胆问题影响了脾的功能而出现腹满，所以说这叫"肝乘脾"。但这里肝乘脾的本质，还是上焦郁热，影响肝胆疏泄，排往胃肠道的胆汁减少，导致胃肠道消化不良，即由肝的疏泄失常引起脾胃消化不良是为"肝乘脾"。故而出现腹满的症状，这个腹满又并不是胃肠功能虚衰、脾胃阳虚火退的太阴病的那个腹满，只是胃肠对脂肪类物质的消化能力减弱而出现的腹满，我们可以称为"少阳腹满"。这种腹满也没有发展到燥矢满腹的"阳明腹满"的地步。所以本病并不是往虚的方向发展，而是肝胆疏泄失常的同时，脾胃的功能向亢盛、向实的方向发展了，属于少阳与阳明同病，该用大柴胡汤表里两解。

"名曰纵"是肝气实纵向克脾土的意思。期门为肝之募穴，刺期门是泻肝气之实，恢复肝的疏泄功能，腹满的症状是肝的疏泄功能失常引起的，自然也在治疗范围之内。但是否能一同治愈阳明病的谵语，真是不得而知，因为没有实践做证明，此处不妄加评论。只是从理论上讲，刺期门后若能痊愈自然是好，若谵语不能愈还得用调胃承气汤，若全不能愈就得用大柴胡汤两解之法。

伤寒发热，啬啬恶寒，大渴欲饮水，其腹必满，自汗出，小便利，其病欲解，此肝乘肺也，名曰横，刺期门。（109）

伤寒发热，啬啬恶寒，是太阳证未愈。

大渴欲饮水，是上焦消渴，是脏腑阳气爆发。胃肠阳气爆发，则进入胃肠的水能很快被吸收，进入肺循环；心肺阳气爆发，则体液被强有力地宣发至体表，太阳病马上要自愈，以自汗出的形式。同时体液充足，被肃降至肾，走小便出，故而小便利。所谓肺的宣发肃降，就是心肺心血管功能推动体循环分配血流量的功能，往外走体表及四肢百骸为宣发，往内归脏腑器官为肃降。

其病欲解，是太阳病欲解，并非脏腑阳气爆发而引起的向热、向实的方向传变的那些症状会解。

其腹必满，与第108条相同。凡脏腑功能亢盛，上焦皆容易郁热，肝胆疏泄功能最易受影响，所以柴胡证在临床中十分常见。万不能将这种腹满理解为太阴病而温之，也不可将其理解为阳明病而用承气汤攻之，必用柴胡剂合之，或用仲景刺期门之法泻肝气，令肝气疏而胆汁降，腹满必愈。所以刺期门是针对引起腹满的肝胆疏泄问题去的，而不是针对伤寒去的，也不是针对阳明病去的。

此肝乘肺，五脏之中肝属木，肺属金，金能克木，肝木豪横则反侮肺金，意思是肝木亢盛引起了肺的肃降功能相对减弱，导致肺金宣发之力相对亢盛。五行生克，重在描述脏腑之间不是孤立的系统，而是有机的整体，相辅相成，相互影响，不必过度解读。

名曰横，是肝气旺盛豪横而侮肺金。刺期门以泻肝气。

太阳病，二日反躁，凡熨其背①，而大汗出，大热入胃，胃中水竭，躁烦，必发谵语【注：十余日振栗自下利者，此为欲解也②】。**故其汗③从腰以下不得汗，欲小便不得，反呕，欲失溲，足下恶风，大便硬**【注：小便当数，而反不数及不多】。**大便已，头卓然而痛，其人足心必热**【谷气下流故也】。**(110)**

①凡熨其背：康平本作"反熨背"。

②也：康平本无此字。

③汗：康平本于此字前有一"发"字，恐误，未补入。

本条阐述火疗引起的变证。

太阳病二日，反出现阳明病的烦躁，"反"表示太阳病二日本不该烦躁，既然烦躁，说明邪传阳明，阳明病是脏腑功能亢盛的一种疾病，本就容易造成里热成实、伤津耗液的局面，故不能再采用火疗的方法来强制出汗。

所以，凡熨其背，这个凡作反字解也通，熨其背就是用烧热的瓦或者青砖之类的东西烫熨背部，有些地方治疗时还会垫一层草纸，草纸能吸汗，体质好的人在太阳病阶段有可能采用火疗出汗的方法治愈，但这不是正法。热量本该由内而向外发，邪因势利导而出表才是正法。用火疗熨背之后，导致大汗出，大热入胃，胃中水竭，古人认为是火疗的热进入了胃肠，也有一定的道理。火疗从外部为机体提供能量，令气血奔涌，病人本就在阳明病阶段，脏腑功能亢盛，气血趋表，从表位损失，就会导致组织和循环中体液少，胃肠中水谷被反复吸收而变干，出现烦躁，谵语等阳明病的重症。

阳明病伤津耗液，而且火邪是趋上的力量，导致腰以上有汗，腰以下无汗，想解小便而不得，因为津液不足；反呕是因为这个病不是太阴病，是阳明病，阳明病没有干呕的症状，却出现了干呕的症状，所以叫反呕；欲失溲，是小便要失禁，但是津液不足小便也不多；足下恶风是邪热上蒸，伤津耗液且体液不能下承，人体的热量传输全靠循环中的体液，人体的能量代谢所需的营养物质也要靠循环中的体液来运输，所以往下的热量和营养物质少，就出现阳虚的恶风；大便硬是胃肠中糟粕被吸收了太多水分，又被热蒸而变干变硬。注文说大便硬小便应该多，这就常理，因为水液从小便走了大便就又干又硬。但是这个地方的大便硬反而出现了小便次数也少，量也少。就是说这个病不是脾约证，而是火邪伤津耗液。

这些 派火热伤阴的证候，是阳明体质的人得了伤寒之后，欲传阳明之时，被用火疗法而激起的变证。只要不反复使用火疗法，病人将养十余日是可能自愈的。因为阳明体质的人胃肠功能亢盛不衰，只要"饮食有节，起居有常"，循环中损失的体液就有机会恢复。恢复体液不是饮食摄入的水谷直接濡润肠道，而是被胃肠吸收之后，走肺循环，体循环再被分配到各脏腑各组织。如果被分配到胃肠道的体液足够了，胃肠道得到濡润，阳明降机恢复，就会向下排便，排便的同时也是一个津液得复，火热邪气得泻的过程，火邪是机体向上的力量亢盛，所以人体下部津液虽然虚，上部津液不但不虚，反而压力较大。大便已，火热得泻，向上亢盛的力量突然瓦解，人体的津液短时间出现不能供应头部，而趋向下，故而出现头痛，脚下却热的情况。但这个过程不会很长，稍作休息就很快可以恢复。批文说谷气下流就是津液恢复，经体循环输布胃肠及脚下的过程。

太阳病中风，以火劫发汗，邪风被火热，血气流溢【失其常度，两阳①相熏灼】其身发黄②【注：阳盛则欲衄，阴虚小便难③。阴阳俱虚竭，身体则枯燥】，但头汗出，齐颈而还，腹满微喘，口干咽烂，或不大便，久则谵语，甚者至哕，手足躁扰，捻衣摸床【注：小便利者，其人可治】。（111）

①阳：康平本无此字。

②其身发黄：康平本作"其身必发黄"。

③阴虚小便难：康平本作"阴虚则小便硬"，恐误。

太阳病中风，以火劫发汗，邪风被火热，血气流溢：太阳中风有汗，还有这么糊涂的人用火疗发汗劫其阴液。邪风，指风邪，中医认为风主疏泄，五行属木，属于阳邪。火邪又是阳邪，所以批文中说"两阳相熏灼"就是这个原因。本质上指人体向外宣发的力量过度，并不能牵强地理解为风这种实质。太阳中风，本质是表虚汗出，津液被伤，当用桂枝汤主之。

其身发黄：用火疗法会让气血奔涌，身体发黄，这里的发黄注文中有解释，阳盛欲衄，这里阳是"邪火"，指身体机能在火邪的熏蒸下过度亢盛，气血奔涌，容易导致毛细血管丰富的黏膜出血，中医称为"迫血妄行"。阴虚是体液虚少，所以小便难。阴阳俱虚竭，这里的阳指"真阳"，指机体的功能和能量代谢，因为阴伤，循环中体液少，不能顺利供应人体组织所需的物质，从而导致能量代谢不足，功能受到影响，故称"阴阳俱虚竭"，而出现身体组织枯槁，血液不能充斥组织而发黄。

但头汗出：比第110条的"腰以下不得汗"要严重得多，津液虚到颈以下不得汗，被称为"齐颈而还"。

腹满微喘，口干咽烂，或不大便，久则谵语：阳明腹满，火热上蒸影响肺司呼吸而喘，口干咽烂，大便秘结，迁延日久必发谵语，严重的燥矢内结，腑气不通则上逆而哕。哕是干呕呃逆一类的症状。

手足躁扰，捻衣摸床：手足躁扰是阴阳两虚，肢体躁动不宁的表现；捻衣就是人傻呆呆地坐着用手反复地搓自己的衣角，摸床也是傻呆呆地坐床上反复拍打床面，好像要请人坐下，反复拍打床上的灰尘一样。这是大脑都受到了影响，出现了意识呆滞的情况。

注文的小便利者其人可治。这个注释不大对头，小便利说明津液还不是特别虚，当然可治。但小便不利并不是不可治。古代的中医补阴是不及现代西医的效率高的，古人用健康男童的小便当现代的生理盐水使用是时代的产物，因为那个年代无法配制生理盐水，更不知道生理盐水的比例。但那个方法在那个年代起了很大的作用这是毋庸置疑的。现代医学除了可以输液还可以输血。所以现代阴阳俱虚严重的情况可以用现代医学急回阴液，同时用中医回阳的方法，这个病没有严重到"小便利者其人可治"的程度。

若不是急症，中医的方法就更多了。

伤寒脉浮，医以火迫劫之【亡阳】，必惊狂，卧起不安者，桂枝去芍药加蜀漆牡蛎龙骨救逆汤主之。（112）

桂枝去芍药加蜀漆牡蛎龙骨救逆汤方

桂枝三两【去皮】　甘草二两【炙】　生姜三两【切】　大枣十二枚【擘】　牡蛎五两【熬】　蜀漆三两【洗，去腥】　龙骨四两

上七味，以水一斗二升，先煮蜀漆，减二升，内诸药，煮取三升，去滓，温服一升【注：本云桂枝汤，今去芍药，加蜀漆、牡蛎、龙骨】。

伤寒无汗、脉浮，为病在表，医生用火疗的方法发汗，火热令气血奔涌，大汗出而津液被劫伤。

批文亡阳二字，为津液亡失到一定程度引起的功能衰退，所以推测此证还当见到心悸不安的症状。心脏的功能和循环中的体液都受到损伤的时候，以恢复功能为先。故用桂枝去芍药汤：桂枝炙甘草温心阳，增强心脏功能；芍药酸收补阴的药，不利心阳恢复，故去掉；补液也是通过增强脾胃的功能完成的。生姜大枣这个药对有健脾胃的作用，从化生阴液的源头着手。

惊狂是中医所谓的"痰蒙心窍"引起的，这种痰是火热煎熬津液而成痰，本质还是血液黏稠度增大，古人认为这种黏稠是痰夹杂在血脉中造成的。出现惊狂，自然是影响到了神经和神智。

卧起不安指睡眠不好。惊狂和卧起不安属于阳证，但这个阳证是虚阳证，是体液损伤严重，三焦系统的热能不能顺利被循环运往周身百骸，而出现阳证的躁扰不宁。但这个阳证不是真的功能亢盛的阳证，所以古人将其称为"虚阳外浮"。故用蜀漆祛炼液而成之痰，也就是缓解体液虚引起的血液黏稠度增大的情况；龙骨牡蛎镇惊安神，收敛浮越在外的"虚阳"。本质就是用龙骨牡蛎取代芍药的收敛功能，它可以改善机体电解质，阻止汗液从体表流失，帮助机体阴液的恢复，从而从本质上治疗惊狂和卧起不安。

桂枝去芍药加蜀漆牡蛎龙骨救逆汤方

桂枝 45g　　炙甘草 30g　　生姜 45g　　大枣 45g　　牡蛎 75g　　蜀漆 45g　　龙骨 60g

原方为三次治疗量。

蜀漆是常山的幼苗或者嫩叶，《神农本草经》说它可以治疗积聚，就是血液黏稠度高而引起的气机阻滞。

形作伤寒，其脉不弦紧①而弱，弱者必渴〖弱者发热〗②，被火必谵语。弱者发热脉浮〖者〗③，解之当汗出愈。（113）

①紧：康平本作"坚"。

②此句宋本无，康平本有，但为批文。

③者：康平本有此字，补入。

外部表现的症状和伤寒一样，出现发热无汗，头项僵痛的症状，但这个人的脉和伤寒不一样，伤寒是浮紧脉，原文说"弦紧"应该是对紧脉的描述，浮脉原文没有描述，就是"脉不紧而弱"的意思，说全了就是"脉不浮紧而浮弱"。这个脉是浮弱脉，弱脉有两个原因，一是表证虽在，但脏腑功能的力量不强，气血虽趋表，但是力不大；二是虽然无汗出，但是津液本来就先虚衰了。循环中体液少，脏腑又无力推动气血，这个病我推测应该先用小建中汤，津液正常后用麻黄汤，或者直接用桂二越一汤小发其汗。所以后文说"弱者发热脉浮，解之当汗出愈"，就是这个道理。

弱者必渴：就是提示津液虚少，但这不是大烦渴，不是白虎汤证。此病津液已经虚少，用火疗则如第110条所说"大热入胃"，必发谵语。

太阳病，以火熏之，不得汗，其人必躁【到经不解】，必清血，名为火邪。(114)

太阳病，没有汗，以火疗的方法发汗，火熏也是一种火疗方法，原理大概同现代的汗蒸相似。火熏很容易出汗，但是这个病人火熏还不能出汗，说明病人津液虚少非常严重了，人体出于自我保护不再发表出汗。

病人津液虚少，再加上火疗的火热邪气，因为又没有汗出，火热邪气容易被循环带入，郁于胃肠之里，到太阳病的自然病程结束之时还不好，邪就传阳明，原先的火热邪气都没有清解，邪传阳明入里化热之时就容易造成胃肠道出血。清血就是大便排血，"必"字不能理解为必然，它应该和"名为火邪"连起来看，就是大便排血的这种情况，就称为体内有"火邪"。

〖火邪〗①，脉浮，热甚，而反灸②之【此为实，实以虚治】，因火而动，必咽燥吐血。(115)

①火邪：康平本有此二字，补入。

②灸：康平本作"炙"，恐为抄录之误，后不再注释。

脉浮，热甚，有两种情况，一种是太阳伤寒脉浮，热甚是脏腑功能亢盛推动气血趋表导致的表热甚，这种病本来是麻黄汤类方解外。"反灸之"就是本来不能灸却采用了灸的方法。因为这个病人是表实表热，不是虚寒，采用灸的方法就是实证采用了治疗虚证的方法，就是实以虚治，这是错误的治疗方法。误治之后，这个病容易变成温热病，伤津动血，火热上攻，导致咽喉干燥甚至吐血。一种是温热性质的外感所以热甚，这种情况更不能灸，灸之迫血妄行。

微数之脉，慎不可灸，因火为邪，则为烦逆【追虚逐①实】**，血散脉中，火气虽微，内攻有力**【焦骨伤筋】**，血难复也。脉浮，宜以汗解，用火灸之，邪无从出，因火而盛，病从腰以下必重而痹**【名火逆也②】**。欲自解者，必当先烦，烦③乃有汗而解**【注：何以知之？脉浮，故知④汗出解】**。（116）**

①逐：康平本作"追"。

②名火逆也：康平本作"火逆之也"。

③烦：康平本无此字。

④故知：康平本作"而"。

脉微为循环中体液少，阴血不足导致的阳虚运行无力故微；脉数为阴血不足导致的虚性代偿。慎不可灸，慎强调一定得小心谨慎，千万不能灸。前几条都讨论过，火邪令气血奔涌，伤津耗血，容易造成烦躁的逆证，烦和躁是程度的不同，躁在烦的基础上有肢体的躁扰不宁。轻微则烦，严重则躁。批文有"追虚逐实"四字，和虚虚实实是一个意思，就是说采用灸的方法会令虚者更虚，实者更实，虚为津液虚，实为邪火实。火邪伤津耗血，令阴血更虚；火邪令气血奔涌，令邪火更加亢盛。

血散脉中，意为脉中血散，是指火邪迫血妄行而使血散至脉外。血本该守于脉中，就是在循环中参与循环。

火气虽微，内攻有力，【焦骨伤筋】，血难复也，是说灸法比起前几条的火熏、火熨等法方法力量要微小一些，但是进入人体之后令气血沸腾的能力却很强，让循环中体液减少，携带能力减弱，给四肢百骸提供物质能量的能力减弱，导致人体组织枯槁，阴血很难恢复。

脉浮，适合使用发汗的方法，因势利导令邪从表解。有汗用桂枝汤类方，无汗用麻黄汤类方。若是桂枝汤证，火灸的方法不能补营血，也不能恢复体表固摄汗液的功能；若是麻黄汤证，火灸的方法不能开表令汗出而恢复体表的排泄功能。从后文来看，本条主要论述的是伤寒而不是中风。伤寒本身就是体内体液多，寒湿之邪郁于体表，脏腑功能亢盛欲排邪而推动气血趋表，但表闭不开，邪无出路的一种疾病。现在用火灸的方法使气血奔涌，但又不能开表发汗，导致寒湿之邪没有出路，反而会因为火邪而更严重。怎么个严重法呢？本来郁于体表可以从表解的那些寒湿之邪，会跟随火邪流窜全身，不再局限于体表。寒湿之邪本就重浊，最后容易沉着于人体下部，导致病人"从腰以下必重而痹"。这种病就是由火灸引起的逆证，批文中给取了个名字叫作火逆。

伤寒本就是脏腑功能亢盛（阳气亢盛），再加上火灸不会损伤机体功能，这个病也没有大汗出导致亡阴亡阳，只是把体表的寒湿邪气打入体内沉着于人体下部。所以这种病可以自愈，所谓"凡病阴阳自和者必自愈"，就是机体功能正常的，即使有病也会自己好。自愈的时候，先烦，烦是阳气偏亢。阳气亢盛则能"起阴气"，沉着在人体下部的寒湿之邪终究会被吸入循环，由脏腑功能推至体表，令自汗出而解。"何以知之，脉浮故知汗出解"，是说病人的脉还是浮脉，机体功能依然令气血趋表，所以可以预知自愈的途径还是自汗出而解。

烧针令其汗，针处被寒，核起而赤者，必发奔豚【气从少腹上冲心者】，灸其核上各一壮，与桂枝加桂汤【注：更加桂二两也】。① **(117)**

桂枝加桂汤方

桂枝五两【去皮】 芍药三两 生姜三两【切】甘草二两【炙】 大枣十二枚【擘】

上五味，以水七升，煮取三升，去滓，温服一升【注：本云桂枝汤，今加桂满②五两，所以加桂枝者，以能泄奔豚气也】。

①康平本此处后无方药组成及煎服法。因无注文，此处两段注文康平本共为一段。

②满：康平本无此字。

本条的烧针发汗是火疗中发汗力量最强的，而且烧红的长针对病人造成心理压力。患者大汗出，心阳虚而出现奔豚气。而且针处还被感染。仲景提出的治法为灸其核上各一壮，内服桂枝加桂汤进行治疗。

奔豚气是否必然产生倒不一定，仲景在此处是用奔豚气的产生提示心阳不足。出现其他可以诊断为心阳不足的症状也可以使用桂枝加桂汤，如心悸。

本条所述，在现代失去了意义，火针在我们生活中已经很难见到。但本条给我们一个重要的启示：皮肤的感染属于心阳虚的情况可以用桂枝加桂汤进行治疗。那么推而广之，体表的疮辨证属于心阳不足的情况是否也可以用桂枝加桂汤呢？再继续深究，体表的疮辨证属于营血不足的情况是否可以用桂枝加芍药汤呢？这样的追问不无道理，因为疮虽然在表，与脏腑却紧密相连，即所谓"有诸于内，形诸于外"。桂枝汤通调表里，可以调动气血趋表，修复体表的感染和疮疡。关于这种方法的实践，火神派的开山祖师郑钦安先生心得颇深，并详细记录在他的著作中。

桂枝加桂汤方

桂枝 75g   芍药 45g   生姜 45g   炙甘草 30g   大枣 45g

原方为三次治疗量。

火逆下之，因烧针烦躁①者，桂枝甘草龙骨牡蛎汤主之。(118)

桂枝甘草龙骨牡蛎汤方

桂枝一两【去皮】   甘草二两【炙】   牡蛎二两

【熬】 龙骨二两

上四味，以水五升，煮取二升半，去滓，温服八合，日三服。

①躁：康平本作"燥"。

火逆伤津耗血，医生多半看气血奔涌，以为阳明内结，又用下法，见下法之后还没好，又用烧针，出现了烦躁。火逆之类的疾病，因为是阴液被伤，阳气独盛，表现出来的都是阳证、有余之证。但这并不是真正的有余，而是相对有余，是心脏功能和阴血同时被损伤，但是阴血损伤更为严重。由轻到重的顺序是：烦、躁、惊、狂。温热病的发展也会出现这个过程，但温热病是真正的有余之证，可以遵循《温病条辨》的治则，此处不予讨论。《伤寒论》对于功能和物质同时受到损伤的情况，以恢复功能为首要原则，功能恢复，物质自然会再化生，化指消化外界食物，生指生成人体所需。

桂枝加龙骨牡蛎汤这种方法被称为回阳收纳，回阳的力量弱，收纳的力量强。桂枝甘草温心阳；龙骨牡蛎定惊安神，重镇收敛。龙骨牡蛎这种药物对人体恐怕有补充人体电解质的作用，能改善组织液、改善细胞的内外环境。它的定惊安神、重镇收纳的药效，就是因为它能改善人体电解质的原因。

桂枝甘草龙骨牡蛎汤方

桂枝 15g　炙甘草 30g　煅牡蛎 30g　龙骨 30g

原方为三次治疗量。

太阳伤寒者，加温针必惊也。（119）

本条在第 118 条已经涉及，不再阐述。

太阳病当恶寒发热，今自汗出，反不恶寒发热①，【关上】脉细数者，以医吐之过也。一二日吐之者，腹中饥，口不能食；三四日吐之者，不喜糜粥，欲食②冷食，朝食暮③吐，以医吐之所致也【此为小逆】④。（120）

①不恶寒发热：康平本作"不恶寒不发热"，意同。

②食：康平本无此字，不影响文意。

③暮：康平本作"夕"，意同。

④此句为批文，康平本在"医吐之过也"处。

本条阐述历代注家众说纷纭，莫衷一是。

太阳病当恶寒发热，这是无汗的太阳伤寒证。太阳伤寒为脏腑功能亢盛，气血趋表而毛孔紧闭的疾病。机体调动气血趋表是因为要把外感造成的寒湿之邪维持在体表而不进入脏腑。所以表位压力大，又有寒湿之邪，四肢百骸理化生环境改变，都现疼痛。

今自汗出，是病人突然向虚的方向发展，是因为阳气内守，不能顾护于表位。阳气跟津液密不可分，本质是机体发现脏腑虚，体循环往内脏分配的流量变大，导致体表阳气不足，对阴液的固摄能力突然减弱，故而自汗出。

反不恶寒发热，反表示反常，太阳病本该恶寒发热而现在这个症状没有了。为什么不恶寒了呢？是因为汗出了，热退了，太阳伤寒算是解了。太阳伤寒本身就是一种人体免疫系统过度反应的一种疾病，这样解也很正常。现代有些人治疗伤寒就用清热解毒的方法，就是降低人体免疫系统的亢奋，也能治愈，不过损伤正气，并非正法。

批文关上二字不是仲景原文。关上脉细数者，关上就是关脉，寸口脉为桡骨上的一条动脉，不可能关上独数。

但可以把关上理解为病位在中焦，细数脉为阴虚火旺的脉象。言下之意就是因为采用了吐法，吐出了很多食物和胃液，导致中焦胃阴突然损伤，气血趋里，阳热偏亢，这是胃肠的病变；循环中的体液来自胃肠的吸收，但是吐了之后，循环中的体液不能及时补充，但是体表却自汗出损失了很多体液，所以循环中的体液也不足，为了保证体循环的运输能力，加快速度以代偿体液的不足，故而出现细数的脉象。

以医吐之过也，这些症状说明是医生采用了吐法导致的过失，出现了坏证。

一二日吐之者，是说伤寒早期，采用了吐法，这个时候太阳病还没有要传阳明的迹象。一吐就伤了胃阴，胃的消化功能受到影响，但是小肠的吸收功能没有因此而受到影响。又因胃中的食物被吐出，没有东西可以传递给小肠。胃的消化功能受影响则"口不能食"，小肠的吸收功能未受影响且没有食物传入小肠则出现"腹中饥"。胃肠道的消化功能和降浊的功能，中医称"胃"；胃肠道的吸收运化功能中医称"脾"，所以中医的"胃"的功能主要由解剖学的"胃"承担但又不尽然，中医的"脾"的功能主要由"小肠"承担但又不尽然。所以中医可以把这种现象归于"伤了胃阳尚未伤脾阳"，胃阳被伤则不愈食，脾阳未伤而腹中饥。

三四日吐之者，是说伤寒有几天了，病传阳明的概率在变大，中焦的热量积累变多。这个时候采用吐法，病情就更复杂。中焦胃中积热，所以不喜热粥，而喜欢冷食。此热指邪热，并非真阳。所谓邪热指超过正常情况的热能，所谓真阳指机体器官组织的正常功能。本病因采用吐法，邪热虽盛，真阳已虚。有邪热故欲食冷食，真阳虚所以不能消化，吃进去的食物不能按时腐熟，就无法往下传导，滞留在胃里时间久了郁热就更严重，所以出现"朝食暮吐"的现象。这个朝食暮吐不要仅仅理解成早上吃晚上吐，应该理解成吃了不会马上吐，要过很久才会吐（吃了马上吐叫"朝食朝吐"，是胃中邪热相当严重，真阳也亢盛，这是实热引起的胃气上逆，是大黄甘草汤的证候）。

这些症状都是医生采用吐法，损伤了胃的功能所致，批文称为小逆。仲景在此处没有出治法，邪热盛要清热，黄连黄芩当用；真阳虚就是寒，需要温中，甘草干姜汤当用；胃液被吐法所伤，还应该补胃阴，人参大枣当用；呕吐，胃气上逆，生姜半夏当用。这个病怎么看怎么像个生姜泻心汤或半夏泻心汤的证候。

太阳病吐之，但太阳病当恶寒，今反不恶寒，不欲近衣，此为吐之内烦也。（121）

第 120 条阐述吐法导致邪热亢盛而功能（真阳）虚衰的证候，为小逆；本条阐述吐法导致邪热亢盛而功能（真阳）亦亢盛的症状，为内烦。至于病人吐后出现"小逆"还是出现"内烦"主要取决于病人的体质，病邪的轻重等因素。

太阳病采用吐法，如果这个病人只有太阳病，理当出现恶寒的症状。现在采用吐法之后导致病人不恶寒，反而恶热。第 11 条说"……身大寒反不欲近衣者，寒在皮肤，热在骨髓也"，

说明现在这个病人脏腑的热势还不低，当然并不是说体温计测量一定有发烧。这是阳明胃热已经形成了。

太阳病采用吐法，伤里气最快。吐之后，胃阴枯竭，里气不足。在表之气血趋里救胃。体质好、"阴阳自和"的人，可以很快恢复胃液和胃的功能；体质阳盛的人，气血救胃的时候就容易发展为阳明病；体质阳虚的人，气血救胃的时候就容易发展寒热错杂、虚实夹杂的证候。中医有一个"邪热内陷"的说法，本质为气血趋里。

病人脉数，数为热，当消谷引食，而反吐者，此以发汗，令阳气微，膈①气虚，脉乃数也，数为客热；不能消谷，以胃中虚冷，故吐也。（122）

①膈：康平本为"胁"。

本条是对第 120 条的补充说明。第 120 条是阐述吐法导致胃中有邪热但是真阳虚衰这种寒热错杂的证候；本条是阐述汗法导致的胃中邪热但是真阳衰微的证候。

病人脉数，数为热，邪热在中焦可能导致胃肠功能亢盛，引起胃容易消化食物，人也总是容易饿，想吃东西。

但是病人的脉实际是细数，仲景在这里只强调了数。如何知道是细数脉呢？因为后文说发汗让津液损失到"阳气微"了，所以可以推断是细数脉。细数的脉，是发汗令循环中津液不足而阳气微，这个"阳气微"是真阳虚衰，这就是在阐述胃中邪热虽盛，但是真阳衰微的道理，我们在第 120 条已经阐述。"膈气虚"是说胸膈中也就是上焦阳气也不足了。如此种种导致脉数，这个脉数当然是机体为了保证循环的输送量，靠加快速度来代偿体液数量的不足。

数为客热，仲景认为这里的数脉是因为邪热引起的，客热就是邪热，就是新陈代谢产生的热能的堆积，而且超过了正常情况，这些热能强迫心脏加快跳动所以出现数脉。

这是仲景那个时代的解释，这样解释也不无道理，也不会引起辨证的失误，但解释不了其他没有邪热的细数脉。

不能消谷，以胃中虚冷，故吐也。不能消化食物是因为胃中真阳虚损了，就是胃的消化功能受到损伤，不能消化就不能向下传导，导致郁久积热而吐出。

太阳病，【过经】十余日，心下温温欲吐，而胸中痛，大便反溏，腹微满，郁郁微烦。先此时自极吐下者，与调胃承气汤【注：若不尔者，不可与。〖○〗①但欲呕，胸中痛，微溏者，此非柴胡汤证，以呕故知极吐下也②】。**(123)**

①○：宋本此处无字，康平本有一圆圈"○"。

②以呕故知极吐下也：康平本作"此丸散知极吐也"。

太阳病，十余日已过，过经病传里。伤寒易传阳明（但却也不尽然），中风易传少阳（也不尽然）。"心下温温欲吐……郁郁微烦"这些症状都是患者自己采用了吐法和下法一通胡乱治疗之后所出现的症状。

心下温温欲吐，是病人不该用吐法却用了吐法的后果，温温通愠愠，表示烦热；大便反溏，说明这个病人本来是传阳明，大便本来不应该溏，出现溏是用了下法又不得法的后果。那个年代到底病人自己会采用什么样的药物去自己攻下，有前辈考证认为是巴豆剂，巴豆是热下，不适合在阳明病中使用。

胸中痛，郁郁微烦都说明上焦有邪热；腹微满为胃肠中热邪未尽排。故用调胃承气汤泻阳明热。

注文中将此证与柴胡证进行鉴别也是很有必要，毕竟有郁郁微烦和呕这样的与柴胡证相似的症状。

太阳病六七日，表证仍在，脉微而沉，反不结胸，其人发狂者，以热在下焦，少腹当硬满，小便自利者，下血乃愈【注：所以然者，以太阳随经①，瘀热在里故也】，抵挡汤主之。（124）

抵挡汤方

水蛭【熬】　　虻虫各三十个【去翅足熬】　　桃仁二十个【去皮尖】　　大黄三两【酒洗】

上四味，以水五升，煮取三升，去滓，温服一升。不下更服。

①经：康平本作"症"。

第106条阐述下焦邪热伤血而成瘀，热邪重而瘀血轻；本条阐述下焦邪热伤血而成瘀，但瘀重于热。

太阳伤寒为脏腑功能亢盛，能量代谢旺盛，容易郁热于三焦，引发变证，与上焦痰饮相结合容易发展为结胸证；太阳中风为脏腑功能相对不足，一般不会出现结胸和瘀热这样的变证，而是往痞证方向发展。

太阳病六七日，表证仍在，脉微而沉，反不结胸：主要是指太阳伤寒六七日，脏腑功能亢盛较久，能量代谢旺盛，有大量邪热郁于体内，再加上表证没有解，这样的脉应该浮数而不该沉微。随着阴血的耗伤，浮数脉又可能发展为细数脉，伤阴的下一步就是伤阳，邪入三阴，最终演变成少阴病的脉微而沉。但本条的脉微而沉，不是阴证，阴证是但欲寐那种不足之证，不会出现其人发狂的阳证。那脉微而沉就是发展为结胸证的可能性比较大，结胸证是上焦的邪热与有形痰饮相结而郁遏气血的一种疾病。仲景用"反不结胸"，就是说这个病应该更容易发展为结胸，但是反而没有。

其人发狂者，以热在下焦，少腹当硬满：热在上焦容易影响肝胆疏泄，也可能与痰饮相结而成结胸；热在中焦容易成阳明消渴；热在下焦容易与食物糟粕相结形成阳明腑实。此病热在下焦，所以小腹部应当硬满，硬是医生触诊能有感觉，满是病人的自觉症状，说明下焦的邪热与食物糟粕所结，形成了燥矢。病位比大承气汤的病位还要偏下，大概在乙状结肠的位置。下焦实热，容易伤津耗血，最终下焦血液黏稠度增加，而在盆腔丰富狭小的毛细血管处形成瘀血，导致下焦容易在动脉毛细血管丰富的膀胱出血，出现尿血的情况。从前人的医案可见，严重的还会导致便血的情况发生。发狂指病人不避亲疏，毁物骂人，比第106条"如狂"的病情要严重。发狂属于邪热亢盛导致神志出现异常，属于阳证。

小便利，指小便正常，中焦吸收水谷精微正常，人体水液代谢正常，不是太阳蓄水证。

下血乃愈，抵挡汤主之：下血，指采用攻下瘀血的治法，并不是说病人自己尿血就好了，而是要用抵挡汤泻热逐瘀而愈。

所以然者，以太阳随经瘀热在里故也：这段为注文，是解释为什么要用攻下瘀血，是因为太阳表寒随足太阳膀胱经入里化热瘀热在膀胱腑，这里的"里"是与太阳经相对应的膀胱腑。但本质这个瘀热是在下焦，只是它容易导致膀胱的毛细血管出血，所以注家认为热结膀胱。因为经络在于人体，客观存在，所以我们不能排除足太阳膀胱经表里之间通过经络相互影响从而导致膀胱更容易病变的这种可能性。

抵挡汤方

水蛭（炒）15g　虻虫（去翅足，炒）12g　桃仁 6g
大黄 45g

原方为三次治疗量。水蛭的量为在西南田间所抓 10 条
水蛭干后约 5g，虻虫 10 个约 4g，桃仁 10 个约为 3g。现代
水蛭虻虫一般入散剂，效果更佳。服后取大便溏为度。

**太阳病，身黄，脉沉结，少腹硬【小便不利者，为
无血也】，小便自利，其人如狂者【血证谛也】，抵挡汤
主之。（125）**

中国人为黄色人种，但因为有气血的充盈，所以正常
人的肤色为红黄隐隐。太阳病，身发黄色，脉沉而结，沉
脉为气血趋里，结脉为脉道中血液不够，出现有脉动过程
中时而停一下，这是循环中体液损伤严重，原因在于阳明
腑实，燥热伤津，所以少腹硬，是阳明有燥矢结于下焦，
小便不利是热盛伤津的原因。所以批文说"为无血也"，是
说没有瘀血的意思。也就是说诊断下焦蓄血证要看小便利
还是不利。如果出现脉沉结，少腹硬而没有小便不利，其
人如狂则不能诊断为蓄血证，这个病应该急下存阴，成无
己主张用茵陈蒿汤，因为茵陈退黄利湿热。但这个病不是
阳明湿热，而是热盛伤津重症，应该用增液承气汤的思路，
或者用大承气汤加洋参当归白芍，或者急下之后，用生脉
散之类救阴。

宋本成本有批文，把嵌文理解为原文，就把此条分割
成了两层意思，实际根据康平本校正之后，本条应该是完
整的一条，只有一层意思。但批文阐述的这种情况有临床
意义，所以我保留并做以上论述。

原文：太阳病身黄，脉沉结，少腹硬，小便自利，其人如狂者，抵挡汤主之。

病人身黄脉沉结，为热郁于里而伤血；小便自利，说明水液代谢正常；少腹满是邪热与下焦糟粕相结，导致血液被邪热煎熬在下焦出现了瘀血，影响神志，其人如狂，这就是瘀血证的确切证据，抵挡汤主之。

伤寒有热，少腹满，应小便不利，今反利者【为有血也】，当下之①**【不可余药】，宜抵挡丸。（126）**

抵挡丸方

水蛭二十个【熬】　虻虫二十个【去翅足熬】　桃仁二十五个【去皮尖】　大黄三两

上四味，捣分四丸，以水一升，煮一丸，取七合服之，晬时当下血【若不下者更服】。

①当下之：康平本作"当可下之"，意同。

少腹满比较第125条的"少腹硬"为轻症，小便利与不利为鉴别点，利则瘀血在下焦，当攻下瘀血，适合使用抵当丸。

抵当丸方

水蛭（炒）10g　虻虫（去翅足，炒）8g　桃仁7.5g　大黄45g

将四味药研末，做成四颗丸药，以水200 mL，每次煮一丸，煮至水剩140 mL取服之，不多少会泻下瘀血，如果没有泻下，再取一颗煮服。

丸药的药力比较和缓，药效的时间更为持久。但是这里并非是直接吞服丸药，而是采用水煮丸药，批文说"不可余药"，是要连药渣一起吞服。这种服法介于丸药之缓与汤药之峻之间，而且还减小的用药剂量，以应对症状比较轻的下焦瘀血证。

太阳病，小便利者，以饮水多，必心下悸；小便少者，必苦里急也。（127）

在太阳病的开篇，我已经论述过太阳病阶段小便会比正常情况适当偏少一点，此处说小便利，是病人饮水多造成的，这里水指冷水，在五苓散的条文中也论述过。喝了太多冷水，伤了上中二焦的阳气，心肺和脾胃功能受损，导致心下悸动，是苓桂剂的治疗范围。

小便少，是胃肠的水液代谢功能失常，导致水液稽留在胃肠道。水的比热容是自然界中最大的，它盘踞在胃肠道会吸收很多热量，导致水也没有办法走小便排出，热也没有办法向外发越成汗，这就是阳明病水进火不退的一种病，就是水液代谢失常、能量代谢不衰，我们可以称之为湿热病。湿热病最容易导致里急后重，老是想上厕所，但每次又拉不了多少，所以必苦于里急，即胃肠之里的急迫感。这是五苓散的治疗范围。治疗湿热病，后世总是清热利湿，不知道热的原因是热与湿结，就是水的比热容大，吸收了很多热量，郁于中焦。所以治疗湿热的主要方向是利湿，只有确有能量代谢亢盛，才适当加清热药。

第三节　辨太阳病脉证并治下第七

问曰：病有结胸，有脏结，其状何如①？答曰：按之痛，寸脉浮，关脉沉，名曰结胸也。（128）

何谓脏结？答曰：如结胸状，饮食如故，时时下利，寸脉浮，关脉小细沉紧，名曰脏结。舌上白苔滑者，难治。（129）

脏结无阳证②，不往来寒热，其人反静，舌上胎滑者，不可攻也。（130）

①何如：康平本作"如何"，意同。

②证：康平本作"症"，恐误。

本三条用问答的方式提出结胸与脏结两种完全不同的病证，并对结胸和脏结进行鉴别。

结胸：医生用触诊，触按病人胸腹部，病人有疼痛的感觉；寸脉浮，是上焦胸膈中有热；关脉沉，是主里有饮邪。所以结胸病是上焦邪热与痰饮相结合的上焦实热证。因为上焦实热，所以胸腹胀满拒按，按之则痛，因此应该不思饮食。

脏结：如结胸状，到底是哪些和结胸病一样？因为后文脉象另有分析，所以这里的如结胸状，指的症状就是和结胸病一样有胸腹部胀满拒按，按之则痛的症状。不同的是结胸为实热，脏结为实寒，实为有病理物，热为功能亢盛，寒为功能虚衰。所以"饮食如故"，饮食如故不是说胃口好，只是和结胸比起来能吃。虽然能吃，但是时时下利，拉肚子。脏结的这个脏是五脏的脏，五脏属阴，说明脏结是阴证，是胃肠功能严重虚衰，导致胃肠中停有实邪，这些实邪是不能被胃肠吸收运化的水谷精微及糟粕，郁久而成胃肠中的痰湿。寸脉浮表示阳被隔拒于外，而且此脉象说明心肺阳气不衰，循环的力量不受影响，病位在心肺之下，仅是脾胃功能虚衰；关脉小细沉紧，关里，表示循环得不到补充导致体液减少，故脉小细；阴寒邪气盘踞中焦，故脉沉紧。所以脏结没有阳证，也没有往来寒热这样的少阳证，这个病人体内集结有大量的实邪，而且心肺功能不衰，上焦有热，应该肢体躁扰不宁，但是"其人反静"，这都是阴寒重症的表现。虽然有实邪，但是病人舌苔白滑，是脾胃功能本身不足，故不可攻下。脏结实邪为标，脾胃功能虚衰为本，当用四逆理中辈温之。

病发于阳，而反下之，热入因作结胸；病发于阴，而反下之，因作痞也。所以成结胸者，以下之太早故也。

结胸者，项亦强，如柔痉状，下之则和，宜大陷胸丸。

大陷胸丸方

大黄半斤　葶苈子半升【熬】　芒硝半升　杏仁半升【去皮尖，熬黑】

上四味，捣筛二味，内杏仁、芒硝，合研如脂，和散，取如弹丸一枚，别捣甘遂末一钱匕，白蜜二合，水二升，煮取一升，温顿服之，一宿乃下，如不下，更服，取下为效，禁如药法（131）。

本条前一段阐述结胸证和痞证的成因，后一段阐述结胸症状及治法。

第7条：病有发热恶寒者，发于阳也；无热恶寒者，发于阴也。阳可以理解为三阳经，阴可以理解为三阴经，但始终不如把阳理解为功能亢盛能量旺盛、把阴理解为功能不足能量不足更准确。如太阳病，伤寒为脏腑功能亢盛的疾病，是发于阳；中风为脏腑功能相对不足的疾病，虽然是太阳病，在此处就应该归为发于阴。

病发于阳，而反下之，热入因作结胸：太阳伤寒这种脏腑功能亢盛的疾病，心肺的功能亢盛，上焦本来能量代谢旺盛，大量热能产生郁于上焦。胃肠功能亢盛，大量水谷精微在脏腑功能的推动下进入循环，走肺循环体循环之后被宣发至体表抗邪。这个阶段，上焦的热量多，脏腑的功能亢盛，突然采用下法，下法不能清上焦的郁热，但是会损伤胃肠的功能，本来高效的运作机制突然动力不足，部分水谷精微郁于肺胃。同时，机体发现脏腑功能受损，会加大肃降的量，体循环中的体液入里救胃，导致大量在表的寒湿随气血入里，拥堵上焦。这种湿热的环境，适合某些细菌生长，同时可能引起上焦炎症。此病病位在胸腹肺胃，称为结胸证。

病发于阴，而反下之，因作痞也：脏腑功能不足的疾病，如果采用了下法，很容易就变成痞证。因为下法更加伤害脏腑的阳气，使胃肠功能不足而因虚成实；气血入里救胃而造成邪热入里，成为寒热错杂、虚实夹杂的痞证。

结胸是因为外证不解、里热渐生但里实未成而用了下法；痞的成因原文没有阐述，是脏腑功能不足，本没有使用下法的道理，但是使用了下法造成的。本条是结胸和痞证的形成归因，但从后文可以看出，这也是一般情况，下后病情的演变，跟病人体质密切相关，也与病情轻重和药力有关，不可执着。

结胸者，项亦强，说明颈项强直并不是太阳表证的特有症状，同时也说明结胸是太阳病表证误治演变而来，太阳病特征并没有完全消失。水热结于胸中，不能濡养项背，病的原因还在水热结胸。下胸中水热则表里和，宜大陷胸丸。

大陷胸丸方

大黄 120g　炒葶苈子 60g　芒硝 60g　杏仁 60g（去皮尖，炒黑）

原方剂量虽然大，但是是做成弹丸大小的丸药，每次只取一丸，加甘遂末一钱匕，差不多 1.5g 左右，再加白蜜 40 mL，加水 400 mL，煮剩 200 mL 一次热服。药力之缓，要一宿才会泻下。如果不下，再按照前法服用。

弹丸，据考证是陶丸发展而来，现在陕西周源博物馆有陈列陶丸，直径大小不一，2cm 左右。这个大小的药丸其质量约为 10g 左右，所以每次剂量为：大黄 4g　炒葶苈子 2g　芒硝 2g　杏仁 2g　甘遂 1.5g。煮丸之后是药汤和药渣一起喝完是为了缓，加白蜜也是为了缓。从"一宿乃下"可以看出，这个药的服用时间选在睡前为宜。需要利用睡觉时平卧的状态来帮助药力发挥作用。平卧对药力的帮助有两层意思，一是缓，二是让药力容易作用在上焦病位之处。

本方君药为甘遂，用以泻胸腹中水邪；大黄芒硝泻热同时通腑，为甘遂打通阳明降机的通道，形成将水邪下排的趋势；葶苈子和杏仁泻肺中水饮实邪。

结胸证，其脉浮大者，不可下，下之则死。

（132）

结胸气血趋里，脉本不该浮大，若浮大是表邪未解且气血未入里救脏腑，结胸证还不具备，但这种情况下之没有死证，确是会激起变证。此处的脉浮大，是脉浮大而虚。结胸证已经形成，上焦邪热亢盛，疼痛拒按，如果病人体质羸弱，或者久病虚损，导致体内阴邪盘踞，真阳衰微，心肺功能肃降无力，气血被迫宣发在外，脉象浮大而虚，这是极其凶险的证候，万不可下，下之有死证。

本条提示，结胸证病在上焦，极易引发心肺功能虚衰而出现危证，当从脉象仔细参详虚实。体质强壮者，能耐受攻下之法，可用陷胸汤攻下水热。体质羸弱者，当先扶正固本，或攻补同用。

结胸证悉具，烦躁①者亦死。（133）

①躁：康平本作"燥"，误。

上条是从脉象上阐述结胸证的危急重症，本条从症状上阐明结胸证的危急重症。

结胸证悉具，指胸腹部石硬，疼痛拒按，这些症状都已经出现，说明结胸证已经形成。结胸证虽然形成，但是能不能下，要根据脉证辨明虚实。结胸证虽是水热互结，那个热并不代表真阳，而是邪热，能不能下要辨明脏腑真阳是否充足，若脏腑功能衰微，则不能下。

结胸证已成，若出现烦躁，是水热结于里，水邪毕竟为阴邪，阴邪盘踞胸腹，体质羸弱者，心肺功能容易受损，体循环分配血量供给脏腑的能力减弱。这个过程叫作"阴盛格阳"。也就是心肺肃降功能受阻，大量气血宣发在外，脏腑能量代谢不足而出现"烦"，四肢百骸能量代谢旺盛而出现"躁",所以出现肢体躁扰不宁的烦躁,这都是阴盛格阳的危急重症,容易出现死亡的情况。

　　太阳病,脉浮而动数【注:浮则为风,数则为热,动则为痛,数则为虚】,**头痛发热,微盗汗出,而反恶寒者,表未解也。医反下之,动数变迟,膈内拒痛**【胃中空虚,客气动膈】,**短气躁烦,心中懊恼;阳气内陷,心下因硬,则为结胸,大陷胸汤主之;若不结胸**①,**但头汗出,余处无汗,齐颈而还,小便不利,身必发黄**②。

　　大陷胸汤方

　　大黄六两【去皮】　**芒硝一升　甘遂一钱匕**

　　上三味,以水六升,先煮大黄取二升,去滓,内芒硝,煮一两沸,内甘遂末,温服一升,得快利,止后服(134)。

　　①若不结胸:康平本作"若不大结胸",有此"大"字,是其后"宜大陷胸丸"之依据,此与病机不符,故未补入。

　　②康平本"身必发黄"后有"宜大陷胸丸"五字,为误。

　　太阳病,伤寒与中风,皆恶寒,恶寒为太阳病的提纲病情。本条所列,有恶寒的症状,但并不是太阳伤寒或太阳中风。脉浮为气血趋表;脉动为脉来摇摆,主痛主惊;脉数为有热,指脏腑功能亢盛,也能反应循环中体液不足而出现了虚性代偿,体液虚为热伤津液。头痛发热,为外感所致。微盗汗出,微反应汗出不多,是体液不足的原因,汗出是里热盛而逼汗液出。所以这个病为温热性质的病。温热性质的病本该不恶寒而恶热，但是此病反而出现了恶寒所以叫"反恶寒"。太阳伤寒为感外邪，因脏腑功能亢盛推气血趋表而表闭汗不出，寒湿郁于表，故用麻黄汤辛温发汗；太阳中风为感外邪，脏腑功能虽推气血趋表但功能已相对不足而表虚汗出，故用桂枝汤养正发汗；本条所述，有太阳病脉浮头项强痛而恶寒的提纲病情，但性质与伤寒中风全不相同，当另列为太阳温病，应该用麻杏石甘汤辛凉解表。太阳温病与阳明中风有极多类似之处，不同点在于阳明中风有更多里证。太阳温病与阳明中风都是脏腑功能亢盛的"不恶寒但恶热"的外感，本质都属于温病，也可以不必如此细分。

此证医生没有采用辛凉解表，而是采用下法，导致气血趋里。一采用下法就可能导致三种变证。

（1）动数变迟，膈内拒痛【胃中空虚，客气动膈】，短气躁烦，心中懊𢙐：动数脉变为迟脉，脏腑功能因下法而减缓。膈内拒痛指邪热入胸膈导致抗拒而痛，批文解释说"胃中空虚，客气动膈"，是胃肠中因为采用下法而导致没有实质性病理物，但是气血入里救胃，导致外邪入了胃肠之里影响胸膈这块地方，所以出现"膈内拒痛"。而且这里的外邪不是实邪，因为胃中空虚的空虚二字便是这个意思，所以这个阶段还没有结胸。短气躁烦，心中懊𢙐，是胸膈中有郁热，但是没有与实质性病理物相结合，这是栀子豉汤证的虚烦证。这里用"躁烦"是与第133条的"烦躁"相区分，重点在烦，而非在肢体躁动不宁。

（2）阳气内陷，心下因硬，则为结胸，大陷胸汤主之：这一段前加一个"若"字更为贴切。阳气内陷，指气血入里救胃，气血充斥在脏腑，导致热与素有的水饮之邪互结，肺胃间因此而变得石硬，当然还有疼痛拒按，这就是发展成了结胸病。用大陷胸汤主之。需要注意的是此句的"阳气内陷，心下因硬，则为结胸"和"动数变迟，膈内拒痛【胃中空虚，客气动膈】，短气躁烦，心中懊憹"这句是接续不断的发生，栀子豉汤的证候可能只是短时间出现，阳气继续内陷，时间一长，水热继续互结，则必然成为结胸。也就是说，栀子豉汤证可能只是一个中间证候、过渡证候，当然也应该存在到栀子豉汤证之后不再继续成为结胸的情况，总与病人体质和邪气盛衰有关。

大陷胸汤方

大黄 90g　芒硝 60g　甘遂 1.5g

原方为两次治疗量，加水 1200 mL，先煮大黄剩 400 mL，去药渣，加芒硝再煮沸腾，加甘遂，每次温服 200 mL，以畅泻为度。

大陷胸汤和大陷胸丸治疗的病位有各有所偏重，前者重在胃，后者重在肺，但并不是说水热之邪只在胃或只在肺。

（3）若不结胸，但头汗出，余处无汗，齐颈而还，小便不利，身必发黄：若不结胸，是没有结胸的条件，病情的传变与病人的体质密切相关，不是所有的功能亢盛的疾病下后都会成为结胸。若只有邪热在胸膈，没有与有形病理物相结合者为虚热；若病人肺胃组织素有水饮，入里的气血就容易在让这些组织的局部病变更严重，能量旺盛而邪热盛，水饮实邪也会壅塞得更多，两相为害，则为结胸；若病人下后，阴液被损，邪热没有清掉，导致邪热盛更伤津液，本来全身"微盗汗出"，体液就虚，现在只有"头汗出，余处无汗"，体液就更虚。同时头上汗出也是向上的力量亢盛导致，也就是邪热上蒸。小便不利，说明循环中体液少。身必发黄，有两个原因，一是组织中体液少，血不足，则不能充斥于组织中。二是上焦郁热迫使胆汁不循常道，从肝走下腔静脉进入循环，使人出现口苦，严重时全身发黄。此病根源在热盛，当用茵陈蒿汤治疗。

康平本认为此证宜大陷胸丸，当误。一个"但"字便是证据，但头汗出，小便不利，就是说只有这两个症状，并没有心下痛，按之石硬的水热互结的结胸病证据，故而不至于使用大陷胸丸。

伤寒六七日，结胸热实，脉沉而紧，心下痛，按之石硬者，大陷胸汤主之。（135）

伤寒六七日，有不经过下法而直接传变为结胸的情况，水热结于胸膈中为实，脉沉为气血趋里，寒湿化热而随气血内陷，紧为阴寒盛而正气不衰，胸腹部疼痛拒按，按之石硬，与痞证的按之软相鉴别。结胸已成，大陷胸汤主之。

伤寒十余日，热结在里，复往来寒热者，与大柴胡汤；但结胸，〖无大热〗①【无大热者，此为水结在胸胁也】，但头微汗出者，大陷胸汤主之②。（136）

大柴胡汤方

柴胡半斤　枳实四枚【炙】　　生姜五两【切】
黄芩三两　芍药三两　半夏半升【洗】　　大枣十二
枚【擘】

上七味，以水一斗二升，煮取六升，去滓，再
煎，温服一升，日三服。【注：一方加大黄二两，若不加，
恐不名大柴胡汤。】

①无大热：宋本将批文作原文，故会出现两个"无大
热"，因此宋本删了其中一个，当误，故据康平本补入。

②康平本此处之后无大柴胡汤药物组成及煎服法。

伤寒十余日，热结在里而非结于胸，这个里指胃肠之
里。这是胸膈中没有水饮这样的基础疾病，胸膈中也有郁
热，这种郁热容易影响肝胆的疏泄，引起少阳病，所以说
"复往来寒热"，这个"复"是说病人出现了热结在胃肠之
里的阳明病，又出现了往来寒热的肝胆疏泄疾病。这是少
阳阳明同病，应该用大柴胡汤治疗。

但结胸，无大热，是上焦郁热在胸腹中与水饮相结，
没有形成阳明病的腑实这样的大热。出现只有头汗身无汗
的症状，用大陷胸汤主之。

大柴胡汤为上焦郁热但未与有形病理物相结，中下焦
郁热与阳明糟粕相结；大陷胸汤为上焦郁热与有形病理物
相结。实邪一下一上，故有大柴胡汤与大陷胸汤之别。倘
若上中下三焦郁热皆与有形病理物相结，该如何治疗呢？
这便是第137条阐述的内容。

太阳病，重发汗，而复下之，不大便五六日，
舌上燥而渴，日晡所小有潮热，〚发心胸大烦〛①，

从心下至少腹硬满而痛，不可近者，大陷胸汤主之。（137）

①发心胸大烦：康平本有此五字为原文，宋本以嵌文形式列有"一云日晡所发心胸大烦"。潮热为阴气恢复里热外潮，病在阳明；大烦为里热在胸膈郁而不出，病在结胸。由此推知，此五字恐非批文，当为仲景原文，故据康平本补入。

太阳病，反复发了汗，病没有好，又采用攻下的方法，导致病人五六日不大便。舌上燥而渴，日晡所小有潮热，这是阳明病，热与阳明糟粕相结；从心下至少腹硬满不可近，心下是胸腹部，胀满疼痛拒按，是结胸病；一直到少腹都疼痛拒按，是阳明病的大承气汤证。这个病用不得大承气汤，因为大承气汤能攻下中下焦的燥矢，但治不了上焦的结胸病。得用大陷胸汤，从上往下攻，既能攻胸膈中水热互结，又能胃肠中糟粕与热相结。

小结胸病①，正在心下，按之则痛，脉浮滑者，小陷胸汤主之。（138）

小陷胸汤方

黄连一两　半夏半升【洗】　栝楼实大者一枚

上三味，以水六升，先煮栝楼〖实〗②，取三升，去滓，内诸药，煮取二升，去滓，分温三服。

①小结胸病：康平本作"少结胸者"。

②实：康平本有此字，当有，故补入。

小结胸病的病机与大结胸病相同，病位与病情的严重程度不同。正在心下，指明小结胸病的病位主要在胃脘部，不按的时候没有明显的疼痛感，按的时候才会疼痛。脉浮有别于大结胸病的寸脉浮，一是说明表邪陷于里的情况不严重，二是说明脏腑功能亢盛，有热。滑为有痰，小结胸病是痰热结于胃脘部，小陷胸汤主之。

小陷胸汤方

黄连15g　半夏65g　全栝楼45g

原方为三次治疗量。本方以黄连清上焦热，因黄连清热且燥湿；半夏降阳明且能燥湿利水；栝楼泄胸膈中痰热。

太阳病，二三日，不能卧，但欲起，心下必结，脉微弱者【此本有寒分①也】，反下之，若利止，必作结胸；未止者，四〖五〗②日复下之，此作协热利也。（139）

①分：康平本作"饮"，不影响文意。

②五：康平本有此字，当有此字以表非确数，故补入

太阳病二三日是病程初期，出现不能平卧，只想坐起来的情况，这种情况还是很常见。这是胃脘部和肺部素有痰饮，站立位的时候痰饮在重力作用下有向下的趋势，痰饮不会对肺胃造成太大影响。平卧下去体位的改变会让肺胃部分很不舒服，肺中主要表现为水邪浸渍呼吸不畅，胃中主要表现为上逆。心下必结是说胃中必然有痰饮结在这个地方，严重的还不止胃，肺中也有可能。所以这个心下应该理解为泛指胸腹这块地方。这样的病人脉象是微弱的脉象，微弱的脉象为阴阳皆不足。太阳病气血趋表本该脉浮，但是因为肺胃中本来就有寒饮，心肺功能受到影响，所以宣发无力，故而脉微弱。

此病表寒里饮，若寒饮在肺，则应该采用小青龙汤；若寒饮在胃，则应该采用桂枝去芍药加茯苓白术汤或者五

苓散酌加干姜半夏；若肺胃皆有寒饮，则应该使用小青龙汤加茯苓白术。

反下之，则是不该下而下。如果下利能自己痊愈，则说明病人脏腑功能亢盛，阳气恢复，表邪内陷成阳证。病人本有水饮邪气在胸腹，热入而成结胸。脉象应该沉紧有力，若仍现不足之脉证，不可攻也。

如果利不能止，则说明心脾阳气虚衰，虽是表证被攻下，气血趋里救胃肠，但是心阳本来就不足，调动气血救里的功能不足，气血也没有起到救胃肠的作用，所以就下利不止。

四日复下之，康平本是四五日复下之，就是说本来利就没有止，过几天医生还在用下法，这就成了协热利。过几天就算不再采用下法，这本来就已经是协热利了，何况还要下。仲景所说协热利，不一定是热，参看第 163 条。

太阳病气血趋表，下之后气血入里救胃肠。气血趋里，携带着很多热量，这就是里热的来源。仲景往往用"热入"两个字就将这个过程描述了，结胸病的热就是这样来的，所以老是能看到"热入因作结胸"这样的描述。本条用利能止和不能止来区分脏腑功能是亢盛还是虚衰。下后脏腑功能亢盛，表现为利能止，热入能成结胸；下后脏腑功能虚衰，表现为利不能止，发展毫无热证可凭的虚寒下利的协热利。

太阳病，下之，其脉促，不结胸者【此为欲解也】，〖□□□□□□〗①；脉浮者，必结胸；脉紧者，必咽痛；脉弦者，必两胁拘急；脉细数者，头痛未止；脉沉紧者，必欲呕；脉沉滑者，协热利；

脉浮滑者，必下血。（140）

①□□□□□□：宋本此处无字，康平本此处为六个方框"□□□□□□"。

"其脉促，不结胸者"一句做"其脉促者，不结胸"更合乎语法。

太阳病，攻下之后，因病人体质各异，故有种种不同。第139条就是从症状上阐述太阳病下后有结胸与协热利之别。本条从脉象上阐述下之后的种种不同。

下后脉促，正气不虚，邪不内陷，不会成为结胸病，批文说"此为欲解也"也不一定，若不解可以继续用桂枝汤发汗；若脉促胸闷，参看第21条用桂枝去芍药汤。

下后脉浮，有成大小结胸的可能，再结合症状进行判断；

下后脉紧，紧为寒邪盛而正邪相搏，必然会咽喉肿痛倒是不一定，应该参考症状；

下后脉弦，说明可能邪传少阳，两胁拘急不舒，这是少阳病的症状，确诊仍需参考症状；

下后脉细数，说明循环中体液不足，为伤阴，若头痛太阳病未解，可用当归四逆汤；

下后脉沉紧，沉为在里，紧为寒盛，正邪相搏于里。若欲呕，是寒邪在中焦，可用甘草干姜汤；

下后脉沉滑，沉为在里，滑为有痰饮，成协热利，说明湿热下注，用139条解析中阐述；

下后脉滑，与沉滑同，若下血，为毒热内盛。

我认为，如此种种，都不能以脉法独断，应该脉证参合，才成确定。

病在阳，应以汗解之，反以冷水潠之，若灌之，其热被劫不得去，弥更益烦，肉上粟起，意欲饮水，反不^①渴者，服文蛤散；若不差者，与五苓散。寒实结胸，无热证者，与三物小陷胸汤【注：白散亦可服】。（141）

文蛤散方

文蛤五两

上一味为散，以沸汤和一方寸匕服，汤用五合。

五苓散方^②

猪苓十八铢【去黑皮】　白术十八铢　泽泻一两六铢　茯苓十八铢　桂枝半两【去皮】

上五味为散，更于臼中治之，白饮和方寸匕服之，日三服，多饮暖水，汗出愈。

白散方

桔梗三分　巴豆一分【去皮心^③，熬黑，研如脂】贝母三分

上三味为散，内巴豆，更于臼中杵之，以白饮和服，强人半钱匕，羸者减之。病在膈上必吐，在膈下必利，不利进热粥一杯，利过不止，进冷粥一杯。【身热皮粟不解，欲引衣自覆，若以水潠之，洗之，益令热却不得出，当汗而不汗则烦，假令汗出已，腹中痛，与芍药三两如上法^④。】

①不：康平本作"少"，恐误。

②五苓散方：康平本后无药物组成及煎服法，且在白散方后。

③心：康平本作"尖"。

④身热皮粟不解……段：康平本无此段，此加减法恐为后人所加，故现将其列为批文，但此段对原文之理解是正确的。

病在太阳，应用汗解的方法。反以冷水潠之，若灌之，是说本不该用冷水潠之，反而用冷水喷洒全身，就像灌溉花草树木一样，这个方法很像现在的物理降温法，看来张仲景那个时代就有物理降温法了。医生或者患者家属发现病人体温高，浑身滚烫，就用喷冷水的方法给病人物理降温。由此可知，这个病确定是太阳伤寒。喷冷水之后，体表的热量减少，温度可能会暂时降低，但因为体表的寒湿之邪不能从汗解，脏腑功能亢盛依然令气血趋表，温度又会很快上升。所以仲景说"其热被劫而不得去，弥更益烦"，就是虽然用物理降温劫了体表的热但是热势并不会因此而退，反而使烦变得更加严重。这个热是从脏腑来，是体表受寒，机体为了驱寒湿出表的生理反应，体表现在被冷水激，表寒更重了，所以皮上粟起，就是起鸡皮疙瘩，这是人体感受到寒冷的时候出现的正常生理反应。意欲饮水，反不渴者，这个症状有两个原因，一是此病邪在表不在阳明，没有阳明里热；二是仲景认为这个欲饮水就应该渴，反不渴那就是体内有水邪，这个水是迷失之水，在组织中，但不能被人体细胞使用，用现在的话说就说人体的电解质紊乱。

这是个表寒加里烦的大青龙汤证，如何用一味文蛤可以治愈？清代伤寒家柯韵伯认为此方有误，文蛤散应该是文蛤汤。近代伤寒大家胡希恕也取柯氏见解认为应该用文蛤汤。文蛤汤方为：文蛤75g 麻黄45g 甘草45g 生姜45g 石膏75g 杏仁20g 大枣45g。这个方没有桂枝，取而代之的是文蛤。为什么有这样的变化呢？是因为大青龙汤证有烦，但没有"意欲饮水"的症状，用文蛤就是治"意欲饮水，反不渴"这个症状，生长在海洋里的文蛤，和牡蛎一样，有改善人体电解质和微量元素的作用，可以治疗这种渴。

柯氏这种见解我认为是正确的，不然后文又说"若不差者，与五苓散"，仲景这么说，那肯定是认识到这个病人除了有大青龙汤证还有电解质紊乱导致的水液代谢失常。用了文蛤汤之后表肯定要解，烦肯定要去，这里的若不差，只是"意欲饮水，反不渴"的这个症状没有好，既然是迷失之水，电解质也改善了，湿却还不好，那就用五苓散。

寒实结胸，无热证者，与三物小陷胸汤【白散亦可服】。这一段跟前面那段没有关系，是单独的一段。而且这里的三物小陷胸汤是什么？是不是就是小陷胸汤？白散亦可服是注文，极有可能白散是后人所加。由此看来，仲景的治疗寒实结胸只是立有三物小陷胸汤，也说明三物小陷胸汤不是小陷胸汤，但是三物小陷胸汤是怎么组成却没有留下来。以至于后人将白散当成三物小陷胸汤，而且也有医家干脆对原文进行删减，认为此处原文应该为：寒实结胸，无热证者，与三物小白散。干脆就把白散称为了三物小白散。我以为恐有不妥。而且白散方中正好单位用了"分"，"分"并非东汉的质量单位，即便把分理解为"份"，因为做散剂只需要比例，也是不对的，比如五苓散，也是做散剂，仲景并不用"分"这个单位，还是用的"两""铢"，所以白散方极有可能是后人所加，而仲景三物小陷胸汤原方丢失。

寒实结胸就是没有热证，但是有胸腹硬，疼痛拒按的症状，这是胸腹中有痰饮瘀结，但是脏腑功能不足，所以就没有邪热，因此不能用大陷胸汤，也不能用小陷胸汤，而是用白散。用巴豆泻下，用桔梗和贝母去痰。寒湿能结于胸，那肯定得是阳气不足，这个病泻了寒痰之后恐怕还是得扶中上焦的阳气。

白散方

桔梗三分　巴豆一分　贝母三分

原方的单位分，此处只能理解为"份"的意思，表示比例。桔梗巴豆贝母按照 3：1：3 的比例配制杵为散剂，用米汤调和吞服，体质强壮的人每次服 1.5g，体质羸弱的人每次服 0.75g。病位在胃及以上易吐解，在胃以下会下利。服后不下，喝热粥一碗；下利不止，喝冷粥一碗。

巴豆为大辛大热，有毒。去皮炒黑，去其油脂，再研磨成粉，因为有油脂，所以说研如脂。

身热皮粟不解，欲引衣白覆，若以水潠之，洗之，益令热却不得出，当汗而不汗则烦，假令汗出已，腹中痛，与芍药三两如上法。这段话是针对本条第一段话说的，意思是用文蛤汤发汗之后，表解。但是出现腹中痛，单用芍药三两来治肚子疼，如上法，不知道指的哪一法。如果腹中痛确实是因为发汗伤了胃肠的阴液，那也可以用芍药。

太阳与少阳并病，头项强痛，或眩冒，时如结

胸，心下痞硬者，当刺大椎①第一间、肺俞、肝俞，慎不可发汗，发汗则谵语，脉弦。五日谵语不止，当刺期门。（142）

①大：康平本作"太"，意同。

太阳与少阳并病，太阳证不罢，少阳病又起。是病情向虚的方向发展，头痛，颈项强痛是太阳病还没有好。或眩冒，是头晕目眩，"或"字表示时有时无，有些病人有有些病人无。此病表不解，血虚而循环中体液少，故不可发汗；上焦郁热迫肺则胸胀满，少阳气机不利而两胁胀满，病如结胸，但是并非结胸，而是上焦郁热所致；病向虚的方向发展导致胃肠功能不足而出现因虚成实的心下痞。故刺大椎、肺俞、肝俞以强内并泻上焦热，行气以解胀满。

不可发汗，发汗则有可能更伤阴液而谵语说胡话。即使不发汗也可能上焦热盛伤津而发谵语，刺期门泻肝气之实。

妇人中风，发热恶寒，经水适来，得之七八日，热除而脉迟身凉。胸胁下满，如结胸状，谵语者，此为热入血室也，当刺期门，随其实而取之。（143）

女子患太阳中风，发热恶寒，月经恰好来了，这种情况维持了七八日（七八日也不是确数，跟病人的体质有关），发热的症状好了，其实不只是发热恶寒等太阳病的症状都好了，太阳病的症状好了不是从外解，而是病情发生了传变。女人因为子宫出血，机体会调动气血趋里以温煦子宫，子宫得到的气血增多，能量代谢旺盛，而产生邪热，这个过程称为热入血室，血室是古人对子宫的称呼。气血趋里，表证就没有了。脉变迟，是血不足，太阳中风本来就是脏腑功能相对不足，化源相对不足，表虚损失部分体液，恰好月经又来了，三个原因导致血虚。身凉是对热除而言，意思是表证已经没有了。

《伤寒论》中多次提到女子热入血室后会出现少阳病的症状，如"胸胁下满"。如结胸状，是形容胸腹的胀满，但并非结胸。谵语则提示意识出现问题而说胡话。这些症状都说明邪热内盛。因为出现的是少阳证的症状，刺期门，随邪热之实而取穴位泻肝经实热。

此证是邪热盛，邪热会伤阴；病人原本就是中风证，容易往脏腑功能虚的少阳证方向发展，故而此证应该也可以使用小柴胡汤进行治疗。

妇人中风，七八日续得寒热，发作有时，经水适断者【此为热入血室】，**其血必结，故使如疟状，发作有时，小柴胡汤主之**①。**(144)**

小柴胡汤方

柴胡半斤　黄芩三两　人参三两　半夏半升【洗】**甘草三两**【炙】**生姜三两**【切】**大枣十二枚**【擘】

上七味，以水一斗二升，煮取六升，去滓，再煎取三升，温服一升，日三服。

①康平本此处后无药物组成及煎服法。

上条阐述女子患太阳中风经水适来的变证，本条阐述女子太阳中风经水适断的变证。

女子患太阳中风，七八日出现有规律地寒热往来的症状，此病已经传少阳。中风证容易传少阳，女子中风更容易传少阳，是因为女子月经期间失血，容易导致循环中体液不足的情况，加上太阳病期间产生的上焦邪热，中风日久胃肠功能往虚的方向发展，就形成了少阳病的病机。经水适断不是形成少阳病的原因，只是为了提示之前一直是在月经期间，因子宫出血导致气血入里，导致血与热结于子宫。所以使病人出现像疟疾一样的往来寒热，发作有时。病机与小柴胡汤证相同，故用小柴胡汤。

仲景解释出现如疟的症状是因为"血必结"，但实质使用小柴胡汤的原因是病人出现了小柴胡汤证的病机。血热是不是一定结于子宫要参照其他诊断。若果真是血热结于子宫，恐怕在小柴胡汤的基础上还应该适当加下焦的活血药。

小柴胡汤详于前。

妇人伤寒，发热，经水适来，昼日明了，暮则谵语，如见鬼状者，此为热入血室，无犯胃气及上二焦，必自愈。（145）

女子伤寒，伤寒为脏腑功能亢盛，气血充盈的外感病。发热，气血趋表抗邪。在这个阶段月经突然来了，因子宫出血，气血趋里，子宫的供血量加大。气血趋里，表证就没有了，但是子宫气血多，能量代谢旺盛，会导致下焦邪热盛。昼日明了，就是白天意识正常；暮则谵语指晚上说胡话，意识不清，自言自语好像和鬼对话一样。这是热入血室，就是气血入里救子宫，导致下焦有热造成的。因为伤寒本身是脏腑功能亢盛，病人的体质好，也没有损伤胃肠的功能，上焦中焦也没有邪热，属于阴阳自和，可以自愈。

第 143－145 三条条文，不仅仅是阐述女子热入血室，更是对理解伤寒与中风的病机有指导意义，读者需细心体会。

伤寒六七日，发热微恶寒，支节烦疼，微呕，心下支结，外证未去者，柴胡桂枝汤主之。(146)

柴胡桂枝汤方

桂枝一两半【去皮】　　黄芩一两半　　人参一两半
甘草一两【炙】　　半夏二合半【洗】　　芍药一两半
大枣六枚【擘】　　生姜一两半【切】　　柴胡四两

上九味，以水七升，煮取三升，去滓，温服一升【注：本云人参汤，作如桂枝法，加半夏、柴胡、黄芩，复如柴胡法。今用人参作半剂】。

伤寒六七日，发热重恶寒微，是伤寒日久，邪热逐渐加重；支节烦疼，是四肢关节疼痛，是表证不解；微呕，心下支结，邪传少阳，邪热在上焦。此病表不解，病久上焦郁热，影响肝胆疏泄，病往虚的方向发展，故用柴胡桂枝汤主之。

柴胡桂枝汤方

桂枝 23g　　黄芩 23g　　人参 23g　　炙甘草 15g　　半夏 32g　　芍药 23g　　大枣 23g　　生姜 23g　　柴胡 60g

原方为三次治疗量。本方为小柴胡汤原方剂量的一半加桂枝汤原方剂量的一半，重复药未累加。桂枝汤解外证，但凡病久往虚的方向发展皆不用麻黄汤，而是用桂枝汤养正解外。若是本病发展为不恶寒只发热，则桂枝汤亦可不用。

伤寒五六日，已发汗而复下之，胸胁满微结，小便不利，渴而不呕，但头汗出，往来寒热，心烦者【此为未解也】，柴胡桂枝干姜汤主之。（147）

柴胡桂枝干姜汤

柴胡半斤　桂枝三两【去皮】　干姜二两　栝楼根四两　黄芩三两　牡蛎二两【熬】　甘草二两【炙】

上七味，以水一斗二升，煮取六升，去滓，再煎取三升，温服一升，日三服，初服微烦，复服，汗出便愈。

伤寒五六日，已经发过汗。汗出表解，外证不解者，可以使用桂枝汤。而医生采用了下法之后，出现了"胸胁胀满"，这里的胸胁胀满也不一定是下法造成的，也有可能病本身在往少阳传变，总之上焦有郁热影响肝胆疏泄是可以确定的。所以也出现了"往来寒热"的少阳病症状。故而本方使用柴胡、黄芩疏肝利胆、清上焦郁热。

微结，说明上焦的郁热不光影响了肝胆疏泄，还造成了上焦轻微的水热互结。原文对"微结"没有症状上的描述，既然有轻微的结胸，两胁除了胀满，还应该拒按、按之则痛这样的症状。正因为有"微结"，故本方不用人参、大枣。不用者，是因为人参、大枣虽能健脾但是其养液的功效会使水热微结的症状变得更严重。而本方治疗微结的方法，是采用桂枝甘草汤和甘草干姜汤温心脾阳气的方法。微结就说明病人可能以前就有水饮邪气，下后气血趋里，造成两胁"微结"的证候，又因下后里阳已伤，此证并不是大结胸病的大热大实的可用峻猛的药攻下实邪的证候，所以采用温心脾阳气的方法来温通微结的水饮邪气。但此病终究有"小便不利"和"渴"的症状，此二症的原因有两个，一是汗下之后阴液损伤，循环中体液少；二是水热微结于胸。既然不能采用人参、大枣来补体液，因不利于"微结"，那么选用什么药来补体液而又有利于"微结"呢？仲景采用栝楼根和牡蛎。

不呕，说明胃肠道没有邪热，故不上逆，所以此方不用生姜、半夏。

"但头汗出"和"心烦"是上焦有邪热、循环中体液不足所致。

柴胡桂枝干姜汤

柴胡120g　桂枝45g　干姜30g　栝楼根60g　黄芩45g　牡蛎30g　炙甘草30g

此方用柴胡疏肝；黄芩清邪热；干姜、桂枝、炙甘草扶真阳，行水而不逐水；栝楼根、牡蛎滋阴破结。原方为三次治疗量。初服微烦，是真阳可以急固，阴液不能速生的原因。等到津液恢复，便可以汗出而愈，所以仲景说"复服汗出便愈"，这里的"复"，并非确指第二次，而应该理解为坚持服用，不要因为"初服微烦"而放弃服药。

伤寒五六日，头汗出，微恶寒，手足冷，心下满，口不欲食，大便硬，脉细者【此为阳微结，必有表复有里也，脉沉，亦在里也】【注：汗出为阳微，假令纯阴结，不得复有外证，悉入在里，此为半在里半在外。脉虽沉紧，不得为少阴病，所以然者，阴[①]不得有汗，今头汗出，故知非少阴也】，可与小柴胡汤。设不了了者，得屎而解。（148）

①阴：康平本作"少阴"。

本条根据康平本校正，原文少而注文多。

伤寒五六日，头汗出，提示上焦有热，循环中体液少。微恶寒，并非表证不解，而是阳气郁结于里，不能温煦体表；手足冷，并非少阴病，而是阳气郁结于里，不能温煦四末。阳气郁结于里，指循环中体液不足，不能顺利将三焦之中脏腑能量代谢产生的热量带出来，这些热量就郁结于胃肠，与胃肠中的糟粕相结，所以导致"心下满，口不欲食，大便硬"。脉细者，正是循环中体液不足的证据。

第一段嵌文为批文，此为阳微结，这是正确的，就是邪热与糟粕微结于胃肠之里，微表示轻微，没有承气汤那种结得严重。必有表复有里也，这两句中间不应该有逗号，是强调因果关系，里证是表证发展来的，是因为之前的表证产生的邪热伤了循环中体液，才导致了之后阳气不能外达而郁结于里的结果。不是说此时必然同时存在表证和里证。表证存不存在文中未说明，从药方看是没有表证了，从症状上看也没有表证了。脉沉，也说明病在里。

第一段嵌文的理解完全符合仲景的原意，第二段嵌文为注文，这两段嵌文并非出自同一人之手，而且其中理解，有错误。汗出为阳微，指头汗出说明阳微结于里，热向上冲而导致头汗出，这个是对的。

假令纯阴结，不得复有外证，悉入在里。纯阴结就是没有阳证，没有外证，他是错把"微恶寒"当成了外证。纯阴结是脏腑功能不足导致的传导失常，运化失常而出现的大便结，纯阴结数日不大便亦无所苦。此处当然不是纯阴结，但原因也不是因为没有外证，这个病本来也没有外证了，但是还是不是纯阴结。

此为半在里半在外也，这个理解就更离谱了，注文的作者是根据后面的"可与小柴胡汤"强行认为这是半表半里的少阳证。此证只是有与少阳证相同的病机，但肝胆疏泄并不受影响，仲景说可与小柴胡汤，是说可以用小柴胡汤来治，并不是说这个病是半表半里的少阳证。

脉虽沉紧，不得为少阴病，所以然者，阴不得有汗，今头汗出，故知非少阴也：这一段的理解是正确的，微恶寒，手足冷，是少阴阳虚的证候，但此证不是少阴病，脉虽沉紧，但是头汗出，说明里热盛，固知不是少阴病，而是阳气郁结于里不能温煦体表和四末造成的。

这个病仲景说"可与小柴胡汤"，用柴胡来向外疏散阳气；用黄芩解郁热；生姜半夏降阳明微结的大便；人参、大枣、炙甘草滋养循环中不足的体液。

这个病若再轻一点，仅是阳郁于里而不结于糟粕，是用四逆散治疗；若这个病再重一些，就不是微结，发展成了阳明腑实，那就得大柴胡汤才能胜任。

服小柴胡汤之后，阳气得升，津液得复，阳明得降，没有发生激烈的变化，逐渐趋好，大便通了就好了。汗出而愈是表证得解，得屎而解是里证得解，本条独说"得屎而解"由此可见，本证没有表证不解的情况，即便有，也是无足轻重，连描述的必要都没有。

疑"设不了了者，得屎而解"一句非仲景原文。

伤寒五六日，呕而发热者，柴胡汤证具，而以他药下之，柴胡证仍在者，复与柴胡汤【此虽已下之，不为逆①】，必蒸蒸而振，却发热汗出而解。若心下满而硬痛者【此为结胸也②】，大陷胸汤主之。但满而不

痛者【此为痞】，柴胡不中与之，宜半夏泻心汤。
(149)

半夏泻心汤方

半夏半升【洗】　黄芩　干姜　人参　甘草
【炙】各三两　黄连一两　大枣十二枚【擘】

上七味，以水一斗，煮取六升，去滓，再煎取
三升，温服一升，日三服【须大陷胸汤者，方用前第二
法】③。

①不为逆：康平本作"不为逆也"。

②也：康平本无此字。

③此句宋本有而康平本无，查成无己《注解伤寒论》
亦无，故列为批文保留。

伤寒五六日，出现呕吐且发热的病情，提示病传少阳，
应该及时使用小柴胡汤。但医生以其他攻下的药攻下，攻
下会导致很多变证，我们前面已经讨论了很多，但是这个
病人被下后柴胡证仍在，还是应该使用柴胡汤。此病虽然
被攻下过，但是并没有激起其他变证，不为逆不是说方法
不为逆，而是说没有造成严重的后果。服用柴胡汤后，因
为采用下法比较伤正气，所以会振汗而解。

下后，如果胸腹部石硬疼痛拒按，是成了结胸病，大
陷胸汤主之；

下后，如果胸腹部满而不痛，这个病就叫作痞证，也
叫心下痞。痞证中上焦有邪热，这一点与结胸证是相同的。
不同点主要有二，一是痞证没有水热互结，不结的原因是
中上焦没有水饮邪气；二是痞证有胃肠阳气被伤，即胃肠
功能虚衰，所以食物消化受到影响。因上焦邪热不与有形
水饮相结，所以虽然满但是不痛，也不拒按。因为中焦脾

胃阳气被伤，食物因不消化而导致滞留时间增长，这是因虚而成实，所以虽然满但是不痛，也不拒按。这个病上焦有郁热，未影响肝胆疏泄出现口苦，所以不是少阳病。少阳病胃肠虽往虚的方向发展，但并未达到脾阳虚的地步，少阳的脾虚程度用后世的说法称为脾气虚，脾气虚已经表示胃肠功能减退，能量代谢减退，但还能维持温煦的功能；脾阳虚是胃肠功能衰弱，能量代谢衰弱，不能维持温煦的功能。气虚再严重就会发展成为阳虚。此证就是下法伤了脾阳，胃肠功能受损严重，导致消化吸收不良好，而出现食物滞留的痞证。既然不是柴胡证，自然用柴胡汤就没有用，而是使用半夏泻心汤。

痞证是本虚标实，上焦虽有邪热，中焦却真阳不足；虽然存在有形物质稽留的情况，但是本质却是胃肠功能虚衰不能及时传导和运化造成的，所以也不会出现阳明病那种燥矢内结疼痛拒按的情况。

半夏泻心汤方

半夏 65g　黄芩 45g　干姜 45g　人参 45g　炙甘草 45g　黄连 15g　大枣 45g

原方为三次治疗量。半夏泻心汤寒热并用，标本兼治。方用黄连、黄芩清邪热；用干姜温脾阳；用人参、大枣、炙甘草补脾气同时益阴；姜半夏为本方君药，兼有降阳明、健脾燥湿，标本兼治以除痞满。

第 131 条有：病发于阳，而反下之，热入因作结胸；病发于阴，而反下之，因作痞也。前文已经详做阐述，本条伤寒下后却出现了可能"结胸"可能"痞"两种情况，却是为什么呢？最主要的原因是本条所述并非太阳伤寒下之，而是太阳伤寒发展成了少阳病而再下之。少阳病是太阳伤寒由实向虚发展而来、由功能亢盛向功能不足发展而来，少阳病本身也是功能时而亢盛时而不足，故而寒热往来，所以下的时机不同，成结胸还是成痞自然可能不同，第150条就有太阳少阳并病下之成结胸的。仲景在此条专门说明，应该引起注意。

太阳少阳并病，而反下之，成结胸，心下硬，下利不止，水浆不下，其人心烦，〖□□□□□〗①。(150)

①□□□□□：宋本此处无字，康平本为五个方框"□□□□□"。

本条继续阐述有少阳病而下之后出现的复杂变证。

太阳病未解而少阳病又出来了，为太阳少阳并病，太阳病当汗不当下，少阳病当和不当下，都没有采用下法的道理。而医生"反下之"，成了上盛下虚的危急重症。上盛，是指上焦成了结胸，胸腹硬满疼痛拒按；下虚，是脾阳虚衰，所以下利不止。

水浆不下，原因为脾胃阳衰，胃肠功能受损严重，已经达到水浆不能入口的地步。其人心烦，是阳气不足，阴邪内盛的表现。

第133条有"结胸证悉具，其人烦躁者死"，此证虽只有心烦，还未达到肢体躁动不宁的程度，但这个病众注家都还是认为难治，因为攻下水热则脾胃阳气更衰微，温补脾胃阳气则上焦更实盛，有攻补两难之困。我读火神一派著作，认为其"偷渡中焦"之法可以破解此困。虚实夹杂，以挽救虚证为先，故可以使用四逆汤冷服，将四逆汤冷冻再缓缓服用，可避免温热刺激中焦而增邪热，同时四逆汤药力可温补脾胃真阳，等到大便正常，水浆得入而结胸证不愈者，再图使用陷胸汤。

第131条说"病发于阳，而反下之，热入因作结胸"是一般情况，本条则提示，也存在特殊情况。特别是有少阳病的时候，下之情况比较复杂。可能成为虚实夹杂，上盛下虚的危急重症。

脉浮而紧，而①复下之，紧反入里则作痞，按之自濡，但气痞耳。（151）

①而：康平本无此字。

上条阐述太阳少阳并病下后成上盛下虚的危急重症的特殊情况，本条阐述伤寒下后成为痞证的特殊情况。

第131条说"病发于阳，而反下之，热入因作结胸，病发于阴，而反下之，因作痞也"这些都是一般情况，本条再次提示，即便病发于阳，也不一定成结胸，也可能成为痞证。

脉浮而紧为伤寒，而医生采用下法，浮紧脉入里，也就是变成了沉紧脉，反而成了痞证，按之濡就是按之软，这只是痞证而已。

这个反字，表示本不该如此，却客观存在这种特殊情况。"反"不是形容脉，脉入里变成沉紧脉是下后本就可能出现的正常情况。这个"反"是形容"作痞"，伤寒是脏腑功能亢盛的疾病，属于"病发于阳"，下后容易成结胸，成结胸是一般情况，成痞则是特殊情况，所以用"反"。

"气痞"的气，只是形容痞，言下之意是邪没有与有形的病理物相结，所以"气痞"是与"水热结胸"相对应的。但气痞耳，就是仅仅只是个痞证，不是水热结胸。痞证因为脾胃功能受损，胃肠中的食物消化慢，稽留时间变长，但不会成为燥屎，胃肠中也没有邪热，邪热在上焦，所以按之软。

太阳中风，下利呕逆【注：表解者，乃可攻之】，其人漐漐汗出，发作有时，头痛，心下痞硬满，引胁下痛，干呕短气，汗出不恶寒者【此表解里未和也】，十枣汤主之。（152）

十枣汤方

芫花【熬】　甘遂　大戟

上三味，等分，各别捣为散，以水一升半，先煮大枣肥者十枚，取八合，去滓，内药末【注：强人服一钱匕，羸人服半钱】，温服之【平旦服】。若下少，病不除者，明日更服【加半钱】。得快下利后，糜粥自养。

本条冠以太阳中风之名，是因有头痛和汗出，并非真为太阳中风，后文为了区别，特别强调"汗出不恶寒者，十枣汤主之"，一是为了让读者明白此证并非表证，二是警示后人若真有表证万万不能用十枣汤。

这是一个纯粹的里证。下利、呕逆、其人漐漐汗出，是水邪盘踞上焦，严重程度已达到极点，于是自寻出路。下利、呕逆、汗出都是发作有时，意思是这三个症状并非时时存在，而是每天有规律地出现。而头痛、心下痞硬满、胁下痛，干呕短气这四个症状则不是发作有时，而是时时存在。因为后四个症状为此病的本质，就是胸胁间有水邪，也就是后世所称的悬饮。而前三个症状是悬饮得天时之助，人体机能自主排邪的反应。下面我们从此病本质和排邪反应两方面进行分析。

"头痛"是人体向上的力量太过，上冲巅顶所致。正是因为向上的力量太过，才将重浊的水邪悬停在胸膈两胁间不得下，而成为悬饮。虽然"呕逆"，但是是"干呕"，因为水邪并没有在胃中，而是在胸膈及以上的任何组织中，所以也"心下硬满"，毕竟组织中水饮太多，且向上的力量太过。"短气"则说明肺的组织中也停了很多水饮，影响气体交换效率，而且人体向上的力量太过，上冲得厉害，所以会短气。"引胁下痛"是上部水饮引起的两侧胸胁胀痛。

治疗水饮邪气的一般方法是利水。利水是令组织中的水进入循环，再走小便，是水停中下焦的缓和治法，一般用于水液代谢失常的疾病。而此病并非水液代谢失常，而且水饮的病位较高，高悬于上焦。那该采用什么治法？中医治病，是以帮助机体排邪为原则，换句话说，采用什么治法得看机体如何自主排邪。

下利、呕逆、汗出就是机体得天时的帮助，就是受到环境对机体排邪有利的影响，一定程度的水饮有机会下降，方式就是进入循环，但循环中的体液本来就是正常的，小便处无法及时处理循坏中突然增大的流量，仿佛江河爆满，于是机体选择在胃肠道排出这些水邪，形成下利。当然，因为循环中体液突然增多，也会同时导致部分体液随循环走表位的相对变多而从毛孔流出，形成"其人漐漐汗出"的现象，所以这个汗出不是太阳中风桂枝汤证的汗出，这就是机体自主排邪的反应。至于呕逆，只是干呕，因为机体向上的力量太过，而水饮邪气又并不在胃中，而是整个人体的上部，如胸膜、肺，甚至头顶。

机体自己寻找的这一条排邪的路径最高效，为了帮助机体排邪，此病的治法采用攻下逐水的方法，因为甘遂、芫花、大戟药性峻猛无比，所以此法也称峻下逐水之法。

十枣汤方

芫花（炒）　　甘遂　　大戟

这三味药等量的做散剂备用。选肥大的大枣十枚，加水 300 mL，煮剩 160 mL，体质健壮者加药末 1.5g，羸弱者加药末 0.75g，调匀后温服。批文有平旦服三字，是后人所加，是担心药里峻猛患者如果晚上服用会跑厕所太多影响睡眠。如果当天服用后不下，第二天早上再服，批文又说加半钱，也可以，总之畅快的泻下之后，就不再服药，而改用服粥养胃养正气。服用方法我一般不做阐述，但此方十分峻猛，药又有毒，十分讲究，所以详细阐述一下。需要说明的是，本条的用药量"强人服一钱匕，羸人服半钱"在康平本中也是嵌文，也是后人所注。查康治本就纯粹没有这 11 个字。仲景可能未对用量进行说明。

本方大枣十枚，选肥大者，说明这个药可以更大量的使用。大枣汤，是养脾胃正气，滋脾胃阴液的最好的药，用之有三个作用：一是保护胃肠，为三药攻邪做前期准备；二是为三药攻邪之后补养胃肠提供物质基础；三是甘缓另外三药的峻猛药性，约束众猛将为我所用，不至伤人。然峻药之后正气必伤，大军之后必有凶年。所以下后用糜粥自养，就是用煮得稀烂的粥，因为刚刚用峻药毒药攻下之后，胃肠的功能受影响，补养身体的食物应该选择容易消化的食物，以尽量减小对胃肠的负担。

本方是三员猛将，芫花为大将，《神农本草经》说芫花"治咳逆上气，喉鸣喘，咽肿短气，鬼疟，疝瘕，痈肿"，首句便说主咳逆上气，说明芫花的主要作用就是调理人体气机向下，其次才是下水。此病的成因正是人体向上的力量太过，使水饮邪气悬停在上，正合使用芫花下气机，下水饮邪气，居高临下，如猛虎下山，有破竹之势。因为芫花承担着本方最核心的作用，可以认为其是君药。至于有学者以大枣为君药，是受《史记·淮阴侯列传》将兵将将之说的影响。《素问·至真要大论》曰"主病之谓君"。君药是针对主病或主证起主要治疗作用的药物，所以大枣为君有违医理。

甘遂和大戟作用基本相同，主要作用是下水，两药都能刺激胃肠道蠕动，说明可令循环中的水饮大量充斥在胃肠，从胃肠壁进入胃肠管道走大便而泻下；甘遂、大戟还可能利小便，也是因为其下水的功效，令水入循环趋下，自然也同时会让小便量适当增多，这种增多不一定能引起患者的察觉。由于其下水功效峻猛，绝大部分还是从胃肠道倾泻而下。《别录》说大戟"发汗"，其实并非发汗，也是其下水的作用使循环中水液突然增多而导致少量的体液从毛孔而出，汗出与否还的看病人体质，所以大戟绝对不是发汗的药。这个"发汗"与条文"其人漐漐汗出，发作有时"的道理是一样的。只不过条文描述的是人体得天时之助自主排邪使循环中水液暴增的反应；而服用大戟甘遂之后是药力令人体排邪使循环中水液暴增的反应。

服用十枣汤后，大量水饮邪气从胃肠壁倾泻而出，进入胃肠道。大便若行走不及，还有可能出现呕吐的现象。

本方不用大黄，是因为没有热邪需要泻。水热互结用大陷胸汤泻热逐水；水结而无热用十枣汤。

本方不用甘草是因为甘草补液之力不如大枣，至于后人有反药一说，我个人的意见是存疑。

太阳病，医发汗，遂发热恶寒，因复下之，心下痞【注：表里俱①虚，阴阳气并竭】【无阳则阴独】，**复加烧针，因胸烦**【注：面色青黄，肤瞤者，难治；今色微黄，手足温者，易愈】。**（153）**

①俱：康平本作"但"。

太阳病，本该有发热恶寒，也本该发汗，但因发汗不当，导致发热恶寒不解或加重。这里的"遂"字，可见之前太阳病发热恶寒不严重不明显，经过发汗之后反而变得严重了，明显了，所以用了个"遂"。因复下之，这里的"因"就是"凭"的意思，医生见发汗病不好，反而发热恶寒就以为不是表证，凭此为依据又采用下法，使胃肠功能受损，表邪随气血入里而成为痞证。注文说表里俱虚，阴阳气并竭，是说汗法伤表阳，下法伤了里阳。批文说无阳则阴独，是说阳虚则阴邪独盛而成为痞证。

医生一看发汗病不好，攻下也不好，又用烧针治疗。因汗下后阴阳俱虚，烧针又增邪热，所以导致烦躁。注文说面色青黄，皮肤颤动为难治，是因为循环中阴液损伤严重而脾胃损伤化源不足，阴阳俱虚故为难治；如果只是轻微发黄，而且手足温暖，说明脾胃化源令循环阴液恢复，这种情况就容易愈。

心下痞，按之濡，其脉【关上】**浮者，大黄黄连泻心汤主之。（154）**
　　大黄黄连泻心汤方
　　大黄二两　黄连一两　〖黄芩一两〗①

上三②味，以麻沸汤二升渍之，须臾绞去滓，分温再服。

①黄芩一两：宋本无此四字，当有，今据康平本故补入。

②三：宋本作"二"，因有黄芩，故据康平本改作"三"。

心下痞，是胃中痞满，感觉胀满，堵塞，但是用触诊按其痞满处，是软的，没有实质的病理物停滞在胃中，诊脉发现是浮脉，此处浮脉主热，此病没有任何外证可言，仅为心下痞满，并非外感的浮脉。这是胃热导致的痞满，胃中邪热重，导致上焦为邪热所迫，心肺功能亢盛而将气血宣发在外，故而出现浮脉。批文有关上二字，也是为了说明热在中焦。用大黄黄连泻心汤泄中上焦邪热。

此病的成因是表证误下气血入里救胃，导致其功能亢盛，邪热内生。与结胸的区别是其上焦没有水饮邪气，没有形成水热互结的局面。

大黄黄连泻心汤在宋本伤寒论中没有黄芩，康平本中有黄芩一两，宋本第 155 条附子泻心汤也有黄芩一两，其为泻心汤加附子一枚而已，且黄芩清上焦邪热，应该有之。

大黄黄连泻心汤方

大黄 30g　黄连 15g　黄芩 15g

上三味，用沸腾的水 400 mL，泡 3 ~ 5 分钟，去掉药渣，分成两次温服。这种煮药方法被称为取药的轻清之气以治上焦。初学时一直表示怀疑，因为觉得没有根据，但经过实践，发现疗效确切。

心下痞，而复恶寒汗出者，附子泻心汤主之。

（155）

附子泻心汤方

大黄二两　黄连一两　黄芩一两　附子一枚①

【炮，去皮，破，别煮取汁】

上四味，切三味，以麻沸汤二升渍之，须臾绞去滓，内附子汁，分温再服。

①附子一枚：康平本作"附子二枚"。

本条是接着第 154 条说的。有第 154 条的全部病机，另外还有恶寒汗出，这里的恶寒是体表阳虚，不能固摄汗液，所以也汗出。仲景加炮附子是走表，生附子是温里。

附子泻心汤方

大黄 30g　黄连 15g　黄芩 15g　炮附子 20g

泻心汤做法如第 154 条，炮附子另煮取药汁兑入，分两次温服。

【本以下之故】①心下痞，与泻心汤，痞不解，其人渴而口燥烦，小便不利者，五苓散主之【注：一方云忍之一日乃愈】。（156）

①本以下之故：康本为批文，列在"心下痞"之右，154－156 三条，康本共为一条。

病人心下痞满，与泻心汤之后痞没有好，病人出现口渴、口中干燥，而且烦，这个烦是燥渴引起的轻微的烦。口渴口燥烦躁没有因为服用泻心汤而解，就说明不是热邪引起的，说明这个痞满也不是邪热引起的痞满，而且小便不利，说明是胃肠中水邪停滞不能进入循环上承于口，故用五苓散温化水饮。

伤寒汗出解之后，胃中不和，心下痞硬，干噫食臭，胁下有水气，腹中雷鸣，下利者，生姜泻心汤主之。（157）

生姜泻心汤方

生姜四两【切】　甘草三两【炙】　人参三两干姜一两　黄芩三两　半夏半升【洗】　黄连一两大枣十二枚【擘】

上八味，以水一斗，煮取六升，去滓，再煎取三升，温服一升，日三服。【附子泻心汤，本云加附子。半夏泻心汤、甘草泻心汤，同体别名耳。生姜泻心汤，本云理中人参黄芩汤，去桂枝、术，加黄连并泻肝法】①

①此句康平列在甘草泻心汤煎服法后，为注文，查成本无。

伤寒发汗是正确的治法，汗出后表证也好了，说明治法是对的。但是又出现一系列胃肠疾病，应该是病人素体不足，平时本有轻微的胃肠疾病而不自知，医生治疗表证的时候也未顾及，用了发汗的药之后，胃肠的疾病就表现出来了。

胃中不和，指胃肠中不和顺、不舒服。具体表现是胃脘部痞满不舒，感觉堵塞。

干噫食臭，指呃逆嗳气时有未消化的食物味道。对于正常人体来说，食物进入胃肠后，不管是气还是水还是食物，都是下行为顺，一是下行的过程中被逐渐的消化吸收，二是消化到一定程度才会下行，两者相得益彰。但凡上行，则为逆。所以干噫食臭说明两个问题，一是消化功能出了问题，二是胃肠道降的功能出了问题。

胁下有水气，这里的胁下指小肠中，这里的水气指水和气两种邪气，气过水声，就会咕咕作响而如雷鸣。这种现象本来是正常人也存在的生理现象，吃饭之后就有，但是声音很小，把耳朵贴在肚皮上听才能听见。但现在是腹中雷鸣，这就是病理的了。哪里来的气呢？胃肠因虚食物下行慢，食物停留过久，胃肠中邪热使食物发酵产生了气，正常人也有，但是少。

下利，说明脾虚，食物虽然下行了，最终也消化了，但是吸收出了问题，而且很多水邪在其中，导致下利。

所以此病重用生姜降逆，生姜除了降逆还散胃肠中的水，让水从进循环而且从脏腑宣发至表位，所以生姜治水用一个"散"字。生姜降逆是针对"干噫"，生姜与黄连黄芩配伍，是用生姜散水，黄连黄芩清邪热减少气体的产生，解决"腹中雷鸣"这种气过水声的根源；半夏配合生姜降逆燥湿；干姜温脾阳，恢复胃肠功能；人参、大枣、炙甘草健脾益气。

生姜泻心汤方

生姜 60g　炙甘草 45g　人参 45g　干姜 15g　黄芩 45g　半夏 65g　黄连 45g　大枣 45g

原方为三次治疗量。

伤寒中风，医反下之，其人下利日数十行，谷不化，腹中雷鸣，心下痞硬而满，干呕心烦不得安。医见心下痞，谓病不尽，复下之，其痞益甚【此非结热】【注：但以胃中虚，客气上逆，故使硬也】，甘草泻心汤主之。（158）

甘草泻心汤方

甘草四两 【炙】　黄芩三两　干姜三两　半夏

半升【洗】　　大枣十二枚【擘】①　黄连一两

上六味，以水一斗，煮取六升，去滓，再煎取三升，温服一升，日三服。

①擘：康平本无此字。

伤寒往虚的中风方向发展，医生反而采用了下法。因为太阳中风本来胃肠的功能就相对不足，勉强鼓动气血趋表抗邪。医生采用下法，使胃肠功能虚衰，气血入里救胃肠，胃肠功能未得到恢复，但热却因此而入里。

这个病人胃肠因为误下而功能损伤严重，所以一天下利数十次；谷不化说明食物还不能被消化；腹中雷鸣是邪热发酵食物产生的气过水声。

胃中痞满，干呕心烦不得安，这是上焦有无形邪热。医生见胃中痞满，觉得是胃肠中有实邪没有排干净，还得继续采用下法，导致痞满的感觉更严重了。第一段嵌文为批文，说这个病不是热与胃肠糟粕相结的阳明腑实证，言下之意是说这个医生诊断错误，见干呕心烦不得安，把上焦的邪热当成阳明腑实证来治，这个见解很对。第二段嵌文为注文，恐怕有误，把"硬"改成"呕"就对了，只是因为胃肠功能虚衰，邪热影响膈肌，而导致干呕。

这个病腹中雷鸣而没有干噫食臭，说明气未往上冲，干呕是邪热造成，故而不用生姜，只用黄连黄芩清邪热。脾胃损伤比第157条严重很多，故而重用干姜。因为此病完谷不化，说明脾胃阳气虚衰十分严重，扶阳为重，人参健脾益气，当有人参，诸家皆认为当有。只用黄连黄芩清邪热，干姜扶脾胃真阳，半夏燥湿，重用炙甘草益气健脾，大枣健脾滋液而不腻。

甘草泻心汤方

炙甘草 60g　　黄芩 45g　　半夏 65g　　大枣 45g　　黄连
15g　　干姜 45g

原方为三次治疗量。

伤寒服汤药，下利不止，心下痞硬，服泻心汤已，复以他药下之，利不止，医以理中与之，利益甚【注：理中者，理中焦，此利在下焦】，**赤石脂禹余粮汤主之**【注：复不止者，当利其小便】。**(159)**

赤石脂禹余粮汤方

赤石脂一斤【碎】　　**太一禹余粮一斤**【碎】

上二味，以水六升，煮取二升，去滓，分温三服。

汤药和丸药相对应，其效果更迅猛。伤寒服汤药下之，导致下利不止，心下痞硬，服用泻心汤之后，痞证好了。医生又以其他药攻下，又导致下利不止，医生以为是中焦脾胃虚寒导致的下利，于是用理中汤给病人治疗，不好，反而变严重了，赤石脂禹余粮汤主之。

第一段注文说此病不在中焦而在下焦，因为用理中汤病不好，这个见解正确。此病是大肠收涩功能失常，用赤石脂禹余粮汤收涩固脱。大肠要吸收糟粕中最后的水分，但这个过程需要较长的时间，大肠收涩功能失常，则时时下利。

第二段注文说如果用赤石脂禹余粮汤之后还不好，则采用利小便的方法。小肠泌别清浊的功能失常，就是大肠吸收水分的功能失常，水液不能进入循环，采用利小便的方法，助大肠分利清浊，为正法。

赤石脂禹余粮汤方

赤石脂 240g　太一禹余粮 240g

原方为三次治疗量。此方收涩大肠，增加糟粕在大肠中的停留时间。

伤寒吐下后，发汗，虚烦，脉甚微，八九日心下痞硬，胁下痛，气上冲咽喉，眩冒，经脉动惕者，久而成痿。(160)

伤寒不该吐下而反吐下之后，病不好，又采用发汗的方法。

虚烦，是病人的感觉是烦，虚是烦的原因。因为汗吐下伤阴又伤阳，阴虚则烦，阳虚则脉微无力。这个病阳气已伤，也就是脏腑功能虚衰，不能自愈。

八九日心下痞硬，拖了八九天之后，发展为心下痞，这个心下痞不是一下就成了心下痞，而是脏腑阳气虚衰一步步发展而来，说明病情在变严重，病的发展趋势是往严重的方向发展。

胁下痛，是胸胁间有水邪，阳不足，阴往乘之，阳气虚衰不能健运导致阴邪停聚；

气上冲咽喉，和苓桂术甘汤的病机相同，这是心阳虚衰，水邪在停滞中焦，浸渍胃肠；

眩冒是心肺阳气不足，循环体液不足，导致头部供血供氧不足引起的头晕目眩；

经脉动惕者，是阳气不足，不能化生阴液，水邪停聚在胃肠、胸胁，营养不能被有效吸收，所以循环中体液不足，不能滋养全身筋脉组织，出现肌肉颤动。中医概括为水邪盛而真阴不足，再加上真阳虚衰，此病时间长了会发展成痿证。此病即便还没有发展为痿症也已经很复杂了。有真武汤证，真武汤应该使用；有苓桂术甘汤证，故苓桂术甘汤也该用；有心下痞的泻心汤证，故半夏泻心汤该用；上焦还有水结，但却不能使用十枣汤，原因有二：一是十枣汤证真阴不虚，二是十枣汤证真阳不虚，为纯水结，此病阴阳俱虚，不能耐受十枣汤攻伐。

第67条说"伤寒若吐若下后，心下逆满，气上冲胸，起则头眩，脉沉紧，发汗则动经，身为振振摇者，茯苓桂枝白术甘草汤主之"，此时尚未发汗，脉沉紧为邪重真阳不衰。本条是在这个病的基础上再发汗，"脉甚微"是发汗又伤阳，而且病情如此之重，病人还拖延时机，导致全身阳气虚衰，变证丛生。再不及时治疗阴阳衰竭而成痿证，则不易治疗。

伤寒发汗，若吐若下，解后心下痞硬，噫气不除者，旋复代赭石汤主之。(161)

旋复代赭汤方

旋复花三两　人参二两　生姜五两　代赭一两甘草三两【炙】　半夏半升【洗】　大枣十二枚【擘】

上七味，以水一斗，煮取六升，去滓，再煎取三升。温服一升，日三服。

伤寒发汗为正治，若吐若下也并非误治，是根据病情需要做出的正确治疗，所以病邪已解。但是还有心下痞硬满，硬是病人的感觉，按起来是软的。汗吐下三法之后邪已解，心下仍痞满，说明正气未恢复，胃肠的功能还有待改善。噫气为嗳气，气上行打嗝。虽然"噫气"，但比较轻微，也没有食物的味道，无热证可凭。用旋覆代赭汤治疗。

旋复代赭汤方

旋复花45g　　人参30g　　生姜75g　　代赭石15g　　炙甘
草45g　　半夏65g　　大枣45g

原方为三次治疗量。旋覆花代赭石降气；生姜半夏降
胃除痞；人参大枣炙甘草健脾益气。

〖喘家〗①下后不可更行桂枝汤。若汗出而喘，
无大热者，可与麻黄杏子甘草石膏汤②。（162）

麻黄杏子甘草石膏汤方

麻黄四两　　杏仁五十个【去皮尖】　　甘草二两
【炙】　　石膏半斤【碎，绵裹】

上四味，以水七升，先煮麻黄，减二升，去白
沫，内诸药，煮取三升，去滓，温服一升【注：本云
黄耳杯】。

①喘家：宋本无此二字，今根据康平本加此二字。

②康平本此处后无汤药组成及煎服法。

第63条阐述汗后肺胃有热而喘，本条阐述下后肺胃有
热而喘。

喘家中风，本该用桂枝加厚朴杏子汤，但是采用了下
法之后，如果气血趋里，导致里有邪热，这种情况下就不
能再使用桂枝汤类方，因为桂枝更增里热。并不是说喘家
下后就一定不能使用桂枝汤，如果下后病人出现表不解，
津液又不足，或者正气损伤的情况，必然还是使用桂枝加
厚朴杏子汤解外平喘。

如果出现的是汗出而喘，无大热者，则用麻杏石甘汤。
这里的汗出而喘，原因是肺胃有郁热，所谓无大热者，既
强调不是白虎汤的大汗出、大烦渴、脉洪大的大热，又强

调这个病的病因一定是肺胃有热，才用麻杏石甘汤。若是无里热而有表，还是得使用桂枝加厚朴杏子汤。

太阳病，外证未除，而数下之，遂协热而利，利[1]下不止，心下痞硬，表里不解者，桂枝人参汤主之。（163）

桂枝人参汤方

桂枝四两【别切】　甘草四两【炙】　白术三两人参三两　干姜三两

上五味，以水九升，先煮四味，取五升，内桂，更煮取三升，去滓，温服一升【注：日再，夜一服】

①利：康平本无此字。

太阳病，外证没有痊愈，而反复攻下，这是误治。导致协热利，协热利是误下引起的下利，误下会导致里虚气血入里救胃肠，不同的体质，反应是不同的。一些体质的病人下后气血入里，会导致胃肠功能亢盛而有邪热，形成葛根芩连汤所治疗的热利；一些体质的病人下后气血入里，还是救不了胃肠，胃肠功能虚衰，形成寒利。虽然这二者都名协热利，但是寒热不同。

利下不止，但是没有热证，是中焦脾虚下利；心下痞硬，是脾阳虚衰，胃肠功能不足，运化无力；表里不解，是表证未愈，因攻下伤了胃肠功能，导致表里皆虚寒。表不解且里虚寒，以救里为先，故用桂枝甘草汤加理中汤，这两个方剂皆为温里的方剂，里气和，脏腑功能恢复，表邪自然解除。若脏腑功能恢复表邪仍然不解，再用桂枝汤解表邪。

历代注家皆认为加桂枝是为了解表，但其实本方加的是一个完整的桂枝甘草汤，桂枝当然有解表的作用，但一般与生姜配伍才能将其解表的作用更好的发挥，与炙甘草配伍主要是温通心阳。

此病为什么需要温通心阳呢？是因为表证下后，令胃肠功能虚衰，机体调动气血入里救胃肠，居然还是造成了虚寒性的心下痞，毫无热证可凭，说明这个人平素就有心脏功能不好的情况，机体调动气血的能力非常糟糕，脾胃阳气很容易虚衰，所以在用理中汤温脾阳的同时，加桂枝甘草汤温通心阳，苓桂术甘汤也是这个思路。

当然用了桂枝人参汤后心脾阳气恢复，脏腑功能恢复正常，同时外证也是可以跟着痊愈的。原因有二：一是桂枝确实有解外的作用；二是脏腑功能恢复，外证本来就可能跟着一起恢复。但仲景用桂枝人参汤的本质还是在温里。

桂枝人参汤方

桂枝 60g　　炙甘草 60g　　白术 45g　　人参 45g　　干姜 45g

原方为三次治疗量。

伤寒大下后，复发汗，心下痞，恶寒者【表未解也】，不可攻痞，当先解表，表解乃可攻痞【注：解表宜桂枝汤①，攻痞宜大黄黄连泻心汤】。（164）

①桂枝汤：康平本作"桂枝人参汤"，恐误。

第 163 条阐述脏腑功能本虚之人外感下后，表不解里有虚寒痞证的治法；本条阐述脏腑功能亢盛之人外感下后，表不解里有热痞的治法。

伤寒大下为误治，再发汗，汗也没发出来，发出来了就不至于有恶寒的症状。恶寒没有好，反而多出了心下痞的症状。

所谓"复发汗"，是采用麻黄汤发汗，伤寒本该用麻黄汤，但是大下之后，有伤阴液，应该采用桂枝汤扶正解表。结果医生不察，使用麻黄汤，结果汗不出，反而又增加胃热。本来下后气血入里救胃，导致胃的能量代谢旺盛而生邪热，形成了热痞，用麻黄汤解不了表，邪热更严重了。这里的痞证，是伤寒下后就造成了，用错了发汗药，邪热更严重造成的热痞。

虽有心下痞，但是是脏腑功能亢盛的热痞，不是虚寒证，所以治疗顺序是先发汗解表，表解之后再攻痞，与第163条相反，此两条一寒一热、一虚一实，治法大不相同。

注文说解表适合使用桂枝汤，表解外证愈再使用大黄黄连泻心汤攻痞，是正确的。康平本说解表宜桂枝人参汤，这个说法不对，桂枝人参汤为温里剂。

伤寒发热，汗出不解，心中痞硬，呕吐而下利者，大柴胡汤主之①。（165）

①大柴胡汤主之：康平本此处为"□□□□之"。

伤寒是一种脏腑功能亢盛的疾病，寒湿之邪郁于体表，理当用麻黄汤发汗，用麻黄汤类方发汗之后，汗出而病不解，是表解而外证不解，再用桂枝汤类方进行治疗。

伤寒发热，汗出不解，此病恐怕不一定是伤寒，伤寒发热、恶寒、无汗、脉浮而紧。根据后文可知，此处单说伤寒发热，是为了描述病人发热无汗。这个发热可能是少阳病肝胆郁热的发热，无汗是少阳病津液虚少造成；这个发热也可能是里热造成的气血宣发在外，无汗是阴液不足，机体自我保护防止体液损失。所以这个"伤寒发热"可能属于少阳发热，也可能属于温病伤阴导致的发热，不管是哪一种，都不能用麻黄汤，所以发汗自然不能解，反而生邪热而更伤阴液。

那么此病如果真的是伤寒，用了麻黄汤发汗就一定不会造成本条所述情况吗？我的认识也是有可能的。因为太阳伤寒虽名伤寒，由寒邪引起，但是脏腑功能毕竟亢盛，过量使用麻黄汤发汗之后，也有可能出现上述情况。不管属于伤寒还是温病，此病属于用药发汗之后伤津耗液而来。

不管怎么样，此病的成因，不能仅仅局限于由少阳发汗而来，仲景一句"伤寒发热，汗出不解"，而不用"少阳发热，汗出不解"，就是防止后人局限，意义颇深，读者需仔细领悟。

心中痞硬，为心下痞硬之误。痞硬为胃肠中有实邪，痞为胃中邪热，满闷不舒；硬为医生触诊能感觉到硬。所以这里的痞硬属于胃肠功能亢盛、胃肠邪热伤阴、胃肠实邪停滞。

呕吐而下利者，呕吐与呕不同，伤寒论中把呕、吐、呕吐区分严格，如"呕不止""颇欲吐"等等。所以呕吐是呕和吐都会出现，偶尔是干呕，偶尔是吐，有实质性的东西吐出。一是因为上焦邪热上逆而呕，二是胃中也有邪热而吐，三是因为中焦痞硬不通，也会导致胃气上逆而呕吐。下利则是因为有食糜在压力的作用下，从燥屎周围的缝隙经过而形成的，中医称为"热结旁流"。燥屎是因为麻黄汤发汗，导致胃肠道阴液过分往体表发散，糟粕中的水分被过分吸收而临时形成。不再使用麻黄汤之后就不会再形成燥屎，这些食糜在压力下从燥屎周围的缝隙流过而形成下利。根据原文"心下痞硬"描述的位置，这些燥屎大概在横结肠的部位，比大承气汤的病位高。

此病因为上焦郁热有呕，用柴胡、黄芩、生姜、半夏治之；胃肠功能亢盛生有邪热且与糟粕相结为燥屎，用大黄、枳实泻热攻下；因为邪热伤阴故用白芍大枣养阴。

病如桂枝证，头不痛，项不强，寸脉微浮，胸中痞硬，气上冲咽喉不得息者【此为胸中有寒①也】，当吐之，宜瓜蒂散。（166）

瓜蒂散方

瓜蒂一分【熬黄】 赤小豆一分

上二味，各别捣筛，为散已，合治之，取一钱匕，以香豉一合，用热汤七合，煮作稀糜，去滓，取汁和散，温顿服之。不吐者，少少加，得快吐乃止【注：诸亡血虚家，不可与瓜蒂散】。

①寒：康平本作"寒饮"。

本条应该与第 153 条参看。第 153 条貌似太阳中风，实非太阳中风；本条貌似桂枝证，实非桂枝证。第 153 条病位偏低，是"心下痞硬满，引胁下痛"；本条病位偏高，是"胸中痞硬"。第 153 条有"干呕短气"的气上冲的轻症；本条有"气上冲咽喉不得息者"的气上冲的重症。第 153 条机体主动排邪趋势以下利为主；本条机体主动排邪的趋势以"上冲"的呕逆为主。

此病非桂枝证，头不痛，项不强，寸脉微浮，病在上焦。胸中痞硬，是指胸中痞满，批文解释说是胸中有"寒"，康平本是"寒饮"，其实都一样，这里的"寒"本来就是"痰"的意思。此病胸膈中有水饮邪气，应该也会有短气的症状。气上冲咽喉不得息，是机体向上的功能亢盛，也反映出机体主动排邪的趋势。中医治病因势利导，所以治疗此病选择吐法。

瓜蒂散方

瓜蒂炒黄　赤小豆

上二味等量，分别做散剂，合在一起，每次使用取一钱匕，约 1.5g 左右。以香豉 20 mL，用热汤 140 mL，煮作稀糜，去豆豉渣滓，取汁加入药散调匀，温服，一次服完。不吐者，少少加，得快吐乃止。嵌文有"诸亡血虚家，不可与瓜蒂散"，因为吐法伤胃阴最快，与下法同样峻猛。

病胁下素有痞，连在脐旁，痛引少腹，入阴筋者，此名藏结，死。(167)

此条为脾胃阳气虚衰，胃肠功能严重不足，导致阳不能运化阴液，导致胃肠中素有痞。连在脐旁，痛引少腹，是病位为胃和小肠，虚寒严重，导致生殖器缩入腹中。此病名为藏结，与结胸有一阴一阳、一虚一实之别。

此病仲景用一"死"字表明病情之重，未出治法。但从此病病情，当先急回阳破阴。方用四逆汤加肉桂。

伤寒若吐若下后，七八日不解【注：热结在里】，表里俱热，时时恶风，大渴，舌上干燥而烦，欲饮水数升者，白虎加人参汤主之。(168)

白虎加人参汤方

知母六两　　石膏一斤【碎】　　甘草二两【炙】

人参二两　　粳米六合

上五味，以水一斗，煮米熟汤成，去滓，温服一升，日三服。【注：此方立夏后，立秋前乃可服。立秋后不可服。正月、二月、三月尚凛冷，亦不可与服之，与之则呕利而腹痛。〖〇〗①诸亡血虚家亦不可与，得之则腹痛〖下〗②利者，但可温之当愈】

①〇：宋本此处无字，康平本为一个圆圈"〇"。

②下：宋本无此字，据康平本补入。

伤寒吐下，气血趋里，七八日不解，导致里热内盛。所谓表里俱热，是表证已解，为纯里热，脏腑功能亢盛，能量代谢旺盛，水液损失严重。白虎汤证的水液损失的主要途径为肺系损失，包括体表和呼吸，因里热重导致心肺宣发功能旺盛，大量体液从汗液损失。所以白虎汤证有恶风，因为毛孔大开。

大渴，舌上干燥而烦，欲饮水数升者，是脏腑功能亢盛，能量代谢旺盛，体液损失严重，内有所需外有所求，所以大渴想喝很多冷水。白虎汤证内热亢盛，烦得厉害。

白虎汤脉洪大有力，白虎加人参汤证的脉象不一定是洪大有力，因为体液损失到一定程度，脉管自然就不能充盈。这个病已经七八日不解，时间较长，所以仲景此处并未强调脉洪大。

白虎加人参汤方

知母 90g　　石膏 240g　　炙甘草 30g　　人参 30g　　粳米 60g

原方为三次治疗量。本方后注文为强调白虎加人参汤寒凉，秋冬季节不可以使用，秋冬季节谨慎使用此方自然正确，但还是应该遵循"有是证用是方"的原则。

伤寒无大热，口燥渴，心烦，背微恶寒者，白

虎加人参汤主之。（169）

本条所述症状为第 168 条继续发展而来。伤寒无大热，是指体表无热；口燥渴，是里有邪热；心烦是邪热郁于体内，造成阳证的心烦；背微恶寒，是热能郁于肺胃，导致背部毛孔大开，所以恶寒，这个恶寒比第 168 条时时恶风要稍微严重一点，因为病情发展到本条所述，体液损伤更严重，热能不能被体液带到体表，故而温煦体表的能力减弱，这也是"伤寒无大热"的原因，这个大热没有到达体表，而是郁于体内，所以"心烦"非常严重。

第 168 条体液损伤还没有本条严重，所以其体表可能还有少量汗液；而本条体液损伤更严重了，体表也见不到有大汗出。能有大汗出的说明体液损伤还不严重，应该用白虎汤及时清里热。若是大汗出过了，津液已经损伤了，那就得用白虎加人参汤一边清热，一边补津液。

伤寒脉浮，发热无汗【注：其表不解〖者〗①，不可与白虎汤】，渴欲饮水，无表证者，白虎加人参汤主之。（170）

①者：宋本无此字，据康平本补入。

伤寒脉浮，发热无汗，不是太阳伤寒麻黄汤证的特有症状，白虎加人参汤证也可能出现这样的症状。

里热内盛，气血宣发在外，脉浮而有力；"发热"为里热盛，表里皆热；"无汗"为津液损失严重，机体自我保护不再出汗。但是"脉浮，发热无汗"也不是白虎加人参汤的特有症状。所以注文强调要诊断有无表证，如头项强痛恶风恶寒等。如果确定是表证未解，则不可以使用白虎加人参汤；如果没有表证，在脉浮，发热无汗的基础上，还

有渴欲饮水的症状，则说明表里俱热，热盛津伤，白虎加
人参汤主之。

**太阳少阳并病，心下硬，颈项强而眩者，当刺
大椎、肺俞、肝俞①，慎勿下之。（171）**

①肺俞、肝俞：康平本作"肺愈、肝愈"。

此条当与第 142 条参看，第 142 条阐述太阳少阳并病
不可用汗法，本条阐述太阳少阳并病不可用下法。

太阳与少阳并病，太阳病不罢，少阳病又起，是太阳
病往虚的方向发展。颈项强直为太阳病，血不荣于项背；
目眩为少阳病，血不能给养大脑。少阳病为疾病向虚的方
向发展而来，上焦邪热影响肝胆，肝胆疏泄失常，体液虚
少，胃肠功能虚衰导致"心下硬"，不能使用下法，应该用
针刺泻邪热。

**太阳与少阳合病，自下利者，与黄芩汤；若呕
者，黄芩加半夏生姜汤主之。（172）**

黄芩汤方

黄芩三两　芍药二两　甘草二两【炙】　大枣
十二枚【擘】

上四味，以水一斗，煮取三升，去滓，温服一
升【注：日再夜一服】。

黄芩加半夏生姜汤方

黄芩三两　芍药二两　甘草二两【炙】　大枣
十二枚【擘】　半夏半升【洗】　生姜一两半【一方三
两①，切】

上六味，以水一斗，煮取三升，去滓，温服一升【注：日再夜一服】。

①一方三两：此句康平本无。

此条过于简略，采用以方测证、以经证经之法还原其本质。

太阳与少阳合病，是外感直接反映出少阳病的症状，太阳病轻而少阳病重。这个病仲景冠以太阳与少阳合病之名，其症状发热无汗，故名太阳；脏腑有邪热伤津耗血，津伤而气血少，宣发在外，血不养筋，而成弦脉，故名少阳。

发热无汗的原因与第170条白虎加人参汤证的原因相同，虽冠太阳之名，实则津液损伤严重。此病可能是第170条白虎加人参汤证继续发展变化而演变出的一种情况，白虎加人参汤证邪热盛功能也亢盛，故而可用石膏知母清热；此病邪热盛于胃肠，但胃肠功能紊乱，所以自下利。此病除了有自下利之外，还应该有下利时胃肠痛的症状，这是胃肠组织体液不足，肌肉不得荣养所致，也是此方中含有芍药甘草汤的原因。

胃肠邪热盛，故用黄芩清热；循环和组织中体液不足，故用芍药甘草汤养阴；下利，消化道中液体损失，故用大枣健脾气而养阴液。

若在上述病症的基础上还有呕吐的症状，是胃肠功能紊乱，降的功能也失常，故而使用生姜半夏降逆止呕。

黄芩汤治疗热利，应该与葛根芩连汤相鉴别。葛根芩连汤证的协热利，也可能有痛症，但其痛为肛门灼痛。也正因为肛门灼痛下利，可知湿热下注，故用葛根升阴液。黄芩汤证的下利是胃肠痉挛而痛，并非湿热下注，乃是阴液损伤，脾胃阴虚，功能紊乱所致。虽然两方皆是治疗热利，但病机大不相同。

我观历代注家，运用黄芩汤得心应手，但对其原理阐述总觉得不够清楚。仲景原文简洁，读者需仔细揣摩。

黄芩汤方

黄芩 45g　芍药 30g　炙甘草 30g　大枣 45g

原方为三次治疗量，白天服两次，夜间服一次。

黄芩加半夏生姜汤方

黄芩 45g　芍药 30g　炙甘草 30g　大枣 45g　半夏 65g　生姜 23g

原方为三次治疗量，白天服两次，夜间服一次。

伤寒胸中有热，胃中有邪气，腹中痛，欲呕吐者，黄连汤主之。（173）

黄连汤方

黄连三两　甘草三两【炙】　干姜三两　桂枝三两【去皮】　人参二两　半夏半升【洗】　大枣十二枚【擘】

上七味，以水一斗，煮取六升，去滓，温服【注：昼三夜二】【昼三夜二①，疑非仲景法②】。

①宋本仅留一处"昼三夜二"，今据康平本补入。

②疑非仲景法：宋本作"疑非仲景方"。

此病上热下寒，胸中有邪热为标，脾胃虚寒为本。

本方用黄连一味全因胸中有热一句。胃中有邪气指胃肠中虚寒，所以腹中痛，此病病位在小肠，为中医脾胃的主要范围。但凡小肠虚寒，皆应同时扶心阳，心阳旺盛有助于小肠阳气的恢复，所以后世五行理论心与小肠皆属火，这是此方同用甘草干姜汤和桂枝甘草汤的原因。欲呕吐者，上焦有热则欲呕，脾胃虚寒则欲吐。此病无水邪可凭，即便有少量水邪停滞，也是阳虚不能运化，加半夏降呕逆；人参大枣健脾益气养阴，防止姜桂温燥太过。

黄连45g　炙甘草45g　干姜45g　桂枝45g　人参30g　半夏62g　大枣45g

康平本伤寒论方后说明文内容与宋本稍有不同：上七味，以水一斗，煮取六升，去滓，温服【注：昼三夜二】【昼三夜二，疑非仲景法】。仲景原文只写到"……煮取六升，去滓温服"，至于温服多少并没有说明，有注家认为应该分五次，白天三次，晚上两次。后人见注文说"昼三夜二"，只是怀疑"昼三夜二"这种服用方法"非仲景法"，并不是怀疑黄连汤非仲景方，宋本则为"疑非仲景方"，故采用康平本较为可靠，故校正。这个分明是两拨人的批注，并非出自同一注家。而宋本不分彼此，恐怕为后人抄写将"法"字改为"方"字，文意大变，则是怀疑黄连汤方不是出自仲景之手，误会颇深，实不可取。

伤寒八九日，风湿相抟，身体疼烦，不能自转侧，不呕，不渴，脉浮虚而涩者，桂枝附子汤主之。若其人大便硬【一云①脐下心下硬】，小便自利②者，去桂加白术汤主之。(174)

桂枝附子汤方

桂枝四两【去皮】　附子三枚【炮，去皮，破】生姜三两【切】　大枣十二枚【擘】　甘草二两【炙】

上五味，以水六升，煮取二升，去滓，分温

三服。

去桂加白术汤方

附子三枚【炮，去皮，破】　白术四两　生姜三两
【切】　甘草二两【炙】　大枣十二枚【擘】

上五味，以水六升，煮取二升，去滓，分温三
服。初一服，其人身如痹，半日许复服之，三服都
尽，其人如冒状，勿怪，此以附子、术并走皮内，
逐水气未得除，故使之耳，〖□〗③法当加桂四两。
【注：此本一方二法，以大便硬，小便自利④，去桂也；以大便不硬，
小便不利，当加桂。附子三枚恐多也⑤，虚弱家及产妇宜减服之】

①一云：康平本无此二字。
②自利：康平本作"不利"。
③□：宋本此处无字，康平本为一方框"□"。
④自利：康平本作"不利"。
⑤恐多也：此三字在"附子三枚"之右为批文。

本条为风湿的治法，之所以列在太阳病篇，是因为风
湿是四肢筋骨关节的疾病，与脏腑之里相对，也属于表证，
但是又与太阳病的表证不同，所以列于太阳病篇末。

伤寒八九日，不呕，是邪不传少阳，疾病不往虚的方
向发展；不渴，是邪不传阳明，疾病不往实的方向发展。
伤寒八九日本该传变，现在病不能自愈，也不传变，说明
病情恐怕本就不是真正意义上的伤寒。伤寒是表证，是脏
腑功能亢盛，气血趋表抗邪，寒湿充斥于肌肤表位不得随
汗而解的一种疾病。而本条所述病证的病位比伤寒更深一
层，寒湿之邪充斥于筋骨、关节，但并不进入脏腑，还是
属于表位。这个病情病人可能原先就有，只是没有外感之
时感觉不强烈，现因外感风寒，出现太阳伤寒的症状，恶

寒，无汗，体痛，八九日不能自愈，也不传变。就是表证的这些症状不缓解，也没有引起脏腑的病变，还是表现为身体疼烦，疼到自己翻身转动都很困难。脉浮虚而涩，浮为在外，虚涩皆为阳气不足，不能鼓动气血，导致气不能行血脉而出现虚涩的脉象，并非血虚。

本病病机为寒湿停滞在四肢百骸筋骨关节之中，虽不在脏腑，但其病因为少阴阳虚，气血推动无力，才导致寒湿之邪稽留四肢百骸筋骨关节。方用桂枝甘草汤强心阳，大剂量附子加生姜温表位的阳气，通行四肢百骸的气血。

本方振奋全身阳气，令寒湿通行，不至于停滞筋骨关节。桂枝生姜，可以解肌，所谓解肌，是令更深一层的寒湿之邪外出。不用麻黄，定是因为表解而外证尚在，也就是说本病不存在毛孔紧闭的病情。

桂枝附子汤方

桂枝 60g　制附片 60g　生姜 30g　大枣 45g　炙甘草 30g

原方为三次治疗量。

若大便硬，是脾虚导致，并非内热。脾虚胃肠向下传导的能力减弱，糟粕在胃肠道停留时间过长，导致水分被过分吸收而大便硬。白术健脾利水，利水是让稽留在胃肠或组织中的邪水进入循环，大量使用时会让邪水进入循环后再由循环回馈给胃肠，帮助胃肠功能和津液的恢复，从而肠道得润，且功能变好，胃肠道通常大便自然不会再硬。所以白术治疗老年人的脾气虚的便秘就要重用。所以我觉得白术应该总结为健脾利水滋脾，就是阴液要回来，回馈胃肠，能让邪水变为真水，滋养脏腑（茯苓总结为健脾利水就很好，它比白术要少一个功能）。桂枝是强心以助气血宣发于表，白术是健脾而助津液收肃于里。

小便自利，是水液代谢正常，湿邪有出路，这条出路是机体自己选择的，所以立法选方就不用桂枝去宣发，而用白术来收肃，让肢体的邪水进入循环后往脏腑收肃而不是往体表宣散。桂枝，白术之不同，是为湿邪所引导的出路不同而已。而温阳行湿还得全赖附子生姜之力。这个方子不加茯苓，因为小便自利，可以这样理解，茯苓的利水是由泽入江、由江入海，没有白术那种可以回来滋养脏腑脾胃的功能。

去桂加白术汤方

制附片60g　白术60g　生姜45g　炙甘草30g　大枣45g

原方为三次治疗量。

"初一服，其人身如痹，半日许复服之，三服都尽，其人如冒状，勿怪，此以附子、术并走皮内，逐水气未得除，故使之耳，法当加桂四两"这一段，我怀疑其为后人所加，但宋康两版本皆为正文，查成本倒是确实没有这一段，因此段得当，故而进行分析阐述。

初一服，其人身如痹，第一次服用制附片只有20g，现在的制附片20g不可能出现身如痹的感觉，我为了解药性亲尝附子多年，加服到120g时，才有身如痹的感觉，三次服完之后其人如冒状，就是出现头眩的轻症。此病没有循环中体液不足的可能，出现眩冒只能是心阳不足，心脏泵血的力量不足，出现头眩，自然也提示气血趋表的原动力不足，术附之力需得桂枝之助，所以加桂四两。

去桂加白术汤方，反应仲景用药之谨慎，因见大便硬，小便自利，便去桂枝一味。若药力足够，则不必加桂枝，加之则外散之力太过，不利于津液收肃，大有小便自利，又复发其汗的嫌疑。若药力确实不足，出现眩冒，则提示心阳亦不足，则加桂枝四两，强心阳以治眩冒为急。加或不加，全在用药后的反应。

注文"附子三枚恐多"之说未得法要，不足为虑。

风湿相抟，骨节疼烦，掣痛不得屈伸，近之则痛剧，汗出短气，小便不利，恶风不欲去衣，或身微肿者，甘草附子汤主之。（175）

甘草附子汤方

甘草二两【炙】　附子二枚【炮，去皮，破】　白术二两　桂枝四两【去皮】

上四味，以水六升，煮取三升，去滓，温服一升，日三服。【注：初服得微汗则解，能食，汗止①复烦者，将服五合，恐一升多者，宜服六七合为始②。】

①汗止：康平本作"汗出止"，意同。

②始：康平本作"妙"。

本条阐述病情比第174条病情更深一层，上条偏于外感，本条偏于内伤；上条偏于新病，本条偏于久病加重。

素有寒湿在筋骨关节，外感风寒，风寒湿邪充斥关节，致使骨节疼烦，不能屈伸，接触则疼痛加剧。汗出短气，心阳虚则短气，阳虚固摄无力则汗出；恶风不欲去衣，恶风为毛孔大开，不欲去衣也有阳虚恶寒的原因；或身微肿，指有些病人还会出现身体微微浮肿的情况，这是寒湿在肢体组织中，阳虚不能运化。桂枝甘草汤温心阳，附子温全身之阳，白术健脾利水祛湿。

甘草附子汤方

炙甘草 30g　　制附子 40g　　白术 30g　　桂枝 60g

原方为三次治疗量。新病可速去，久病则缓图。此病寒湿之邪为素疾，故术附用量轻于第174条，是有久暂之别；不用生姜大枣，是有表里之别。

此方并非解外之方，注文说"得微汗则解"，是真阳得复，阴邪溃散，得宣则汗，得肃则尿，并非此方为发汗方也。

伤寒脉浮滑【此以表有热，里有寒】①白虎汤主之。(176)

白虎汤方

知母六两　　石膏一斤【碎】甘草二两【炙】　　粳米六合

上四味，以水一斗，煮米熟汤成，去滓，温服一升，日三服。【臣亿等谨按：前篇云，热结在里，表里俱热者，白虎汤主之。又云其表不解，不可与白虎汤。此云脉浮滑，表有热，里有寒者，必表里字差矣。又阳明一证云，脉浮迟，表热里寒，四逆汤主之。又少阴一证云，里寒外热，通脉四逆汤主之。此以表里自差，明矣。《千金翼》云白通汤，非也。】②

①此句康平本无，故以批文列之。

②此段为宋臣林亿的按语。

宋臣林亿及历代注家所讨论的"此以表有热，里有寒"一句，在康平本中没有这八个字，恐为仲景之后的人所注，故而有疏忽差错也正常。里有寒定不能使用白虎汤，此为定见。

伤寒，外感总称。此条为脏腑功能亢盛之人，因里热重，在外感之后表现出浮滑有力的脉象。这个脉属于温热病的范畴，温热病不可以发汗，当清里热，养阴液，令病人自汗出则愈，白虎汤主之。白虎汤中石膏味辛能散，可散温病外感之邪。

仲景列此条是防止后学之人见表证便用辛温，见浮脉便要发汗。当须明辨阴阳，判别寒热，方可用药。

伤寒〚解，而后〛①脉结代，心动悸，炙甘草汤主之。（177）

炙甘草汤方

甘草四两【炙】　生姜三两【切】　人参二两生地黄一斤　桂枝三两【去皮】阿胶二两　麦门冬半升【去心】　麻仁半升　大枣三十枚【擘】

上九味，以清酒七升，水八升，先煮八味取三升，去滓，内胶烊消尽，温服一升，日三服【一名复脉汤】。

①解而后：康平本有此三字，补入。

本条康平本伤寒后有"解而后"，宋本无此三字，根据本条阐述的病情，有此三字更为准确。断句为，伤寒解，而后脉结代，心动悸，炙甘草汤主之。

伤寒解后，脉结代，都提示循环中体液严重不足，心律失常。心动悸，动是心率加快，悸是心律失常。因为循环中的体液不足，心脏会代偿性加速跳动，增加血液的流速来保证血液的流量。心动悸，则心脏力量必然不足。

此病是伤寒发汗，或者汗吐下造成的，总之结果为损伤体液太多，但凡体液损失太多，全身及脏腑的组织液会回流进循环，导致脏腑也阴虚。若此病的病机倒过来，是脏腑凋零，气血虚损日久，导致循环中体液严重虚损，出现结代脉，则最不易治愈，也不是炙甘草汤可以胜任的。所以本条说伤寒解而后，脉结代，心动悸，炙甘草汤主之。是明确说明此病是外感发展而来，而并非内伤发展而来。

炙甘草汤方

炙甘草 60g　生姜 45g　人参 30g　生地 240g　桂枝 45g　阿胶（烊化）30g　麦门冬 120g　麻仁 65g　大枣 120g

原方为三次治疗量。本方以炙甘草为名，是重用炙甘草以补益中气且滋阴液；生姜宣散，防止一切滋腻之品壅塞中焦脾胃；麻仁润肠通便防止有形糟粕停滞中焦脾胃；桂枝甘草汤补心阳，加强心脏动力；人参滋阴益气补益脏腑气与阴；大枣健脾养阴；生地麦冬阿胶养血滋阴。细品圣人制方，觉其煞费苦心。

脉按之来缓，时一止复来者，名曰结。又脉来动而中止，更来小数，中有还者反动名曰结，阴也。脉来动而中止，不能自还，因而复动者，名曰代，阴也。得此脉者必难治。（178）

结脉为脉来缓，缓指气势弱，节律慢，中间会停一拍，脉能很快恢复。还有一种就是动脉，脉来摇摆，中间会停一下，再次出现的时候脉小而数，这其中有些时候也能恢复为动脉，这个脉是阴结脉。

脉来摇摆不定，中间会停两拍及以上，不能在下一拍自己恢复，接续而来恢复的仍然是摇摆不定的动脉，这就是代脉，也属于阴脉。

　　病人有这样的脉象，说明气血亏虚严重，心脏功能严重虚衰，所以会难治。

第四节　辨阳明病脉证并治第八

问曰：病有太阳阳明，有正阳阳明，有少阳阳明，何谓也？

答曰：太阳阳明者，脾约是也；正阳阳明者，胃家实是也；少阳阳明者，发汗利小便已，胃中燥烦实，大便难是也。（179）

本条以问答的形式阐述阳明病的成因。

阳明病有三种原因引起：

（1）太阳阳明：由太阳病不经治疗发展而来。太阳伤寒，胃肠功能亢盛，机体调动气血趋表，胃肠中的食物的液体被吸收入循环宣发向表位，表证得愈之后，一般情况是气血恢复正常，称为表里自和，病会痊愈。但因病人体质各异，部分病人在表证得愈之后，胃肠功能依然亢盛，而且胃肠功能长期亢盛必生邪热，导致胃肠向循环中过分地吸收水分，大便变干。大量水液被吸入循环，由于表证已解，进入循环的这些水液不再走表，于身体又有多余，便肃降走小便排出体外。仲景把这种情况称为脾约证，意思是脾的功能受到制约。脾的什么功能受到制约呢？脾有为胃输布津液的功能，意思是脾吸收的水谷精微，变成津液，要回来还给胃肠，这个过程在太阳病篇已经讨论过。现在这些津液没有还回来，主要原因是胃肠有邪热，水液进入循环后从泌尿系统流失了。既然是从泌尿系统流失，就说明机体肃降回脏腑的体液还是多，还是有部分津液回来滋养胃肠，只是流失的多，回来的少。所以太阳阳明数日不大便但无所苦，大便并非干燥石硬到成为正阳阳明那种燥屎内结，其便虽或干如羊屎，解便也较困难，但是可以解出。

综上所述，太阳阳明为太阳病顺传阳明而来，胃肠功能亢盛，有邪热，大量水液从小便损失，大便干，但是其"胃家实"的程度远不及正阳阳明那么严重。

此证可以用麻子仁丸进行治疗。麻子仁丸由小承气汤加麻仁、杏仁、白芍组成，方用小承气汤通胃肠腑实，下胃肠中的糟粕，清胃肠邪热；用白芍养阴；用麻子仁润肠通便；用杏仁肃降的作用令津液回来濡润胃肠。

（2）正阳阳明：由阳明经证即白虎汤证发展而来，此病脏腑功能亢盛已极，胃肠中邪热亢盛，蒸蒸发热，气血被邪热蒸腾，被迫宣发在外，大量体液以汗液的形式从表位损失，而且不感蒸发量很大，即便机体自我保护不再大汗出，也有大量体液以水蒸气的形式不知不觉地损失掉。因为汗出和大量不感蒸发，循环中液体变少，胃肠中功能亢盛邪热又重，大量从胃肠的糟粕中吸收水液，用以补充循环和组织，致使大便干结石硬，难以下排，甚者不能下排，形成恶性循环。

综上所述，正阳阳明由白虎汤证传变而来，脾胃邪热亢盛，大量水液被宣发从表位损失，邪热与胃肠糟粕相结，大便难，甚者内实、满痛、拒按不大便，为三个承气汤方的治疗范围。

（3）少阳阳明：由伤寒发热，用发汗利小便的方法伤津耗液而来。这里的伤寒发热，参看第 165 条的论述，自然明了。仲景命名为少阳阳明，当然此病的成因主要还是由少阳病发汗利小便而来，但后学者仍不可局限。少阳病本在往虚的方向发展，一般不能传阳明，传阳明者，是借药力的帮助，发汗利小便，令胃中水液或走体表或走小便而损失，燥屎内结，但上焦少阳证不解，故而可以使用大柴胡汤治疗。

以上三种阳明病，虽然都是胃肠功能亢盛，邪热内生，可以总结为"火进水退"，但三者成因不同，所以治法也略有不同。成因虽不同，但本条所述，也是一般情况，特殊情况始终存在。如太阳病可能顺传阳明，但太阳病发汗后亦有可能成为麻子仁丸的证候，发汗太多，也极有可能成为白虎汤证而发展为正阳阳明，总是与病人体质有关。第181条便是其中一种情况，所以后学之人不能拘于句下，还当融会贯通。

阳明之为病，胃家实是也。（180）

本条为阳明腑实证的提纲。

本条阳明病当狭义地理解为阳明腑实证，腑实证就是胃家实。这里的胃，指的是整个胃肠道。这里的实，指功能亢盛，能量代谢旺盛，津液损失，大量邪热与糟粕相结，稽留胃肠道，造成腹胀满疼痛拒按。不能将此处的实仅仅理解为实邪，而应该理解为邪热亢盛与糟粕相结。

问曰：何缘得阳明病？

答曰：太阳病，若①发汗，若下，若利小便，此亡津液，胃中干燥，因转属阳明。不更衣，内实，大便难者，此名阳明也。（181）

①若：康平本无此字，当有。

本条阐述病人为什么得阳明病。

太阳病，气血趋表，若发汗太过，令津液损失邪热内生；若采用下法，令津液损失，气血趋里而生邪热；若采用利小便的方法，令津液损失，胃肠津伤而内热生。这些都是伤津液，使胃肠中干燥，病转属阳明。表现为数日不大便，胃肠中实邪内结，有便意之后在解的过程中也很不好解。

问曰：阳明病外证云何？
答曰：身热，自汗出，不恶寒，反恶热也。(182)

阳明外证也称为阳明经证，经络在外，脏腑在里，故称经证、外证。所谓阳明外证，是相对阳明腑实证而言。胃肠功能亢盛，邪热内生，气血被迫宣发在外，故而身热，自汗出，不恶寒，反而恶热（此处反字是为了区别桂枝汤的身热自汗出），此时还应该有渴欲冷饮。因大量水液被胃肠吸入循环，宣发至体表，走毛孔成汗液损失。如果不及时治疗，胃肠水液入不敷出，胃肠糟粕中的水液会被吸干，则燥屎内结，发展为阳明腑实证。

发展为阳明腑实证之后，身可不一定热，因为热完全可能郁于内；汗可不一定能自出，因为体液损失到一定程度机体会自我保护；也不一定会不恶寒反恶热，阳明腑实证恶寒者并不少见，所以者何？津液被伤，循环中水少，携带热量的能力弱，不能将胃肠旺盛的能量代谢所产生的热量带出而温煦表位，此谓之热郁于内，参看前文《阴阳概要》。

我观众注家对于阳明外证的论述，多认此外证为里证的外部表现。这样的论述极为不当，要是认为里实热的外部表现一定是本条所述，则有贻误病情之虞。

问曰：病有得之一日，不发热而恶寒者，何也？

答曰：虽得之一日，恶寒将自罢，即自汗出而恶热也。（183）

问曰：（有一种）阳明病初得之时，不恶热反而恶寒，是为什么呢？

答曰：虽然病的初期表现为不恶热，反而恶寒，但是恶寒的症状很快会自己消失，随即而来的就是自汗出，恶热的阳明病症状。

此条描述阳明病初期可能出现太阳病的恶寒的症状，我们可以把这个阶段称为阳明温病，是阳明体质的人，感受外邪，出现外感症状，此阶段虽然恶寒，但是不可辛温发汗，即便是辛凉解表剂也当细辨汗之有、无、多、少。阳明温病传变极快，第4条有"……颇欲吐，若烦躁，脉数急者，为传也"，可不止反应太阳病的传变，也反应阳明温病的传变情况。

问曰：恶寒何故自罢？

答曰：阳明居中，主土也，万物所归，无所复传，始虽恶寒，二日自止，此为阳明病也。（184）

问曰：（阳明温病）恶寒的症状为什么会自然消失？

答曰：阳明五行属土，土德居中。《易》曰：地势坤君子以厚德载物。土德能承载万物，不再传变。所以阳明温病虽然恶寒，很快就会不恶寒而恶热，这就是阳明病的特征。

本条用五行学说解释阳明病不再传变的原因。五行学说被中医运用是建立在实践的基础上，阳明属土，太阴也属土，但古人发现阳明不再六经传变，而太阴会传变，所以只说阳明属土不传变，从来不说太阴属土不传变，因此后学者不用担心五行理论是否科学，因为中医用它，是先有实践结论，再用五行来帮助后学之人解释，用五行解释不了的就没有用五行解释。例如古人发现脏腑之间联系紧密，任何脏腑之间都是联系的，用了五行相生相克来阐述还不够，还要用相乘相侮。后世历代医家层层加以丰富，成就实在可观，应当重视。

恶寒究竟何故自罢呢？阳明病是脏腑功能亢盛，能量代谢旺盛的疾病，气血携带着大量的能量和大量的能量物质趋表，很快恶寒就会消失，变成恶热，从阳明温病发展为阳明病。

至于阳明病不再传变，是指不再进行六经传变。因为脏腑功能亢盛，能量代谢旺盛，是不会往三阴证传变的，因为三阴病是脏腑功能虚衰，能量代谢衰弱。但是不再六经传变，并不是说不再造成严重后果，阳明病属于温热性的疾病，伤津耗血，久不治愈，可能会往后世温病学提出的一系列疾病发展。

需要注意的是，阳明病久则伤津耗血，影响循环中的体液，而体液虚衰造成心肾功能虚衰的这种疾病仲景列为少阴病，所以阳明病不再传变这种描述是不准确的，即便在六经中，也有传少阴的情况。

本太阳初得病时，发其汗，汗先出不彻，因转属阳明也。伤寒发热无汗，呕不能食，而反汗出濈濈然者，是转属阳明也。（185）

太阳伤寒，初得病时，用麻黄汤发汗，汗出病不解，津液被伤，脏腑功能被药力激发越发亢盛，能量代谢旺盛，凭此而转为阳明病。本条所说汗先出不彻，彻的意思是不愈，汗出而太阳病不愈，有可能是汗出过多了，也有可能病人本身是阳明体质，汗后伤津而传阳明。

伤寒发热恶寒，呕不能食，是阳明有邪热胃气上逆，第4条有"…颇欲吐，若烦躁，脉数急者，为传也"，可作为此条脉证的补充，可参看该条。反，表示出现太阳病不该出现的症状，伤寒无汗，今反汗出，阳明邪热令气血奔涌，被迫宣发在外，蒸蒸发热，濈濈汗出。发热是由内而外的实热，汗出为濈濈然很多的样子。阳明外证已现，所以说转属阳明。

伤寒三日，阳明脉大。(186)

伤寒三日，脉大者为传阳明。大为洪浮有力之脉，太阳病初传阳明，津液损失还没那么严重，组织中缺水，循环中还不怎么缺水，故而阳明初期脉来洪大有力。

伤寒脉浮而缓，手足自温者，是为系在太阴。太阴者，身当发黄，若小便自利者不能发黄，至七八日大便硬①者，为阳明病也。(187)

①硬：康平本作"难"。

此条阐述"系在太阴"可以转属阳明的情况。

伤寒无汗，脉浮为气血趋表，气血被宣发在表位，缓为气血虚少，为胃肠功能不足，气血化生无源。此病虽然无汗，但不能为太阳伤寒。太阳伤寒寒湿在表，但是这种情况是寒湿入里影响了胃肠功能，因脏腑功能受表证寒湿入里的影响而造成的不足仲景称之为"系在太阴"，并不称之为"太阴病"。"系在太阴"可以在寒湿被逐渐排出后恢复胃肠功能，所以后文说可以转属阳明病。这个病的治疗宜用桂枝汤。需要引起注意的是，桂枝汤本为太阴正方，太阳病用之发汗，全在"啜热稀粥"和"温覆""以助药力"，大有"虚人伤寒建其中"的意味。若不"啜热稀粥"和"温覆"，则重在养中扶正令机体恢复正常邪自解。

本来水液的正常代谢途径是进入循环，进入循环之后，走泌尿系统排出体外为"利"，也就是小便自利；走毛孔散失为"越"，就像越狱一样，"越"不是内湿的正常排邪途径，而且一般里热严重才会出现；如果水液进入循环之后又不能"利"，又不能"越"，而是浸渍在组织中，以细胞外液的形式堆积，这也是湿邪，会造成水肿。这个湿我们可以形象地称为水蓄泽中，好像水进入沼泽，不在江河中循环，成了死水，此种情况为太阴病的一种。

如果病人胃肠功能不足，水液进不了循环，就会停滞在胃肠中，成为水邪，也是湿邪，机体排除它的方式为走大便，造成大便稀溏。如果胃肠中的水液稽留过多，病位偏上，还可能吐出。无论是吐是泻，都不是水液的正常代谢途径，此种情况为太阴病。

我们在太阳病篇讨论过肝胆疏泄失常，导致胆汁不循常道，而进入循环，可能导致口苦，也可能溢于全身，出现身黄、目睛黄染的情况，这些症状都是胆红素因肝胆疏泄失常进入循环导致的。

"太阴者，身当发黄"，是寒湿瘀阻脏腑，胆汁不循常道，胆红素溢于全身。这些胆红素的堆积是建立在小便不利的基础上，小便利则不能发黄，因为胆红素从小便也可以大量排出。太阴病的身发黄是阴黄，不是所有太阴病都一定发黄，只有胆汁进入循环，且出现上文所阐述的那种湿不能"越"也不得"利"的那种水湿之邪浸渍组织的这种太阴病才会出现阴黄，若水道通调，小便自利，则不能发黄。

所以太阴病有湿邪稽留胃肠湿邪不能入循环的，这种太阴病是胃肠功能不好，大便稀而黄，身不能发黄；太阴病有湿邪浸渍组织不能"越""利"的，这种太阴病是水液代谢失常，小便不利，身发黄色，若得天时之助湿得外"越"，则有可能出黄汗。

阳明病也有发黄，在相关条文中去阐述，此处不表。

小便自利的这种太阴病，虽不会身发黄色，但是七八日寒湿之邪逐渐退去，脾胃阳气爆发，可能出现阳复太过，而发展为阳明病的情况。因为小便自利，邪有出路，胃肠中水湿之邪减少之后，胃肠的负担变小，胃肠功能有恢复的可能性，这个过程称为脾胃阳气爆发，因之前太阴病小便自利，津液被伤，胃肠功能一旦亢盛，便发展为了阳明病。

伤寒转系阳明者，其人濈然微汗出也。（188）

太阳病传变的一般情况是，伤寒容易传阳明，因为伤寒为脏腑功能亢盛的外感病；中风则容易传少阳，因为中风为脏腑功能相对不足。伤寒本来无汗，传变为阳明者，必然里热亢盛导致病人汗出濈濈，损伤津液，因而发展为阳明病。

阳明中风，口苦咽干，腹满微喘，发热恶寒，脉浮而紧。若下之，则腹满小便难也。（189）

阳明中风，既是阳明里热证外感风寒邪气，还是可以称这个阶段为阳明温病。口苦为阳明邪热重，邪热上逆致使胆汁进入循环而出现口苦；咽干为邪热伤津；腹满为胃肠中有邪热；微喘为邪热上蒸而迫肺；发热恶寒，为表闭不开，虽然恶寒，但也有可能发展成恶热。脉浮而紧，浮为气血趋表，紧为正盛邪盛。

此病脉浮紧，当为表邪重而无汗，宜辛凉解表，可选用麻杏石甘汤一类，此一类方剂，是用麻黄开表，击穿组织液和毛孔的通路，用石膏清里热，并改善体液环境补充体液，方有石膏则不怕麻黄开表。我治疗阳明病外感阶段，多用此方加麦冬、白茅根，或与栀子豉汤同用，往往可在温病早期迅速截断病程。

今人喜欢一见口苦咽干便诊为少阳证，喜欢用小柴胡汤治之。不知口苦咽干的原因，口苦咽干的症状绝非少阳证独有。凡邪热影响肝胆疏泄，导致胆汁不循常道，皆会口苦，凡热灼咽喉皆会咽干。如本条所述阳明邪热上蒸，也会导致口苦咽干，此可称少阳证，但不可称少阳证。此条仲景列为阳明病，足见仲景深知其中之理。此症也并非独用小柴胡汤方可治之，遣方用药，当直奔疾病本质而去。

仲景第83条云：咽喉干燥者，不可发汗。此条为麻黄汤禁忌，不可发汗，是不可用麻黄汤发汗，麻杏石甘汤不在禁忌之列。方中石膏一味，最能清热生津，宣散热邪，虽有麻黄开表，但不至于伤津。云南吴佩衡治疗温热外感，使用麻杏石甘汤可谓出神入化，也极大地扩大了麻杏石甘汤在伤寒论中的用法，值得借鉴。

不管是阳明温病阶段，还是阳明经证阶段，都还没有达到阳明腑实证阶段，不能使用下法。采用下法容易成为阳明湿热证，所以出现腹满，小便难。

阳明病，若能食，名中风；不能食，名中寒。(190)

风为外感，阳明病兼外感者，皆我称为阳明温病，旨在与后世太阴温病区别，与阳明病其他阶段区别。寒为水饮邪气，阳明病若兼水饮邪气，是能量代谢旺盛，水液代谢不足，我又重新命名，称为阳明湿热证，旨在明确其发病本质。湿热郁于中焦，饮食必受影响，故曰"不能食，名中寒"。

至此，阳明病的四个主要发展阶段已经全部出现，阳明温病、阳明经证、阳明腑证、阳明湿热证。

阳明温病为水火旺盛，因兼外感，气血趋表，发热恶寒，或有汗或无汗。

阳明经证为火进水退，火进者脏腑功能亢盛，能量代谢旺盛；水退者，大汗出，胃中干。此证不恶寒但恶热，大汗出，大烦渴。

阳明腑证为水退火结，水退者，或因汗，或因吐，或因下，津液已伤；火结者，能量代谢旺盛，大量邪热产生郁于内，与燥屎相结而成实。此证内外皆热，也有内虽热但外却恶寒者，须看循环中津液损伤程度。

阳明湿热证为火进水不退，火进者，脏腑能量代谢旺盛，邪热在胃肠；水不退者，水液代谢失常，大量水液稽留胃肠，水的比热容大，邪热与水相结，不易发散。阳明湿热也有影响肝胆疏泄致使胆汁进入循环，郁于组织中则有可能发黄，此黄为阳黄。

阳明病，若中寒者，不能食，小便不利，手足濈然汗出【此欲作固瘕】，必大便初硬后溏【注：所以然

第四章　《伤寒论》条文校对及解析

267

者，以胃中冷，水谷不别故也】。（191）

阳明病中寒，即阳明湿热证，食欲不好，为中焦为湿热所困；小便不利，为水液代谢失常；手足濈然汗出，为湿热外越，五心烦热多汗为阳明湿热证的特点，是胃肠湿热重气血向四肢末端宣发造成的。

批文说"此欲作固瘕"，是后人给安的个名字，大可以不用，而且今人把固瘕的原因解释为有寒，导致大便先硬后溏，那这个名字用在这个地方病机是不对的。此处大便初硬后溏的原因与脾虚的大便初硬后溏的病机有所不同。这里的硬是阳明病邪热盛造成，这里的溏是有湿邪从大便出；脾虚的先硬后溏是脾胃虚弱造成大便在胃肠停留太久，对"初头"吸收过久导致的初头硬。

第二段嵌文为注文，"胃中冷"的解释有偏差，中寒的寒不能理解为冷，可以理解为痰，当然把胃中冷理解为胃中有阴邪就是对的；水谷不别指水液代谢失常不能分泌清浊。

阳明病初欲食，小便反不利，大便自调，其人骨节疼，翕翕如有热状，奄然发狂，〖□□□□〗①**濈然〖汗出而解〗**【注：汗出而解②者，此水不胜谷气，与汗共并，脉紧则愈】。（192）

①□□□□：宋本此处无字，康平本为四个方框"□□□□"。

②汗出而解：宋本只留一处，因以注文作原文则此四字重复故删一处，今补入。

阳明病早期，指太阳病初传阳明病的时候，无汗，里热还不是特别重。小便应该自利，反不利，大便又还自调，大便自调说明这个"小便反不利"的原因不是胃肠中停水，水是进入循环了的，但是没有走小便，说明这些水去了其他地方。去了哪里后文有交代，其人骨节痛，翕翕如有热状，这是太阳病初传阳明。太阳病的症状还在，说明气血被宣发至表位，大量的水湿之邪停在了四肢组织或关节中，只要能够"濈然汗出"这个病就可以解。濈然汗出，是把在表位的水湿之邪从体表排出，湿热之邪得"越"而解，太阳之邪得阳明热助而解。这里的解，是外证得解，外证得解，阳明本来大便自调，所以表里和可自愈。奄然发狂是阳明突然旺盛导致的狂躁现象，属于阳证，汗出后自解。

　　注文的解释很有一定的道理，汗出而解，水不胜谷气，是说水湿之邪在表位，谷气指阳明宣发至表位的气血，水湿之邪令人骨节痛，现在得阳明宣发，与谷气一起，濈濈汗出较多，水湿之邪可以排出，当然气血津液也有所损伤。所谓脉紧则愈，紧为邪盛但正气不衰之脉，所以脏腑功能不衰，只要濈濈汗出之后，大便依然自调，表里和则可以自愈。当然若汗出后里热增加的，按阳明法治之。

阳明病欲解时，从申至戌上。（193）

　　这三个时辰为15：00－21：00六个小时。申在卦为否卦☷☰，否卦天气虽热，但地气已凉；酉在卦为观卦☷☴，地气也凉，天气亦始凉，中二爻为人所居，两爻皆阴；戌在卦为剥卦☷☶。阳明病为功能亢盛，里热重的疾病，得天时阳气衰退，阴气来复，阳明病有自愈的可能。自愈时间主要在申酉两个时辰，由于人体的反应可能滞后，自愈时间可能延至戌时。

阳明病，不能食，攻其热必哕【注：所以然者，胃中虚冷故也。】【以其人本虚，攻其热必哕】。（194）

阳明病不能食，说的是阳明湿热证这种情况。阳明病还有一种不能食，就是阳明腑实中焦被燥屎阻塞不通，这种情况腹硬满而胀，也不能食，必须攻其热。

阳明湿热证要清热利湿，而万不能攻下，这里的"攻其热"是指用攻下的方法泻热。热可以被攻下，但是湿不可以，攻下之后，胃肠功能受损，利湿的功能更衰弱，大量湿邪在中焦，会导致胃气上逆而哕。

嵌文是不同的注家所写的两段批注，其中都说到一个虚字，指胃肠水液代谢能力不足，故为虚。

阳明病，脉迟，食难用饱，饱则微烦，头眩，必小便难【此欲作谷瘅】，**虽下之，腹满如故**【注：所以然者，脉迟故也。】（195）

脉迟有寒有饮，且寒饮在胃肠，不入循环，胃肠吸收水谷精微的能力变弱，所以循环中体液不足而现迟脉。

"用"为吃喝的意思，为动词。食难用饱，饱则微烦是说病人吃东西的意愿不高，不想吃饱，要是强迫自己吃饱，病人就会发烦。此句是说病人想吃，吃又吃不了多少。和190条、191条、194条的"不能食"是一个意思，"不能食"都是客观上吃得不多，主观上还是想吃，只是想吃而吃不得不多。

为什么主观上想吃，客观上又吃不了多少呢？此句正好和脉迟对应。想吃说明机体组织处于"饥饿状态"，不能食说明胃肠中停有水饮实邪。

本条所述，更像一个太阴病，仲景却冠以阳明病之名，却是何道理？细想这一烦字，为食物不能消化，久郁胃肠道而生微热，故而微烦，此证是胃热脾虚，微烦也有脾虚的原因，欲求消化而不得消化就微烦。所谓胃热就是胃肠使用了能量物质进行能量代谢，但是吸收功能不好，所以这个热是邪热而并非真阳，实际胃肠吸收功能不好。也因为胃肠吸收功能不好，吸收营养物质进循环的能力弱，循环也没有多少营养物质供给胃肠消耗，所以这个热只是微热，烦只是微烦，不是大热大烦。因此本条阐述，比第190、191、194条更为严重，该三条为阳明湿热证，胃肠功能亢盛，只是水液代谢失常；而本条冠以阳明病，并非胃肠功能亢盛，只是胃肠邪热亢盛，阳明为现象，太阴为本质。

中医的太阴脾，主运化。运化一词，包含了胃肠的"运"和机体的"化"。本病胃肠的"运"出了问题，但是机体的"化"没有出问题。胃肠的"运"出了问题，水谷精微进不了循环，所以头眩，小便难；机体的"化"没有出问题，所以有饥饿感，所以也能生微热，生微烦，且冠名为阳明病。太阴病是"运"和"化"都出了问题，所以本条不冠以太阴之名。

虽下之，腹满如故，正符合太阴病虽腹满但不可下的特点，越采用下法，胃肠的功能越是损伤，所以腹满如故，当然也可能腹满益甚。

批文说"此欲为谷瘅"，是说这个病可能发展为黄疸。但是有注家认为此病已经成黄疸，且为阴黄，我认为这个"阴"倒是不错，"黄"倒未必。

此病仲景又没有给治法，我认为可以酌情选用理中汤或者泻心汤。

阳明病，法多汗，反无汗，其身如虫行皮中状者，此以久虚故也。（196）

阳明病，脏腑功能亢盛，气血被迫宣发在外，理当多汗，反而没有汗，是因为病人津液虚少，机体自我保护减少体液损失，故无汗。

此条理解重在"久虚"，"久虚"不能是阳虚，阳虚能量代谢虚弱则不能为阳明病，故而"久虚"是阴虚，就是体液不足。

其身如虫行皮中状，是体液不能被蒸出，但是大量热往外蒸，被人体最后一层保护层皮肤阻碍，而产生的一种自觉症状。

阳明病，反无汗，而小便利，二三日呕而咳，手足厥者，必苦头痛。若不咳不呕，手足不厥者，头不痛。（197）

阳明病，损失体液主要是从体表损失，蒸蒸发热，濈然汗出，为正常情况。反无汗的情况，第196条是一种本质，本条阐述的是另一种成因，也就是从小便损失体液太多而导致无汗。体液从小便损失并非是阳明病该有的症状。

二三日呕，是邪热内盛，上逆则呕，咳是邪热上犯胸膈，影响肺而咳。手足厥，指手足厥冷，这里的手足厥冷属于热厥，与四逆汤阴证的手足厥冷虽同名厥冷，但是原因不同。

要理解两种厥冷的原因，须得理解物理热学的一个公式 $Q = cm\Delta t$，m 是循环中液体的质量（物理量），它的大小决定着循环携带能量和能量物质的能力。阴证的手足厥冷，是人体能量代谢不足，产热少，没有多少热量可供循环中的液体带到躯干四肢，故而手足厥冷；阳证的手足厥冷，是循环中体液损失严重，体液的质量 m 变小，不能顺利将三焦的热量带往四肢运输，导致热郁于体内，手足却很冷；当然手足厥冷还有一种情况，那就是循环因种种原因出现流行不畅，这是热量的传输出了问题，如血瘀气滞。

所以手足厥冷是因为阳明病小便利，损失了大量体液，循环中体液少不能将三焦系统的热量运输至四肢造成的。循环中体液虚少，不能供养四肢，自然也不能供养头部，所以出现了病人苦于头痛的情况，这种头痛是热盛伤津不能荣养的头痛。

阳明病是胃肠功能亢盛，小便利是小便多的意思，小便多为肾阳不足，肾阳若是充足，自然能够固摄小便，不让人体的津液从小便损失。所以治疗这个病，得附子与石膏同用。

阳明病，但头眩，不恶寒，故能食而咳，其人咽必痛。若不咳者，咽不痛。（198）

阳明病，只出现头眩，没有恶寒的症状，这是与阳明温病相鉴别，没有外证，纯粹是里热证；头眩为里热亢盛，向上的功能亢盛引起头眩，所以津液不能上荣可能头眩，邪热独蒸于上也可能导致头眩；能食也是里热亢盛，咳是热向上在胸膈影响肺的工作，是热咳无痰，后人称为邪热迫肺；其人咽必痛和咳的原因相同，热往上，能影响肺就能影响咽喉。

阳明病，无汗，小便不利，心中懊憹者，身必发黄。（199）

阳明里热，无汗是热不能外越，小便不利为水液代谢失常，湿热在组织，未在胃肠，故身发黄色，此为阳黄。凡阳明、少阳的发黄，一定是郁热影响了肝胆的疏泄，导致胆汁不循常道而进入了循环，进入循环后的排泄路径是走小便，故而小便利，不会发黄，小便不利则发黄。心中懊恼是胸膈中有热，心肺功能欲宣发湿热于外而不能，故心中懊恼。此病如果没有表证就可以用栀子柏皮汤加茵陈治疗；有表证可用麻黄连翘赤小豆汤；有可下之里实则可以用茵陈蒿汤治疗。

阳明病，被火，额上微汗出，而小便不利者，必发黄。（200）

阳明病里热亢盛，应该清里热，急则泻里热；即便是阳明温病，有辛凉解表可用。总之不能用火疗，被火疗之后，气血奔涌，宣发在表，大汗出，津液内涸，燥屎内结，必成重证危证，可用茵陈蒿汤治疗。

若火疗之后，只是额上汗出，小便不利，是热不能越，湿也不能利，湿热郁于组织，其中含有因热邪影响肝胆疏泄而外溢的胆汁，则身必发黄。额上微汗出，是里热更严重的表现，火疗更增体内邪热，所谓火炎而向上，热邪有向上的趋势，导致头部微汗出，这种汗也很少，毕竟湿邪重浊。

阳明病，脉浮而紧者，必潮热，发作有时。但浮者，必盗汗出。（201）

阳明病，脉浮，气血被邪热宣发在外，紧为正邪相搏，是正气充足，邪气也盛。这里的邪指胃肠之里的实邪。必潮热，是胃肠中邪热与糟粕相结，身热如潮水时来。发作有时，是阳明邪热受天时影响阴气恢复，循环能将热量带出表位而潮热有规律地发作。

但浮者，是脉象只出现浮脉，不出现紧脉，说明胃肠中没有实邪可凭，病情还在阳明经证阶段，还没有发展为阳明腑实证，阳明经证法当多汗。

阳明病，口燥，但欲漱水不欲咽者，此必衄。(202)

阳明病，里热亢盛，有在经在腑之别。用后世营卫气血辨证还可以分：阳明温病阶段为营分卫分病；阳明经证有气分和血分之别。

在阳明经证阶段，热从胃肠开始，经循环系统，从皮肤出体外，邪热仿佛将这条路径击穿，所以机体蒸蒸发热，濈然汗出，所以会损失大量体液。这就是气分证，它最后发展为阳明腑实证。

本条所阐述的是另一种情况，胃肠产生的邪热，只是造成循环中气血奔涌，宣发在表位，没有出皮肤，这种情况体表不会出汗，不会造成体液大量流失，属于邪热迫血妄行，也称为热入血分，这就是血分证。

因为没有大量的体液损失，就没有想要喝水补充体液的表现。但是里热却很重，造成口燥。燥从火，是热的表现。所以病人漱水而不欲咽，这里的水还是指冷水。冷水包在嘴巴里不想吞，是机体只想用冷水的冷来解热，但是不想用冷水的水来增液，因为体液未流失，身体根本不缺体液。

必衄，是邪热迫血妄行的必然结果。循环中气血奔涌，脉道压力大，极易在毛细血管丰富的黏膜处出血。

阳明病本自汗出，医更重发汗，病已差，尚微烦不了了^①者【此必大便硬故也】，以亡津液，胃中干燥，故令大便硬【注：当问其小便日几行，若本小便日三四行，今日再行，故知大便不久出。今为小便数少，以津液当还入胃中，故知不久必大便也】。（203）

①了了：康平本作"了"，当误。

阳明病本来汗多，医生再采用汗法，所以此处的阳明病应该指阳明温病阶段，就是阳明病有外感症状的一类疾病。不然医生如何采用汗法，汗后还病瘥。

病已瘥是说外感的症状好了，不是说整个人的病好全了。倘若出现微烦长久不愈，也不变得严重，那是用汗法的时候亡失津液，导致胃肠中干，所以导致大便硬。这就是前文所称少阳阳明的情况。

注文是判断津液肃降，回来濡润胃肠道的方法。病人以前小便频数，近日逐渐减少，阳明病胃肠吸收水液的能力是很好的，现在外证好了，小便本来多也变少了，说明津液回来濡润胃肠了，胃肠得到濡润，大便将出，病将痊愈。

伤寒呕多，虽有阳明证，不可攻之。（204）

伤寒呕多，呕为干呕，热邪极有可能不在胃肠，而是在胸膈中，故不可攻；若邪热在胃肠，"呕"则说明邪热病位偏上，其自主选择的排邪路径趋上，且未与糟粕相结而困于中下焦，故也不可攻。此两者，虽有阳明证却不可以攻下。

阳明病，心下硬满者，不可攻之。攻之，利遂不止者死，利止者愈。(205)

十枣汤证有心下硬满，那是水邪在上焦组织中；泻心汤证有心下硬满，那是胃肠因虚成实自觉硬满；旋复代赭石汤证有心下硬满，那是吐下后大邪已去，正气未复的虚性硬满；桂枝人参汤证有心下硬满，是脾阳虚衰，消化功能减退；大柴胡汤证为横结肠热结旁流，心下痞硬，那是肠道梗阻不通，导致心下硬满。

以上种种，除大柴胡汤外，其他几种或为虚证，或为虚实夹杂，或者病位根本就未在胃肠道。心下为胃脘部，病位偏高，热结定不会出现在此处，万不可用攻下之药以治上、用攻实之药以治虚。即便是大柴胡汤证的心下硬满，也是热结于肠，小肠食糜不易下行大肠，胃中食物又不易下行小肠，而导致的胃脘部硬满。

若虚证下之，利不止者，阳气被攻，病情恶化。利能自止的，说明其体质不错，邪去正不衰，可以自愈。

阳明病，面合色赤①，不可攻之，必发热。色黄者，小便不利也。(206)

①色赤：康平本作"赤色"，意同。

阳明病，满面色赤，用仲景自己的话说就是"阳气怫郁不得越"，还在"阳明中风"的阶段，是阳明病兼见外感，所以"必发热"，应该辛凉解表，不可能使用攻下的方法。

色黄者，小便不利，是阳明温病阶段出现湿热郁于组织，可以用麻黄连翘赤小豆汤。

阳明病，不吐不下，心烦者，可与调胃承气汤^①。（207）

调胃承气汤方

甘草二两【炙】　芒硝半升　大黄四两【清酒洗】

上三味，切，以水三升，煮二物至一升，去滓，内芒硝，更上微火一二沸，温顿服之，以调胃气。

①康平本此处后无药物组成及煎服法。

阳明病，不吐不下，是实邪未经吐下。若吐下之后的"心烦"就没有实邪可言，那是"虚烦"的栀子豉汤证。

此条以阳明病为前提，否则不能用承气汤。既然列为阳明病，提纲病情是"胃家实"，脏腑功能亢盛，邪热亢盛，与糟粕相结，导致不大便、大便硬，再兼见心烦的，说明病位偏上，故用调胃承气汤。万不可一见心烦就用调胃承气汤。

阳明病，脉迟，虽汗出不恶寒者，其身必重，短气腹满而喘，有潮热【有潮热^①者，此外欲解，可攻里也】，手足濈然汗出者【汗出者^②，此大便已硬也】，大承气汤主之；若汗多，微发热恶寒者，外未解也，其热不潮，未可与承气汤；若腹大满不通者，可与小承气汤，微和胃气，勿令至大泄下。（208）

大承气汤方

大黄四两【酒洗】　厚朴半斤【炙，去皮】　枳实五枚【炙】　芒硝三合

上四味，以水一斗，先煮二物，取五升，去

滓，内大黄，更煮取二升，去滓，内芒硝，更上微火一两沸，分温再服【注：得下余勿服】。

小承气汤方

大黄四两　厚朴半斤【炙，去皮】　枳实三枚【大者，炙】

上三味，以水四升，煮取一升二合，去滓，分温二服【注：初服汤，当更衣，不尔者，尽饮之。若更衣者，勿服之】。

①有潮热：宋本只留一处，今据康平本补入。

②汗出者：宋本只留一处，今据康平本补入。

本条阐述阳明温病逐渐发展为阳明腑实证的判断及治疗原则。

阳明病，脉迟，这个病人原先就有湿邪，这个病人的初期表现就是阳明温病兼素有湿邪，正因为素有湿邪，湿邪阻滞所以脉迟。脉虽迟但是有力，绝不能是不足之脉。

虽汗出不恶寒者，其身必重，虽然有汗出，脉也迟，但不是桂枝汤证，而是阳明温病。不恶寒说明阳明温病也已经解了。其身必重是有湿的表现，但是这个湿不重，而且汗出，表位的湿邪有出路，当然因为湿邪不能速去，所以身还重，但是已经不是这个病的主要矛盾。

短气腹满而喘，"短气""而喘"说明里热上蒸，影响了肺的呼吸，称为邪热迫肺。腹满说明热邪与糟粕相结，停于肠道。

有潮热，手足濈然汗出，大承气汤主之。潮热，原因有二，一是津液已伤，二是里实已成。津液被伤，循环中体液不足，运送热能的能力不够，热郁于内，只有得天时阴气之助，津液稍复，郁热得出，全身烘热如潮水来袭，里热稍减，所以这个潮热的时间大概是在申时、酉时，当然这也只是一般情况。手足溅然汗出，正是津液被伤的表现，津液未伤之时，全身溅然汗出，津液被伤之后，只有手足溅然汗出。

此证外证已解，里实已成，故用大承气汤攻之。

这中间有两段无关轻重的批文，但"汗出者，此大便已硬也"这句得当心，不是说已经看见解出来的大便了，而是从手足溅然汗出推断出的大便已硬。此一条最为关键，阳明病使用承气汤之难，难在大小承气汤的分辨。仲景用大承气汤，皆不是肉眼可见的大便硬，因为大承气汤证的大便硬，是硬成了燥矢，结在肠中出不来，即便用小承气汤去攻它，也只是转矢气，若用小承气汤攻下来了，那就是根本还没有达到大承气汤的硬度。所以仲景有用小承气汤试服判断燥矢的方法。若能解出的硬便，能被病人观察或医生肉眼观察到，则只能用小承气汤。有一种大便燥如羊屎，可以被解出，这有虚实之分，不一定是阳明病，更不是大承气汤证。

大承气汤方

大黄60g　厚朴120g　枳实75g　芒硝36g

原方为两次治疗量。加水2000 mL，先煮厚朴和枳实至1000 mL，再加大黄，煮剩400 mL后去掉药渣，加芒硝煮至沸腾即可。注文说得泻后停药。

如果这个病汗虽多，但是有轻微的发热恶寒，说明外证未解。其热不潮，相对于发热二字，外证的发热不是潮热，说明里实未成，不可以用承气汤。

若腹大满不通者，大满说明糟粕的体积还没有小到大承气汤那个燥屎的程度。燥屎形成在大肠，中医说大肠属金，有收敛的作用，就是说大肠将糟粕的水分做最后的吸收，让大便体积变小而成型排出。成为燥屎，就是吸收过度，体积变得更小，但是坚硬程度变大。小承气汤的硬便和大承气汤的燥屎的区别就在于此，大承气汤的燥屎体积更小但更坚硬，小承气汤的硬便体积大一些，但是没有那么坚硬，所以说"腹大满不通"，用小承气汤，就是不用芒硝来软坚。因为大小承气汤大便的坚硬程度不同，大承气汤的大便更坚硬，所以大承气汤的腹满特别害怕按压，一按压那些坚硬的燥矢压迫得胃肠剧痛。

小承气汤之所以燥屎没大承气汤那么坚硬，也是因为邪热的势力没有大承气汤那么严重。所以才"微和胃气，勿令至大泄下"。

小承气汤方

大黄60g　厚朴120g　枳实45g

原方为两次治疗量。

阳明病，潮热，大便微硬者，可与小①承气汤【不硬者，不可与之】。

若不大便六七日，恐有燥屎，欲知之法，少与小承气汤。汤入腹中，转矢气②者，此有燥屎也，乃可攻之。若不转矢气者，此但初头硬后必溏，不可攻之，攻之必胀满不能食也，欲饮水者，与水则哕。其后发热者，必大便复硬而少也，以③小承气汤和之，不转矢气者，慎不可攻也。（209）

①小：宋本此字作"大"，据康平本改。

②矢气：宋本作"失气"，当误，故据康平本改。后多有此错，不再作注。

③以：康平本作"此"。

宋本此条为使用大承气汤，我觉得有误，故根据康平本校正为小承气汤。大便微硬者，说明这个病人能解出大便，能观察到大便比较硬，这个病继续发展就是大承气汤证。大承气汤的大便，只有被攻出来才能看见是燥屎，其硬如石。我们看第208条，大承气汤证是根据症状判断的，不是根据直观观察燥屎的软硬程度来判断的。由此可知，此处"可与小承气汤"才是仲景原文。

宋本为何有此改动呢？恐怕是因为"潮热"二字，有注家认为潮热是使用大承气汤的依据，这个认识有误。潮热之因，在第208条已经论述过，三承气汤皆有可能出现潮热。

批文"不硬者不可与之"是说大便连微硬都没有，小承气汤也不可以用。

若六七日不大便，都还只是疑惑，可能有燥矢。如果没有燥矢是不能使用大承气汤的，但是这个病人没有潮热和手足濈然汗出，只是因为六七日不大便，所以没有把握一定有燥矢。想要知道是不是有燥矢，就少与小承气汤。

喝了小承气汤之后，胃肠中有矢气向下传，咕咕响，是小承气汤泻下行气的原因，但是它不能软化燥矢，所以胃肠蠕动，燥矢堵的地方松动，气可以过，糟粕却又很快堵住了。所以说此有燥矢，可以使用大承气汤攻下。

若服用小承气汤之后，不是转矢气，大便被攻下来了，形态是初硬后溏，这种情况不可用大承气汤攻之。说明这种六七日不大便是阳明湿热，也就是仲景说的阳明中寒。阳明湿热邪热旺盛，水液代谢失常，湿热郁于胃肠，六七日不大便，用小承气汤试了一下，问题还不大，现在又用大承气汤攻下，脾胃功能更虚，导致腹满而胀不能食，这是被承气汤攻伐了脾胃阳气，病往虚的方向发展了，成了太阴病。因为大承气汤攻下，津液被伤，上焦邪热还在，有想喝水的情况，但是胃肠功能受损，不能运化水液，所以水入出现胃气上逆的呃逆，俗语说法是"干哕"。

"其后发热者……"这一段应该接在"此有燥屎，乃可攻之"之后，意思是用大承气汤攻下之后，潮热退了，燥屎也出来了，但是之后不久又开始发潮热，大便又开始变得硬，但是这个硬没有大承气汤证那么硬，而且量少，量少是因为攻下过一次，胃肠中糟粕变少了。这是胃肠功能亢盛，邪热亢盛，病情又在往里实的方向发展，但是已经用过大承气汤，而且可以排出硬屎，所以采用小承气汤和之。就很像伤寒表解之后不能再用麻黄汤而该使用桂枝汤一样。这里燥屎虽被攻下，但是里热复生，不能再使用大承气汤，而应该采用小承气汤和之。

大承气汤泻下之后，里热复生，一般是病人胃肠功能产热亢盛，导致邪热亢盛，采用小承气汤是稳妥之法。但是也有可能是燥屎没有排尽，使用小承气汤仍然稳妥，服用小承气汤之后，转矢气者，仍可使用大承气汤，不转矢气者，仍不可使用大承气汤。所以说：不转矢气者，慎不可攻也。

夫实则谵语，虚则郑声【注：郑声者①，重语也】。**直视谵语，喘满者死，下利者亦死。（210）**

①者：康平本无此字。

谵语指胡言乱语洪亮有力，是阳证，是有余之证，说明胃肠中有实邪，不光有实邪，而且脏腑功能亢盛，邪热有余。

郑声指喃喃自语重复无力，是阴证，是不足之证，说明脏腑功能虚衰，精神涣散。

直视说明津液亏虚严重，不能上荣于头目，谵语说明脏腑之里实热亢盛，是实热伤津耗液导致津液亏虚，上不能濡润头目。

直视谵语是实证，是有余之证，急下存阴，邪去再图恢复津液是可以治好的。大承气汤证本有喘证，是邪热上蒸影响肺的呼吸造成，这是邪热迫肺，攻下则愈。但是这个喘满不能和直视谵语一同出现。直视谵语而见喘满，情况大大的不妙，这个喘满不是热上蒸造成的，而是津液内虚造成的，人体的所有能量物质，都是依托津液来传输。循环将能量物质输送到器官，在器官中，这些能量物质需要通过细胞外液传递给细胞，让其获得能量物质进行新陈代谢，器官功能才能维系。现在津液虚，虚到循环和组织中的津液不足以维系肺的正常功能，所以喘满，喘是喘息，满是闷。

大承气汤证本没有下利，若是直视谵语而兼见下利，病机与直视谵语而喘满相同，只不过是首先虚衰的脏腑不同而已。直视谵语而下利，是津液虚，虚到循环和组织中的津液不足以维系脾胃的正常功能。胃肠中实邪不去，组织中津液不足，胃肠道吸收营养物质的能力减弱，在医圣那个年代，这或许的确是死证，丝毫不是什么夸张。当然在现代医学发达的今天，人在重病时，摄入营养的途径已经不再只有脾胃吸收一条，所以本条所述证候，在今天绝不是必死之证。

本条所述喘满，是肺气先衰，下利，是脾气先衰，仲景只是列举此二例，若小便失禁无度，是肾气先衰。至于为什么有种种不同，是取决于个人体质、先天禀赋。

发汗多，若重发汗者，亡其阳，谵语，脉短者死，脉自和者不死。（211）

发汗本多，如果再重复发汗，使津液损失严重，则发谵语。这是仲景少阳阳明的范畴，仲景说"亡其阳"，是津液损伤太多，津液是能量和能量物质的载体，是维系器官组织功能的条件，能量和功能便是阳，故曰亡阳。

脉短者死，所谓短，指脉道不充，上不及寸，下不盈尺，是循环中体液严重不足。全身能量及能量物质都依赖循环的运输，所以这个病下一步就是阳脱，故有死证。脉自和说明胃肠功能不衰，化源充足，故不死。

伤寒若吐若下后不解，不大便五六日，上至十余日①，日晡所发潮热，不恶寒，独语如见鬼状。若剧者，发则不识人，循衣摸床，惕②而不安，微喘直视【脉弦者生，涩者死，微者但发〖潮〗③热】，谵语者，大承气汤主之【注：若一服利，止后服】。（212）

①不大便五六日，上至十余日：康平本作"不大便五六日以上，至十余日"，意同。

②惕：康平本作"怵惕"。

③潮：宋本无此字，据康平本补入。

伤寒本容易传阳明，吐下之后，伤津耗液，气血趋里，里热亢盛。津液已伤，里热与糟粕相结，不大便五六日，甚至达到十多日。日晡所发潮热，参看第208条论述，不恶寒是外证已经好了。独语如见鬼状是意识模糊，属于谵语。严重的时候连亲人朋友都不认识，循衣摸床，怵惕不安都是精神意识因津液不能供给而出现问题。微喘直视在第210条分析过，只不过此处的"微喘"和彼处的"喘满"有轻重之别。

如此种种，都是燥屎内结，津液灼伤，热盛神昏谵语，方用大承气汤急下存阴。

批文很有道理。脉弦者生，弦为津液虚少但气血能宣发在外，说明脏腑功能为未绝，急下存阴，再图缓补津液，故曰脉弦者生；涩者死，脉涩为津液虚少且脉行艰难，说明脏腑阳气败绝，不能耐受攻伐，故曰死；微者但发潮热，如果仅仅脉微，为津液被伤，阳气郁于内而不能被传输出来，虽然微，但有力。人体得天时阴气所助，阳热发越而潮热。

阳明病，其人多汗，以津液外出，胃中燥，大便必硬，硬则谵语，小承气汤主之；若一服谵语止者，更莫复服。（213）

阳明病多汗，津液外越，胃中才刚刚开始燥热，这里的大便必硬也是推测，津液还没有伤到大承气汤证的脉微，燥屎还没有燥结到大承气汤证的燥屎内结不能下，急用小承气汤泻下，取下为度，不能过度攻伐胃肠阳气。

阳明病，谵语发潮热，脉滑而疾者，小承气汤主之。因与承气汤一升，腹中转气者，更服一升；若不转气者，勿更与之。明日又不大便，脉反微涩者，里虚也，为难治，不可更与承气汤也。（214）

此条康平本亦无嵌文，但细读此条，其中定有后人所加注文，现我根据仲景文法，试将原文整理如下：

阳明病，谵语发潮热，脉滑而疾者，小承气汤主之。因与承气汤一升，腹中转气者，更服一升【若不转气者，勿更与之】。明日又不大便，脉反微涩者【里虚也，为难治】，不可更与承气汤也。

读者可细读整理后的原文，再根据其他条文品味仲景的写作风格，自然明了。

阳明病，谵语潮热，里实热已成，还未达到手足濈然汗出的程度。脉滑而疾，滑脉为实热，疾脉比数脉还快，实热是可以确定的，可以攻之，仲景采用小承气汤是稳妥之法。此证腹中可能已有燥矢，但脉不沉而滑，不微而疾，是气血不能内守，不能顾护脏腑，疾病有可能往虚的发展，不耐大承气汤攻伐，故而频频使用小承气汤。即便转矢气，确定有燥矢，也不采用大承气汤。

频服小承气汤泻下之后，第二天又不大便，脉反而出现微脉涩脉，阳明里实热的证候，可以出现微而有力的有余之脉，但是不能出现微而脉行艰涩的不足之脉。微涩之脉，津液已伤，阳气不足，提示脏腑功能虚衰，故不可再使用承气汤。

从"明日又不大便"六字可以看出，前一天频服小承气汤是把里实给攻出来了的，不然不会用一个"又"字。仲景原文只是说，第二天又不大便，脉微而涩，用不得承气汤了。嵌文说此为"里虚也"，这个是对的，"为难治"倒是不见得。写嵌文的人，以为燥矢没有被攻出来，出现微而涩之脉象，燥矢内结，脏腑已虚，那的确是难治。

阳明病谵语有潮热，反不能食者，胃中必有燥屎五六枚也，若能食者，但硬耳，宜大承气汤下之。（215）

此条亦有注文夹杂，现试整理如下：

阳明病谵语有潮热，反不能食者，胃中必有燥屎五六枚也【若能食者，但硬耳】，宜大承气汤下之。

阳明病胃肠功能亢盛，能食是其常态，不能食是反常。不能食的原因，是大肠中停留有燥矢，导致胃肠不能向下传导，而出现腹满不能食的症状，谵语潮热是实热的证据，万不能因见不能食就用理中四逆温之，此证适合使用大承气汤攻下燥矢。

嵌文的意思是如果能食，这个谵语潮热还是阳明里实，推测只是大便硬，未完全堵塞，应该使用小承气汤。

阳明病，下血谵语者，此为热入血室。但头汗出者，刺期门，随其实而泻之，濈然汗出则愈。（216）

此条阐述女子经期阳明病谵语的治疗。

女子阳明病期间，月经忽来，气血趋子宫，邪热随之而入，此为热入血室。谵语为邪热亢盛导致的意识模糊而胡言乱语。但头汗出，周身无汗，是邪热亢盛，上蒸津液。刺期门为泻肝气，也可用大柴胡汤治疗。

柯氏认为此病男子亦有之，广义的血室为肝。我认为若男子阳明病出现尿血，当从阳明蓄血，也就是从瘀血论治。

汗出谵语者，以有燥屎在胃中【此为风】也。须下者，过经乃可下之。下之若早，言语必乱，以表虚里实故也【下之愈】，宜大承气汤。（217）

本条用汗出二字表述表虚自汗的情况，从后文的过经乃可下之可以看出来这个汗出不是阳明病的蒸蒸汗出，而是翕翕恶风的自汗出。批文说此为风是正确的，这个自汗为太阳中风的自汗出。

谵语为阳明里实，肠中有燥屎。必须要攻下的，要等到太阳证罢，表证消失才可以下。如果攻下过早，气血趋里会导致里实更严重，因为这个病原先是表虚兼有里实。因为下之早导致表邪内陷，里实变严重的，适合使用大承气汤。

伤寒四五日，脉沉而喘满【沉为在里】①，而反发其汗，津液越出，大便为难，表虚里实，久则谵语。（218）

①沉为在里：传抄康平本无此五字，古本康本有此五字，为旁批。

伤寒四五日，脉浮而喘满者，麻黄汤发汗，参看第36条。脉沉而喘满，病不在表，不可发汗而反发其汗，导致津液外越，为胃肠中干燥，大便难。因麻黄汤发汗而导致表虚，因胃肠中干燥而导致里实，久则谵语。

这个病到这个阶段就成了第217条所述的"汗出谵语"

的病情。

三阳合病，腹满，身重难以转侧，口不仁，面垢，谵语遗尿。发汗则①谵语，〖□□□〗②；下之则额上生汗，手足逆冷。若自汗出者，白虎汤主之。(219)

白虎汤方

知母六两　石膏一斤【碎】　甘草二两【炙】
粳米六合

上四味，以水一斗，煮米熟汤成，去滓，温服一升，日三服。

①则，康平本无此字，不影响文意。

②□□□：宋本此处无字，康平本此处亦无字，但有"□□□"保留文中。

腹满、谵语遗尿为阳明病。遗尿有虚实之别，此处的遗尿是脏腑热盛，邪热非常严重向外发越的力量使得小便不禁而遗尿。腹满不是胃肠有燥屎，就是中焦邪热亢盛造成的，即便有实邪也不能形成燥屎，因为"身重难以转侧"是有湿邪，湿邪都还在说明汗不得越，尿不得利，不会形成阳明腑实证。

身重难以转侧是太阳病，说明表位有湿邪未得发散。

口不仁是少阳阳明的症状。不仁有两层意思，一是口中干渴津液少，一是中焦热盛往上焦发越影响了肝胆疏泄，导致胆汁不循常道而进入循环上溢于口，导致口苦、口不知味的症状。

面垢是表位有湿，脏腑有热造成。湿邪是该排出而未被排出的体液，它中间含有很多细胞的代谢产物，所以中医老说湿邪是浊邪。这些浊邪在脏腑邪热的逼迫下外渗，导致面垢。中焦的邪热太重，往外发越，向上的造成口不仁、面垢，向下则造成遗尿，向外则导致气血宣发在表位而不得发越形成了表位的湿邪。

这个病不能发汗，是指不能使用麻黄汤发汗，发汗则谵语会变得更严重，因为麻黄汤会造成里热更加亢盛。"□□□"此处疑有三个文字，或因种种原因不能辨识，我疑其为"小便难"三字，仅作参考。

这个病更不能采用下法，一是因为没有阳明腑实证，最重要的原因是有湿邪，湿邪没有采用下法的道理，尤其是表位的湿邪更没有下的道理。下之额上生汗、手足逆冷，变成了危重的证候。

这个病如此多的症状，但是归结其原因却是脏腑邪热亢盛。若自汗出，是表位的湿邪有出路，那就不去管表位的湿邪，直接重用白虎汤清里热。

若是不能自汗出，仲景没有给治法，但是已经在表位的湿邪当从汗解，再用重剂量的石膏清里热。所以可以采用麻杏石甘汤重用石膏，或者采用白虎汤加麻黄。但是无汗的情况应该很少见，仲景用一个"若"字就说明还有另一种"若"，但又没有出方，说明不常见。我试为补充，仅做参考。

我虽对"发汗则谵语，□□□；下之则额上生汗，手足逆冷"一句进行了阐述，但仍怀疑此句并非仲景原文，现试着恢复仲景原文如下，仅作参考。

【仲景原文试复】

三阳合病，腹满，身重难以转侧，口不仁，面垢，谵语遗尿，若自汗出者，白虎汤主之。

白虎汤方

知母六两　　石膏一斤【碎】　　甘草二两【炙】　　粳米六合

上四味，以水一斗，煮米熟汤成，去滓，温服一升，日三服。

二阳并病，太阳证罢，但发潮热，手足漐漐汗出，大便难而谵语者，下之则愈，宜大承气汤。（220）

太阳阳明并病，邪传阳明，但太阳证不罢，应该先治太阳。现在太阳证罢，只是发潮热，手足漐漐汗出，大便难依然是解不出大便，有便意，去厕所蹲很久，解不出造成便意的那些燥矢。燥矢内结，津液已伤，导致谵语，用大承气汤攻下。

阳明病，脉浮而紧，咽燥口苦，腹满而喘，发热汗出，不恶寒反恶热，身重。

若发汗则燥，心愦愦，反谵语。

若加温针，必怵惕烦躁不得眠。

若下之，则胃中空虚，客气动膈，心中懊憹，舌上胎者，栀子豉汤主之①。**（221）**

若渴欲饮水，口干舌燥者，白虎加人参汤主之②。**（222）**

若【脉浮发热】渴欲饮水，小便不利者，猪苓汤主之③。**（223）**

猪苓汤方

猪苓【去皮】 茯苓 泽泻 阿胶 滑石【碎】
各一两

上五味，以水四升，先煮四味，取二升，去
滓，内阿胶烊消，温服七合，日三服。

①宋本此处后有栀子豉汤药物组成及煎服法，为让本
条及后条前后连贯，故据康平本删。

②宋本此处后有白虎加人参汤药物组成及煎服法。为
让本条及后条前后连贯，故据康平本删。

③康平本此处后无猪苓汤药物组成及煎服法。

此三条当为一条，不能分割，康平本确为同一条。

此条病情，为阳明经证，仲景称阳明外证。第182条
有"问曰：阳明病外证云何？答曰：身热，自汗出，不恶
寒，反恶热也。"便是对此条病情的概述。

脉浮而紧，并非伤寒，也非阳明温病，与身重相互印
证，得知此浮紧脉为阳明邪热亢盛气血宣发在表位，随汗
出外排，未来得及排出的暂时郁在表位而成湿邪，病机与
第219条的"身重难以转侧"相同，不过有一轻一重之别。

咽燥、口苦、喘为同一病机。咽燥为阳明邪热亢盛，
上蒸咽喉，致使咽喉干燥；口苦为邪热亢盛，上蒸影响肝
胆疏泄，使胆汁不循常道，进入循环上溢于口；喘为邪热
上蒸迫肺。此三个症状，都是因阳明邪热亢盛，又因邪热
亢盛故而腹满。

发热汗出，不恶寒反恶热，此发热为阳明蒸蒸发热，
并非表证；汗出为阳明之濈然汗出，为热迫津液外越；不
恶寒反恶热，这个反字是针对"脉浮而紧"说的，说明这
个病不是太阳病。

此病还远没有第 219 条的那个病严重。治用白虎汤清里热。以下一串"若"字，全是医生不认识此病，导致误汗误下误火。

如果误汗，更伤津液，会出现心中烦乱，甚至出现谵语；

如果误火，是最糟糕的治法。阳明本里热重，再用火疗就成了"两阳相熏灼"那样的局面，不光烦躁不能睡觉，还出现精神方面的"怵惕"。

如果误下，下法能去除胃肠实邪，所以胃中空虚；但是去不除上蒸于胸膈中的无形邪热，导致上焦胸膈中热而中焦胃肠中已然无热，一热一寒（相对的寒）导致膈上下气压不平衡，所以客气动膈；心中懊侬正是胸膈中无形邪热不能清除的表现；舌上有薄苔，病邪不深。治用栀子豉汤宣泄胸膈中热。

第 222、223 条是前文白虎汤证经过误下之后出现的种种不同，与栀子豉汤条文是连续、关系是并列的。

若阳明外证采用下法，白虎汤证仍在，但是下法伤了脏腑的津液，反倒多出津液亏虚严重的症状，就是渴欲饮水，口干舌燥，故用白虎加人参汤，增强补充脏腑津液的力量。

若阳明外证采用下法，白虎汤证没有了，没有大热，没有大汗，也没有烦，只是津液损伤，出现了渴欲饮水的症状，饮进去的水没有进入循环，滋养不了组织，所以饮水解不了渴；还是因为没有进入循环，所以小便不利。这些水既然没有进入循环，那就是稽留在了胃肠道。这是下法损伤了胃肠，导致胃肠代谢水液的功能失常。

此证本是阳明经证，当用白虎汤，不该用下法，反用下法更加伤了阴，而且胃肠水液代谢失常，导致水液稽留胃肠。故用猪苓、茯苓、泽泻利胃肠中稽留之水，恢复胃肠水液代谢功能，让水液进入到循环中去，详解于五苓散条文中。用阿胶滋养全身之阴，用滑石改善机体电解质滋液利小便。

滑石与石膏同为矿物质药，且皆为寒药，它可以改善机体电解质，故而有滋养作用，所以《本经》说它益精气，滑石有滑窍的作用，其原因就在于此。《本经》云滑石能利小便，女子乳难，癃闭，其本质还是在于它对机体的滋养作用，机体体液充足，细胞精气充足，自然乳出，小便出。

使用猪苓汤，当见阴虚小便不利，水液稽留胃肠的病机，而且这个病人的汗一定不能多，汗多则该使用石膏。故此第 222 条渴欲饮水有石膏治之，病位在上中二焦；第 223 条的渴欲饮水有滑石治之，令水入循环滋养组织而后趋下焦，两汤不难鉴别。

批文脉浮发热四字，并非仲景原意，而且与病机不符，历代注家强加解释那是不对的。

猪苓汤方

猪苓 15g 茯苓 15g 泽泻 15g 阿胶 15g 滑石 15g

上五味，以水四升，先煮四味，取二升，去滓，内阿胶烊消，温服七合，日三服。

阳明病，汗出多而渴者，不可与猪苓汤，以汗多胃中燥，猪苓汤复利其小便故也。（224）

阳明病，汗出多，是脏腑邪热亢盛，热在肺胃，气血宣发透表而出，此为白虎汤证之渴，万不可用猪苓汤再利小便，因为胃肠的水液能很快进入循环透表而出，不存在胃肠中停有水邪。此渴欲饮水与白虎汤证病机不同，详见第 223 条。

脉浮而迟，表热里寒，下利清谷者，四逆汤主之①。（225）

四逆汤方

甘草二两【炙】　干姜一两半　附子一枚【生用，去皮，破八片】

上三味，以水三升，煮取一升二合，去滓，分温二服。强人可大附子一枚、干姜三两。

①康平本此处后无药物组成及煎服法。

225 和 226 两条恐该列于太阴篇更为合理，列于此因脉浮及表热故。

脉浮有表证，脉迟为里寒，表证里实者当先解表，但此为表证见里寒，下利清谷为证据，当先温里，温里用四逆汤。

此条历代医家有争论，有注家认为脉浮表热为虚阳外越，脉迟里寒为脏腑虚寒，此证为阴盛格阳的重证，故而下利清谷，四逆汤主之。这种论述自然正确，阴盛格阳有此脉证，也该用四逆汤。但阴盛格阳证在临床不如表证里虚的胃肠虚寒型感冒常见，可参看第 91 条。

若胃中虚冷，不能食者，饮水则哕。（226）

若胃中虚冷，饮食不佳，此为太阴脾虚，饮冷水更伤阳气，故哕，是四逆汤加味的治疗范围。

脉浮发热，口干鼻燥，能食者衄。（227）

阳明温病阶段，脉浮发热为有表，口干是胃热导致，鼻燥是肺热导致，大量气血被迫宣发在表位，又因不得汗出，表位脉道压力大容易在毛细血管丰富的粘膜处出血，所以说能食而衄。能食有两层含义，一是阳明胃热亢盛故能食，一是能食者水谷精微吸收迅速，气血充盈无度，没有出路，只得被迫从毛细血管薄弱处溢出，形成衄血。

这个病热势虽重，但气血未伤，可放胆使用麻杏石甘汤酌加白茅根麦冬治之。

阳明病，下之，其外有热，手足温【不①结胸】，心中懊侬，饥不能食，但头汗出者，栀子豉汤主之。（228）

①不：康平本作"小"，当误。

此处阳明病是阳明可下之病，下之是正确的治法，不是误治。下之后，胃肠道的实邪是可以速去的，但是热邪却不一定能马上好，特别是上焦的邪热。其外有热，手足温，表位的热，都是从脏腑来的，说明里有热，气血还是宣发在表位。里热在哪里呢？从心中懊侬，可知心肺受热；但头汗出，说明热势上蒸；饥为胃肠中实邪已去，胃肠空虚，不能食是主观上不想吃，因为热在上焦胸膈中，上焦满闷，导致主观感觉上不能食。要是强迫自己吃下去，消化是很好的。

此证没有实邪，病位在上焦，邪热导致心肺功能亢盛，气血宣发在表位而热，治当清胸膈中热，栀子豉汤主之。

阳明病，发潮热，大便溏，小便自可，胸胁满不去者，与小柴胡汤①。（229）

小柴胡汤方

柴胡半斤　黄芩三两　人参三两　半夏半升【洗】　甘草三两【炙】　生姜三两【切】　大枣十二枚【擘】

上七味，以水一斗二升，煮取六升，去滓，再煎取三升，温服一升，日三服。

①与小柴胡汤：康平本作"柴胡汤主之"，且其后无药物组成及煎服法。

由此条可见，发潮热不一定是燥屎内结，其病机为循环中体液不足，热郁于内。

此条列在阳明病下，是阳明内热，最易上蒸，影响肝胆疏泄，出现少阳证。胸胁满，说明并非胃肠中实热，此热郁于三焦之中；大便溏为胃肠功能不足，虽有邪热但脾胃渐虚；小便自可是与阳明湿热（阳明中寒）相鉴别。

此病虽名阳明病，但其病病机为小柴胡汤的病机，故用小柴胡汤主之。

阳明病，胁下硬满，不大便而呕，舌上白胎者，可与小柴胡汤。上焦得通，津液得下，胃气因和，身濈然汗出而解。（230）

本条列为阳明病的原因为大便硬，但分析其病机仍然为少阳病的病机。

虽有里热，不大便，但舌上白苔，说明里实未成；舌上白苔还说明津液可以上承于口舌；呕和胁下硬满都是少阳病，为里热上蒸，影响肝胆疏泄。

此证津液不足，循环中体液不够；胃肠功能向虚，热力不得透表，汗不得发越，胃肠功能亢盛程度没有那个能力发展为阳明病。可以用小柴胡汤，用柴胡、生姜、黄芩清热透表；用柴胡、半夏疏泄肝胆，恢复气机升降；用人参、大枣、炙甘草健脾以恢复津液。故而可以濈然汗出而解。

疑"上焦得通，津液得下，胃气因和，身濈然汗出而解"一句非仲景原文。

阳明〔病〕①中风，脉弦浮大而短气，腹都满，胁下及心痛，久按之气不通，鼻干不得汗，嗜卧，一身及〔面〕②目悉黄，小便难，有潮热，时时哕，耳前后肿，刺之小差，外不解。病过十日，脉续浮者，与小柴胡汤。（231）

脉但浮无余症③者，与麻黄汤【注：若不尿，腹满加哕者，不治】④。（232）

麻黄汤方

麻黄三两【去节】　　桂枝二两【去皮】　　甘草一两【炙】　　杏仁七十个【去皮尖】

上四味，以水九升，先煮麻黄，减二升，去上沫，内诸药，煮取二升半，去滓，温服八合，覆取微似汗。

①病：宋本无此字，当有"病"字以明"阳明湿热"为本质，故据康平本补入。

②面：宋本无此字，当有，据康平本补入。

③症：宋本作"证"，误，据康平本改。

④康平本此处之后无麻黄汤组成及煎服法。

此二条在康平本中为一条，也本该为一条。此条当与第189条参看，第189条为阳明中风偏于太阳，故发热恶寒脉浮紧，病情简单易治；本条为阳明湿热中风邪犯少阳，病情复杂，不易治。

从条文看，这个病脉象复杂，症状更复杂，我整理后如下：

太阳证：脉浮、鼻干不得汗。

阳明湿热：脉大、短气、腹都满、嗜卧、一身及面目悉黄、小便难、有潮热、时时哕、耳前肿。

少阳证：脉弦、胁下及心痛，久按之气不通、耳后肿。

虽然列出各经之症，但是症状并非孤立，而是有其根源，有其本质。阳明中风，并非单纯的如第189条所列的阳明中风，是阳明湿热的基础上再加外感症状。康平本"阳明"后有一"病"字，说明这个病人可能原先就是阳明湿热病，外感后逐渐演变得如此复杂。

脉浮为有太阳之表邪不解，鼻干为肺热熏蒸，不得汗是表闭不开。

脉大为阳明之里邪热亢盛。短气为上蒸之邪热迫肺。腹都满为腹部因水邪稽留、邪热亢盛，湿热互结而满。"都"的意思就是水邪稽留，同潴。北魏郦道元《水经注·文水》曰：水泽所聚谓之都，亦曰潴。嗜卧，为湿邪重滞，精神困倦。一身及面目悉黄，小便难，是湿热熏蒸之阳黄，但凡发黄，就说明肝胆疏泄异常，胆汁进入了循环，进入了组织，也是个少阳证。有潮热为郁于体内的湿热得天时之助而发越于表位，但又不能汗出，故热不得越；小便不利，是湿不得利，故而湿热郁结而全身黄疸。时时哕，阳明湿热有哕症。耳前后肿为湿热之邪阻滞少阳、阳明经络造成，也是湿邪停聚组织的反应。

脉弦为少阳之脉，但是原因是中焦阳明邪热上蒸影响的肝胆疏泄失常，所以出现胁下痛。这里的胁下及心痛指胁下到心之间这个部位痛，并非心痛。久按之气不通，说明医生在诊断胁下痛时使用了触诊，病人本来就短气，胁下这个地方按久了病人觉得气不能接续。

此病采用针刺只是有小小的改善，外证也没有解。刺哪里仲景没说，大概是刺期门泻肝气之实，也可能是泻阳明经热。

这么严重的黄疸，仲景居然没有出方，而是采用针刺，泻热邪之后让患者机体自己调节排出湿邪，十日之后才根据情况使用小柴胡汤和麻黄汤。使用小柴胡汤和麻黄汤之时，湿邪定是已经排出体外，不然不能使用小柴胡汤和麻黄汤。注文也说"若不尿，腹满加哕者，不治"，意思是针刺泻热病情小有改善之后，患者自己将养，等待小便多，排出湿邪。如果这期间小便始终不利，腹满、哕这些症状变严重，为病情危重，在那个年代，可能真是不治之症。

邪热得针泻，十日之后，其人小便利，水液代谢恢复，湿邪已去的情况下，脉见弦浮（续字当是弦字），就可以用小柴胡汤解外；若是只见浮脉，就可以只用麻黄汤解表。

现在若遇到这个病肯定也不能让病人等十几天，何况仲景没有说明刺哪里。细细分析此证，太阳为轻证，少阳阳明为疾病的主要矛盾。所以治疗时可以先抓住主要矛盾，我认为后世的龙胆泻肝汤加茵陈就很适合此证。

方用柴胡疏泄肝胆；龙胆草、黄芩、栀子、茵陈清利湿热退黄；木通、泽泻、车前子利小便以祛邪水；当归、生地为滋真阴以治鼻干。而且此汤善治湿热造成的肿痛疮疡，正是此证耳前后肿的良方。

阳明病自汗出，若发汗，小便自利者【此为津液内竭】，**虽硬不可攻之，当须自欲大便，宜蜜煎导而通之。若土瓜根及大猪胆汁，皆可为导。(233)**
蜜煎方
食蜜七合

上一味，于铜器内，微火煎，当须凝如饴状，搅之勿令焦著，候①可丸，并手捻作挺，令头锐，大如指，长二寸许。当热时急作，冷则硬。以内谷道中，以手急抱，欲大便时乃去之【疑非仲景意】，已试甚良。

又大猪胆一枚，泻汁，和少许法醋②，以灌谷道内，如一食顷，当大便，出宿食、恶物，甚效。
①候：宋本作"欲"，据康平本改。
②醋：宋本作"酢"，据康平本改；成本此字前无"法"字。

阳明病本来汗多，如果医生发汗之后，津液变少，人体自我保护应该适当减少小便量，但是此病小便自利，肃降的津液没有回来滋养胃肠道，而是从小便排出。这就脾不能为胃输布津液。这个病的病机与太阳阳明的脾约证相似，不同的是这个病原先是个阳明病，邪热亢盛伤津液的程度比较大，发汗之后更伤津液造成了胃肠道有硬屎而不大便，但是因为小便利，津液流失无度，这个病不能用大承气汤攻下。

当须自欲大便，宜蜜煎导而通之，这里的"宜"字，作"以"字解此句更符合语法，就是说这种大便硬小便多的脾约证不能采用大承气汤攻下，当须等到病人自己有便意时，以蜜煎方导而通之。为什么要等到自己有便意之后才导之呢？是因为要等待大便的位置偏下，肛塞给药才有作用。

但是仲景为什么不用麻子仁丸而另立蜜煎方呢？是因为病位有上下之别，麻子仁丸病位偏上，蜜煎方病位偏下。正因为病位偏下，所以才可以采用肛塞给药。

蜜煎方

食蜜 140 mL

将蜂蜜放铜锅内，用小火令其水分蒸发，直到凝结如饴糖的黏稠度，搅拌不要让糖分烧焦，主要是防止烧焦后尖锐的糖渣刺伤肠道，水分继续蒸发，直到可以做成丸药的程度，将其做成一头微尖一头微钝，如手指粗，长4.6cm 左右，肛塞给药。

此条康平本虽也只有两句批文如上，但夹杂世后医家之注文痕迹明显，故未对疑句做阐述，但并不意味着疑句之法无效。

【仲景原文试复】

阳明病自汗出，若发汗，小便自利者，虽硬不可攻之，当须自欲大便，以蜜煎导而通之。

蜜煎方

食蜜七合

上一味，于铜器内，微火煎，当须凝如饴状，搅之勿令焦著，候①可丸，并手捻作挺，令头锐，大如指，长二寸许，以内谷道中。

阳明病，脉迟，汗出多，微恶寒者，表未解也，可发汗，宜桂枝汤①。(234)

桂枝汤方

桂枝三两【去皮】　芍药三两　生姜三两【切】甘草二两【炙】　大枣十二枚【擘】

上五味，以水七升，微火煮取三升，去滓，服一升，须臾啜热稀粥一升，以助药力取汗。

阳明病，脉浮，无汗而喘者，发汗则愈，宜麻黄汤。(235)

①康平本此处后无桂枝汤药物组成及煎服法。

此两条所阐述的，皆不是阳明病，只是有阳明病"不大便"的表面现象。出现"不大便"的现象，并非阳明腑实，而是太阳病气血趋表之后，胃肠功能相对不足，导致一系列胃肠里证的症状，其中一种可能就是不大便。这些胃肠里证的症状会随着表解而跟着痊愈，所以此二条虽列为阳明病，但没有阳明的病机，也没有阳明的治法。

真正的阳明病，慎用桂枝汤，忌用麻黄汤。

阳明病，发热汗出者【此为热越】，不能发黄也。但头汗出，身无汗，齐颈而还，小便不利，渴引水浆者【此为瘀热在①里】，身必发黄，茵陈蒿汤主之。(236)

茵陈蒿汤方

茵陈蒿六两　栀子十四枚【擘】　大黄二两【去皮】

上三味，以水一斗二升，先煮茵陈，减六升，

内二味，煮取三升，去滓，分三服，小便当利 【注：尿如皂荚汁状，色正赤，一宿腹减，黄从小便去也】。

①在：康平本作"有"。

阳明病，发热汗出者不能发黄，是湿可随热从体表发越，故不能发黄。如果只有头上出汗，身上没有汗，以颈部为界线，是湿热不得越，头汗是邪热上蒸所致。再加上小便不利，湿邪就没有出路，郁于组织而身发黄色。渴饮水浆说明湿热没有在胃肠道，如果湿热在胃肠道是不能采用下法的。渴饮水浆说明胃肠道邪热亢盛，但是胃肠道能将水吸入循环，充入组织，就是不能越，不能利。

凡人发黄，皆是肝胆疏泄失常，胆汁进了循环，但是仅仅是胆汁进入循环也不一定发黄，必须得出现无汗小便不利的湿邪停聚，那些胆红素才会堆积而发黄，否则不会黄。中医一直认为是湿造成的发黄，这个认识是认识到了发黄的必要条件，但并不充分。

由此可知，此病的病机为瘀热在里，湿在组织。故用茵陈蒿汤泻热利湿退黄。

茵陈蒿汤方

茵陈蒿 90g　　栀子 20g　　大黄 30g

原方为三次治疗量，先煮茵陈，水减半之后加栀子大黄。本方重用茵陈利湿退黄，用栀子、大黄清热，栀子清上焦虚热，大黄泻中下焦邪热。用药后，湿从小便解，胆红素跟着从小便出。所以注文说尿如皂荚汁。

阳明证，其人喜忘者，必有畜血 【所以然者，本有久瘀血，故令喜忘】。**尿虽硬**①，**大便反易，其色必黑者**②，**宜抵当汤下之**③。**(237)**

抵挡汤方

水蛭【熬】 虻虫【去翅足，熬】 各三十个 大黄三两【酒洗】 桃仁二十个【去皮尖及两人者】

上四味，以水五升，煮取三升，去滓，温服一升。不下更服。

①尿虽硬：康平本作"尿虽难"。

②其色必黑者：康平本作"而其色必黑者"。

③康平本此处后无抵挡汤药物组成及煎服法。

阳明证，病人健忘，必有蓄血，蓄血就是瘀血久蓄。但凡瘀血，一定会导致参与循环的血细胞减少，携带氧气的能力减弱，久则容易影响脑部，导致精神方面的疾病。中医经过长期的观察，发现瘀血容易形成于下焦，如大肠膀胱等处，是因下焦毛细血管非常丰富，易受邪热影响。此证大便反易，阳明病是大便难，反易者，是因为下焦瘀血导致血液从大肠黏膜往外渗，导致肠壁润滑，而且因邪热煎熬而颜色较黑。此病瘀血重邪热轻，可以用抵挡汤下之。

阳明病，下之，心中懊憹而烦，胃中有燥屎者，宜大承气汤【注：若有燥屎者，可攻。腹微满，初头硬，后必溏者，不可攻之】①。（238）

①宋本作"阳明病，下之，心中懊憹而烦，胃中有燥屎者，可攻。腹微满，初头硬，后必溏者，不可攻之。若有燥屎者，宜大承气汤"。今取康平本文。

阳明病下之后，心中懊憹而烦，触诊时腹部疼痛拒按，说明胃肠中还是有燥屎，宜大承气汤。若阳明病下之后，心中懊憹而烦，触诊时腹部软，说明胃肠中没有燥屎，则只可以使用栀子豉汤轻宣无形邪热。

若是腹微满，初硬后溏，是脾虚运化不利。

病人不大便五六日，绕脐痛，烦燥①**，发作有时者，此有燥屎，故使不大便也。（239）**

①燥：宋本作"躁"，可采用康平本"燥"字以别阳证之"烦躁"，故取康平本。

病人五六日没有大便了，内有所苦。绕脐痛，病位非常明确，就是整个大肠，这个病邪热与燥屎相结严重，得天时阳消阴长，热欲发越则烦躁，燥屎欲动则脐周痛，故为发作有时。

仲景未出治法，我认为此病宜大承气汤下之。

病人烦热，汗出则解，又如疟状，日晡所发热者，属阳明也。脉实者，宜下之；脉浮虚者，宜发汗。下之宜大承气汤，发汗宜桂枝汤。（240）

病人烦热为有表证未解，但里热亢盛，此病为里热兼表证，汗出表解之后，又如疟状往来寒热，得天时阴气复而日晡所发潮热，这是表证解，病情可能发展为纯里热，所以说转属阳明。

但是是否转属阳明还需要证据，就是脉象。脉沉实者，那的确是转属阳明，宜用大承气汤攻下。脉浮虚者，此汗出与潮热属于桂枝汤的"时发热汗出"的症状，病还是在外，应该用桂枝汤解外。

大下后，六七日不大便，烦不解，腹满痛者，此有燥屎也【所以然者，本有宿食故也】**，宜大承气汤。**

大下后，大肠中的实邪排出，六七日又不大便，烦不解，说明实邪虽然排出，但是热邪未排尽，由小肠传导下来的宿食又与邪热相结，导致腹满痛，这是燥矢又成了，宜大承气汤。

本条宜与第209条参看，209条使用大承气汤后，胃肠邪热还是亢盛，几天后出现"其后发热者，必大便复硬而少，以小承气汤和之"，这条是宿食少，下后邪热不是很严重，而且可以解出大便，知道"硬而少"，所以用小承气汤；本条使用大承气汤后，胃肠邪热亢盛程度仍然较严重，出现烦不解，宿食下到大肠又结成燥矢，腹满痛拒按，不大便，所以用大承气汤。

病人小便不利，大便乍难①乍易，时有微热，喘冒不能卧者，有燥屎也，宜大承气汤。（242）

①难：康平本作"硬"。

病人小便不利，是津液被伤，机体自我保护，防止津液更加损伤；大便乍难乍易，是以大便难为基调，易的是因为热结旁流的一种情况，这种通过燥矢旁边流过来的糟粕在后半段大肠中形成了少量正常的大便，有便意的时候容易将这部分大便解出，燥矢没有办法解出。解出之后又要等很久才能流过一些糟粕在后半段大肠形成正常大便，所以这个大便乍难乍易主要还是表现为难。也说明燥矢的位置靠近大肠的前半段，这个半字也不是非得一半，就表示前后不同的意思。

本条的热结旁流当与第165条的热结旁流相区别，第165条为发汗损伤津液临时导致燥屎形成，不用药之后，胃肠邪热并不重，不会再形成燥屎，甚至旁流的大便都来不及被收敛，形成下利的局面；本条是胃肠本身邪热亢盛形成燥屎，旁流的大便被胃肠邪热蒸腾又能形成较为正常的大便，这些大便未被燥屎堵住，可以解出，谓之"乍易"。

时有微热就是潮热；喘冒不能卧者，有燥屎也，喘冒为邪热上蒸迫肺，不能卧是想保持立位，借重力作用让胃肠中糟粕趋下，卧位连旁流的动力都没有，腑气严重壅塞，令病人难受，故不能卧。

以上种种迹象显示，胃肠邪热亢盛，燥屎内结，宜大承气汤攻下。

食谷欲呕〖者〗①，属阳明也，吴茱萸汤主之【注：得汤反剧者，属上焦也】②。（243）

吴茱萸汤方

吴茱萸一升【洗】　人参三两　生姜六两【切】大枣十二枚【擘】

上四味，以水七升，煮取二升，去滓，温服七合，日三服。

①者：宋本无此字，当有，故据康平本补入。

②康平本此处后无吴茱萸汤药物组成及煎服法。

阳明病为胃肠功能亢盛，邪热亢盛的疾病。食谷欲呕者，若无其他证据佐证，不能有效判断为阳明病，若果真能从其他证据判断为胃肠功能亢盛，邪热亢盛，还要继续判断胃肠中是否有实邪，无实邪者，栀子豉汤类主之，有实邪者，宜承气汤类。正因为不是阳明病，所以仲景不用"阳明病"三字概括，而用"属阳明"概括。

仲景说属阳明，原因有二：一是"欲呕"二字容易判断为有热；二是"食谷"二字有一层意思就是能食，故而容易判为阳明，仲景便故意列为阳明，但治法并非阳明的治法。所以所谓属阳明，就是说这病属于胃肠疾病。

太阴病也是胃肠疾病，此条若列为太阴，但又并非发展到太阴病的不能食阶段。太阴主要为胃、小肠段的消化吸收的功能，小肠功能往虚的方向发展则腹满不欲食。此处既然能食则说明病位并非在小肠，而是在胃，这个病以吐为主，可以见下利，但不是以下利为主，继续发展就是可能发展为以利为主的太阴病。

病位虽然在胃，或为因虚致寒，或为因寒向虚。因虚致寒为胃先虚而寒往乘之；因寒致虚，即是胃中先有实寒，导致胃的趋势在往虚的方向发展。所以这个病久不治疗会发展为正宗的太阴病。

知此病机，则此方不难理解。即用吴茱萸生姜祛胃寒而降逆止呕，人参大枣健脾补已虚而防渐虚。

吴茱萸汤方

吴茱萸 30g　　人参 45g　　生姜 90g　　大枣 45g

原方为三次治疗量。

注文有得汤反剧者，属上焦，是提醒人们将此证的呕与小柴胡汤的呕相鉴别，此证呕属胃有实寒，小柴胡的呕属上焦邪热。

太阳病，〖脉〗①【寸】缓【关】浮【尺】弱，其人发热汗出，复恶寒，不呕，但心下痞者，此以医下之也。如其不下者，病人不恶寒而渴【渴②者，此转属阳明也】。小便数者，大便必硬，不更衣十日，无

所苦也。渴欲饮水，少少与之，但以法救之，渴者，宜五苓散③。（244）

五苓散方

猪苓【去皮】　　白术　茯苓各十八铢　泽泻一两六铢　桂枝半两【去皮】

上五味，为散，白饮和服方寸匕，日三服。

①脉：宋本无此字，当有，据康平本补入。

②渴：宋本因以批文作原文，故只留有一个"渴"字，今据康平本补入。

③康平本此处后无五苓散药物组成及煎服法。

太阳病，脉缓浮弱，这是太阳中风，其人发热汗出恶寒，不呕是无少阳，只是在外证的基础上出现心下痞，这是太阳中风被医生采用下法导致的心下痞。当先用桂枝汤解外，再用泻心汤治痞。

如果没有采用下法，病人不恶寒而渴，这就是前面阐述的"恶寒将自罢"，病转属阳明，而且是第179条阐述的太阳阳明，所以小便数，大便必硬，十天不大便，也没有腹部痛苦的感觉。这是脾不能为胃输布津液的原因，用麻子仁丸治疗。

如果没有采用下法，也没有发展为小便数大便硬的症状，而是渴欲饮水，那就少少与饮之，只采用这样的方法进行挽救之后，还是渴的话，就说明饮进去的水没有办法气化去滋养组织，采用五苓散温化水饮即可。

脉阳微而汗出少者，为自和也；汗出多者，为太①过。阳脉实，因发其汗，〖汗〗②出多者，亦为太过。太过者，为阳绝于里，亡津液，大便因硬

也。(245)

①太：康平本作"大"，意同，后不再作注。

②汗：宋本无此字，据康平本补入。

康平本又一"汗"字，今补入；宋本"太过"二字在康平本为"大过"，《易经》有大过卦，本为太过之意。

脉阳微，指脉轻取时感觉若有若无，表明大汗已出，大邪已解，正气被汗解所伤故略显不足之脉。本条为汗出少，说明表已解余邪必随微汗而解，微汗说明阳能固摄阴液，只要饮食有节起居有常则阳又能化生阴液，故为阴阳自和，必自愈。若汗出多者为亡阳，桂枝加附子汤主之。若汗出多，为太过，即脏腑邪热亢盛，伤津耗液。

阳脉实，既脉轻取便感觉雄浑有力，浮而有力之脉，可发汗，发汗遵循微似有汗出，若汗出多，也会导致脏腑邪热亢盛，伤津耗液。

条文中对"太过"做了一番解释：太过，就是津液耗绝于里导致大便硬。仲景用阳表示津液的地方很多，比如太阳病篇经常看见"大汗亡阳"，还有246条的"其阳则绝"。因为人体的津液是功能的保障，是能量的载体。

脉浮而芤，浮为阳，芤为阴，浮芤相抟，胃气生热，其阳则绝。(246)

脉浮而芤，浮为邪热鼓动，气血趋表；芤为邪热伤阴，脉道中空。浮芤是结果，不是原因，这里把浮芤相抟放在前面作为原因似乎不妥。胃气生热是胃肠道邪热亢盛，气血宣发出表，津液被伤，所以出现浮芤脉。

趺阳脉浮而涩，浮则胃气强，涩则小便数，浮

涩相抟，大便则硬①，其脾为约，麻子仁丸主之。
（247）

麻子仁丸方

麻子仁二升　芍药半斤　枳实半斤【炙】　大黄一斤【去皮】　厚朴一尺【炙，去皮】　杏仁一升【去皮尖，熬，别作脂②】

上六味，蜜和丸如梧桐子大，饮服十丸，日三服【注：渐加，以知为度】

①硬：康平本作"难"。

②别作脂：康平本无此三字。

跌阳脉在足背胫前动脉搏动处，与寸口脉相比离心脏更远，寸口跌阳有手足之别，但皆属表位，故我认为与寸口脉原理相同。胃肠邪热亢盛，气血被迫宣发在表位则脉浮，小便频数导致津液损失严重故而脉涩，因为胃肠有邪热，糟粕中大量水液被吸入循环，从小便流失，津液不能回来滋润胃肠道，这个过程是脾受到制约，就是脾不能为胃肠疏布津液，所以大便硬，不光硬，大便也难，方用麻子仁丸泻胃肠实热，收束津液，滋润肠道。参看第179条。

太阳病三日，发汗不解，蒸蒸发热者，属胃也，调胃承气汤主之。（248）

太阳病三日，发汗则表解，所谓又"不解"，是发热汗出不解，但是此发热汗出已经不是表证的发热汗出，而是里热逼迫气血趋表所致。伤寒论中的胃指胃肠道，是个比较笼统的概念。属胃也，就是说属于"胃家实"也，无谵语潮热，是里实初成，调胃承气汤主之。

伤寒吐后，腹胀满者，与调胃承气汤。(249)

伤寒若吐，病邪入里产生的变证因人而异，此条为胃肠津液被伤，因吐导致里虚故气血趋里救胃肠，导致胃肠功能亢盛邪热内生，故腹胀满，用调胃承气汤泻胃肠道的热邪。

太阳病，若吐、若下、若发汗后，微烦，小便数，大便因硬者，与小承气汤和之愈。(250)

太阳病，经汗吐下伤阴，阴伤而内热生，邪热与糟粕相结，故而微烦。小便频数，是吸入循环的水液从小便损失，不能回来如润胃肠，大便因此而硬，这也是脾约证。因微烦，取小承气汤之速；若不烦，则取麻子仁丸之缓。

得病二三日，脉弱，无太阳、柴胡证，烦燥①，心下硬。至四五日，虽能食，以小承气汤少少与〔之〕②，微和之令小安，至六日，与承气汤一升；若不大便六七日，小便少者，虽不受食，但初头硬，后必溏，未定成硬，攻之必溏，须小便利，屎定硬，乃可攻之，宜大承气汤。(251)

①燥：宋本作"躁"。

②之：宋本无此字，据康平本补入。

得病二三日，脉弱，是邪热伤阴造成循环中体液不足，影响心肺功能而造成。本条所述，胃肠虽有邪热，但心阴、心阳皆有虚损的征兆，所以本条用药十分谨慎。本证无太阳少阳病证，烦躁为阳明邪热亢盛，心下硬为胃肠道燥矢阻结不通，腑气壅塞，不大便。

到四五日，虽然能食，也只能用小承气汤，而且少少与之，原因在于虽然阳明实热，但是脉弱，心肺功能表现不好，不耐攻伐，所以用小承气汤少少与之，微和胃气，令病人小安。一般在这个时候是不能攻出燥矢的，用小承气汤是用它去降低胃肠热邪，减轻烦躁，让邪热不再继续伤阴，让心肺功能适当恢复，等到第六日，再与大承气汤去攻下燥矢，这是缓下之法，与后三条的急下之法对应。

如果不大便六七日，小便少，不能食，推断只是初硬后溏的阳明中寒，并不一定大便硬结于里，阳明湿热不能攻下，攻下大便必溏。必须是小便正常，湿不内停胃肠，大便确定硬结于里，才可以攻下，宜大承气汤。

伤寒六七日，目中不了了，睛不和，无表里证，大便难，身微热者【此为实也】，急下之，宜大承气汤。（252）

伤寒六七日，眼睛视物偶尔昏蒙不清，转动不灵活。无表里证，指外无发热、恶寒，里无潮热、谵语、腹胀满疼痛拒按。大便难，并非燥矢内结不大便。身微热，并非身大热或潮热。此证热郁于里，暗耗津液，已经严重到津液不能濡养头目。

阳明邪热伤阴，早期津液损伤不严重时，身大热，是循环中的水液还可以将里热输布全身而身大热。中期津液损伤较为严重，身潮热，是循环中水液不足，只有得天时阳消阴长之时，郁于胃肠的热才能被循环带出体表而发潮热。后期津液损耗严重，身微热，是循环中体液严重不足，邪热郁于脏腑之里不能被宣发出表，身虽微热，脏腑却大热，暗耗津液，已经达到伤精的地步（精很接近现代医学细胞内液的概念），以至于进展到目中不了了，睛不和的地步，说明阳明邪热从伤津逐渐发展为伤精，所以这个病需要急下存阴。

阳明病，发热汗多者，急下之，宜大承气汤。（253）

阳明病，发热汗多，但并无腑实的症状，应该使用白虎汤治疗。津液伤到一定程度，机体该自我保护，减少汗液，热郁于内而成腑实，有三承气汤按阳明法辨证，对应方证治疗。但若在腑实证阶段，出现发热汗多，说明胃肠邪热亢盛已极，津液流失严重而且迅速，故不需在三承气汤中辨证，直接用大承气汤急下存阴，实邪去除之后，再用白虎加人参汤缓治。此若无腑实可凭，恐怕也不能用大承气汤急下。

发汗不解，腹满痛者，急下之，宜大承气汤。（254）

腹满不减，减不足言，当下之，宜大承气汤。（255）

发汗不解，是发热汗出不解。无论是过汗还是误汗，又新造成腹满而实痛的情况，是因汗法发泄津液，导致胃肠中干燥，形成燥屎。所以此证的局面比第253条阐述的情况还要多疼痛的症状，而且是用药突然造成的。所以也要采用急下存阴的方法进行治疗。

腹满不减，减不足言，是说明这种腹满，是大实满，不是虚证的时满时不满，故当下之，宜大承气汤。虚证为《金匮要略》所述：腹满时减，复如故，此为寒，当与温药。

阳明少阳合病，必下利【其脉不负者，为顺也】【注：负者，失也，互相克贼，名为负也】，**脉滑而数者，有宿食也，当下之，宜大承气汤。**（256）

阳明病，胃家实；少阳病，为阳明邪热上蒸影响肝胆疏泄。虽为阳明少阳合病，但阳明病为本，少阳为标。阳明燥矢内结，食糜旁流则下利。脉滑数为有余之脉，可以攻下，宜大承气汤。

批文说其脉不负者，为顺，少阳病的弦脉为不足之脉，太阴渐虚而邪热伤肝，出现这种脉象，阳明虽有燥矢，亦不可用只用大承气汤攻下，所谓不负，就是没有出现少阳的不足之脉弦脉，这个病就好治，为顺。

注文又对负做了解释，是用五行生克解释的。肝胆属木，脾胃属土，若出现弦脉，不出现滑数脉，则此病虽阳明燥矢内结，但木来克土，脾胃向虚，不耐攻伐，不能用大承气汤。这个病就不好治，为失。

后人添加的两段注文，给仲景原文增添了不小的神秘，历代注家为解释此条也是各显神通。简单总结此条就是，脉滑数为阳明为本，可用大承气汤攻下；脉弦为少阳为本，虽有燥矢，不可用大承气汤攻下。

病人无表里证，发热七八日，虽脉浮数者，可下之。假令已下，脉数不解，合热则消谷喜饥，至六七日不大便者，有瘀血，宜抵当汤。（257）

若脉数不解，而下不止，必协热便脓血也。（258）

病人无表里证，因为后有发热七八日，所以这里的"无表"指没有恶寒体痛等表证，"无里"指没有烦躁谵语腹满疼痛拒按的里证，仅仅是发热七八日这么个症状，虽然脉浮数，像个阳明温病的脉象，但症状上没有表里证，所以也可以下。浮数脉也可以是里热逼迫气血宣发在表位，不是一定是表证。本条断定可下的依据，是发热七八日之久，居然毫无传变之意，仍是无表里证，故知病在阳明不复传也。

若为阳明腑实证，下后脉浮的现象数皆可解除，若脉数不解，消谷善饥，说明胃肠道通畅，不存在腑气不通，也不存在腹满疼痛拒按，但是就是不大便，又出现六七日不大便的情况，这种情况就不是大承气汤可以治疗，因为病邪不在胃肠道的管道之中，而是有热在血分，造成瘀血，瘀血最容易沉淀在下焦，影响下焦器官的正常功能，如大肠、膀胱、女子宫等。治宜抵挡汤。

如果下后脉数不解，不出现六七日不大便的情况，而是出现下利不止的情况，脉数为有热，此为湿热下注大肠，故而便脓血，众注家多认为治宜白头翁汤，颇有见地。若兼见疼痛可合用黄芩汤。

此条无表里证，独见发热七八日不传变，脉浮数，仲景说可下之，是指可用大承气汤下之。细读文意，也只是用大承气汤试探，试探之后可能痊愈，也可能出现原文所述"脉数不解"的"六七日不大便""下不止"两种情况。因病人体质各异，除此之外，也是可能出现其他情况的，当根据实际情况具体治疗。但是此证既然仲景只是说"可下之"这么轻的语气，而且下后诸多顾虑，我思量，此证采用大黄黄连黄芩泻心汤加石膏似乎颇为稳妥，愚见仅作参考。

伤寒发汗已，身目为黄，所以然者，以寒湿在里不解故也，以为不可下也，〚□□□□□□〛①
【注：于寒湿中求之】。（259）

①□□□□□□：宋本无，康平本有。

此条康平本"以为不可下也"后有六个方框，当为六个字。因抄书人严谨，用六个方框代替以尽量保持原貌。但其后注文有"于寒湿中求之"恰好六字，这是比康平本抄书人更早的人看了那六个字而做的注解，故此推测"于寒湿中求之"应该是仲景的意思，但可能不是仲景的原文。

伤寒发汗之后，表位已经没有湿邪，但是身目黄染，此并非阳明病的发黄，阳明病的发黄为热邪蒸肝胆导致胆汁与湿郁在表位不得越而发黄。若汗能出，热得越则不能发黄。故此病为太阴病的发黄。太阴发黄，亦必是有胆红素进入循环后疏布全身导致的发黄，但原因不同。除了上焦邪热容易导致肝胆疏泄失常以外，脏腑寒湿凝滞，也可能导致肝脏产生的胆汁不循常道而进入循环。又因为脏腑寒湿凝滞，其人颜色晦暗，所以这种黄被中医称为阴黄。

阳证汗出热越不能发黄；阴证汗出更伤里阳故而虽汗出却身目发黄。所以此病可能开始就是个阴证，被发了汗而发黄。欲治此病，治法只需温中除湿，如茵陈术附汤、茵陈五苓散等，皆可辨证使用。此证既为寒湿，还可见诸阴证。

伤寒七八日，身黄如橘子色，小便不利，腹微满者，茵陈蒿汤①主之。（260）

①汤：康平本无此字。

伤寒七八日，此处的伤寒是指着无汗说的，并非有恶寒体痛等表证，此证没有汗，但是也没有表证，因为阳明有汗热越不能发黄，强调无汗，只是为了说明无汗热不得越；小便不利，湿不得利，故而身黄如橘子色。腹微满为胃肠道有实热。故而用茵陈蒿汤主之。大黄涤荡胃肠实热除微满，栀子清上焦邪热解肝之急，此二药为治本之药；茵陈利湿退黄。

伤寒，身黄发热〖者〗①，栀子柏皮汤主之。(261)

肥栀子十五个【擘】　甘草一两【炙】黄柏二两

上三味，以水四升，煮取一升半，去滓，分温再服。

①者：宋本无，据康平本补入。

此条伤寒还是指着无汗说的。身黄为上焦郁热导致肝胆疏泄失常；发热为脏腑热邪不得越而郁于表位。无可攻之里，栀子柏皮汤清热除湿。

伤寒瘀热在里，身必〖发〗①黄，麻黄连轺赤小豆汤主之。(262)

麻黄连轺赤小豆汤方

麻黄二两【去节】　连轺二两【连翘根是〖也〗②】杏仁四十个【去皮尖】　赤小豆一升　大枣十二枚【擘】　生梓白皮一升【切】　生姜二两【切】　甘草二两【炙】

上八味，以潦水一斗，先煮麻黄再沸，去上沫，内诸药，煮取三升，去滓，分温三服【注：半日服尽】。

①发：宋本无，据康平本补入。

①发：宋本无，据康平本补入。

②也：宋本无，据康平本补入。

此条伤寒，指着无汗、发热、恶寒说的。无汗是表闭不开，发热恶寒为气血趋表，气血不趋表，即便无汗，也不得用麻黄。

瘀热在里，所谓瘀热，并非热结在胃肠之里，与大青龙汤证的郁热在里类似。既然是瘀热在里，可不仅仅是热，而是与有形病理产物相结，也就是湿与热结。何谓湿热，湿即水液代谢失常，导致细胞外液参与体液循环的能力减弱，出现细胞代谢产物同水液稽留于组织的情况；热即能量代谢旺盛，邪热亢盛。当热不得外越而成汗，湿不得下利以成尿之时，这些热量被稽留的水液吸收而淤于体内，称为湿热。中医湿热这个概念总是被很多不懂中医的人取笑，中医又没有办法从生理学解释，只是从现象上阐述并治疗，不被人理解。实际上湿热病在生活中很常见，特别是现代社会，人体摄入高能量却运动少、低排放，很容易生湿热。

湿热不一定必然发黄，只有当肝胆的疏泄同时受到影响，胆汁进入循环不得排泄才会出现发黄。身必发黄，是因为湿热证有邪热，最易影响肝胆疏泄，发黄是一般情况，并不能理解为没有特殊情况。

同为湿热之邪，治法却有种种不同，是何因由？

第260条为湿热在组织，阳明有燥结之里，故用茵陈蒿汤，大黄去阳明实热，栀子清上焦虚热，茵陈利湿退黄。

本条因有表证，机体令气血趋表，湿热之邪也随之宣发于表位。表位的湿欲随热发越于外，但因表闭不开而不能发越，故用麻黄连轺赤小豆汤。本方用了一个类似于大青龙汤的麻杏连甘姜枣汤来清热解毒解表，再加梓白皮赤小豆利湿退黄。

第261条无阳明热结之里可攻，无太阳郁闭之表可开，故用栀子柏皮汤。栀子清上焦热，黄柏清热利湿。

麻黄连轺赤小豆汤方

麻黄30g 连翘30g 杏仁16g 赤小豆30g 大枣45g 生梓白皮30g 生姜二两30g 炙甘草30g

原方为三次治疗量。麻黄生姜开表；杏仁降肺行水；大枣炙甘草顾护脾胃而不黏腻；连轺今用连翘，凡湿热之邪，久郁必成热毒，故用连翘清热解毒；梓白皮清热解毒，降逆止呕，现在药房买不到这个药，此方用它除了清热解毒还要和生姜一起降肝胆之逆，让胆汁不再逆入循环，勉强可用茵陈可替代，但经方既然不用茵陈，定是临床有它独到的疗效；赤小豆清热解毒利尿除湿。

此方与大青龙汤相比，不用桂枝，是因为湿热相结，桂枝增里热；不用石膏，是因为石膏可以补充体液会增里湿。将此二药改成连轺、梓白皮、赤小豆以清热解毒利湿。

第五节　辨少阳病脉证并治第九

少阳之为病，口苦，咽干，目眩也。（263）

本条为太阳病的提纲病情。

少阳病，上焦郁热影响肝胆正常疏泄，胆汁进入循环上溢于口则口苦；邪热上灼，津液不足，故而咽干；目眩为脾胃渐虚，化源不足，津液不能提供给头部足够的能量，属于真阴不足，邪热独蒸，引起的头晕目眩。

少阳病的上焦郁热有可能是肝胆本身功能亢盛产生的邪热，也有可能是其他脏腑产生的邪热影响肝胆，因没有办法区分故统称上焦邪热。

后世医家称少阳证为半表半里证，是为了表述少阳病是病情由阳证逐渐发展为阴证的过渡阶段，并非人体空间位置上的半表半里。半表者，邪热外蒸，半里者，脾胃渐虚。

少阳病的病机为上焦邪热影响肝胆疏泄，中焦脾胃往虚的方向发展，且机体津液不足。津液不足的原因一方面是太阳病阶段汗出损失过多，另一方面是脾胃功能渐虚无法补足。详解参看第96条。

少阳中风①**，两耳无所闻，目赤，胸中满而烦者，不可吐下，吐下则悸而惊。（264）**

①少阳中风：康平本作"少阳病"，此证无胃肠功能渐虚的里证，故康平本误。

少阳中风，是对少阳病外感的分析，外感为表证，在少阳病就是半表半里的那个半表。少阳病津液不足，致头目真阴不足而邪热独蒸，故而影响两耳的功能，使耳朵的听力减弱；目赤为邪热上干引起的虚火的症状；胸中满而烦是邪热郁于上焦。因为少阳中风邪热也没有与有形病理物相结合，故而不能采取吐下的方法，吐下则更伤脏腑阳气，津液也会更虚，可能使病情严重出现惊悸的症状。

少阳病惊悸是"肝主筋"的功能紊乱，中医的肝，是包含人体自主神经在内的一个系统。仍有阴阳之分，阳证引起自主神经异常列在少阳，阴证引起自主神经异常列在厥阴。

伤寒脉弦细，头痛发热者，属少阳。少阳不可发汗，发汗则谵语【此属胃】，胃和则愈【胃不和烦而悸】。（265）

伤寒脉弦细，是病情往虚的方向发展的证据。细脉说明循环中体液已经不足，不能充盈脉道；弦脉是不足之脉，有医家认为是有余之脉，只是上焦邪热鼓动心肺造成的假象，实际血不养筋导致脉管收引绷直，而且脉道里体液亏虚，不能充盈脉道，弦脉本来就兼细脉，所以仲景才说弦细脉。脉不浮紧而变弦细，气血渐虚不再趋表，头虽痛，性质已变，为津液不荣邪热独蒸导致的头痛；虽发热，为少阳郁热。所以说此属少阳。

因并非太阳病的头痛发热，所以不能发汗，发汗更伤津液，会形成少阳阳明，导致胃家实则谵语。胃和则愈，即胃肠功能在发汗药物刺激后恢复正常，能化生阴液，这个谵语会自愈。当然这是自和自愈，也可以用调胃承气汤去令胃气和则愈的情况。

批文说胃不和则烦而悸，即胃肠功能在发汗药物的刺激下导致功能旺盛邪热亢盛更伤津液，则病情会发展得更严重，会出现阳明病的烦而悸。这里的烦而悸指烦躁，用一个悸是写注文的人借用第264条仲景原文的一个悸字。

　　本太阳病不解，转入少阳者，胁下硬满，干呕不能食，往来寒热，尚未吐下，脉沉紧者，与小柴胡汤①**。（266）**

　　小柴胡汤方

　　柴胡八两　人参三两　黄芩三两　甘草三两【炙】　半夏半升【洗】　生姜三两【切】　大枣十二枚【擘】

　　上七味，以水一斗二升，煮取六升，去滓，再煎取三升，温服一升，日三服。

　　①康平本此处后无药物组成及煎服法。

　　此条为少阳病郁热轻脾虚重、半表轻半里重的证候。

　　太阳病久不解，往虚的方向发展则传少阳。少阳证的胁下硬满，它不仅是肝区的胀满，而的确是有时左右两胁对称的胀满不舒的感觉，有时也只有一侧。但是触诊并不是真的有硬东西，所以这个"硬"是自觉症状。造成胁下硬满胀痛的原因古人只说是少阳胆经运行不利。我的一位亲人，出现胁下硬满的症状近两年，她平时经常用两手躬撑于胁下，用西医的检查设备一直找有实质性的病变，也有严重的口苦和嗳气干呕，直到她生命的最后一个月，才突然检查出肝癌晚期，一个月便离世。我也阅读大量前辈医案，也记载两胁皆胀满的事实。可见，胁下硬、满、胀、痛的确可能由肝胆系统疾病引起，肝胆的解剖学位置虽在右，但临床的确能见两胁硬、满、胀、痛的症状，我一直思考、查阅、询问其解剖学或生理学原因，未能得到满意答案。但少阳经穿行两胁下，人体的经络是气血运行的另一种通行规律，胁下硬满的确有可能是这个通道壅塞导致，否则无法解释少阳病的这个客观存在的症状。所以后世医家总结少阳病有经腑同病的特点，确是对少阳病的有效诠释。

干呕不能食，是上焦邪热上逆所致，不能食也有脾胃渐虚的原因。往来寒热是胃肠功能欲虚未虚，得天时阳气相助机体抗邪则热，否则为寒。

尚未吐下，是说这个病容易被医生误诊为里有实邪，因为硬满，不能食，寒热被误认为是潮热，就容易误诊为阳明病而吐下。脉沉紧者，沉为在里，紧为紧束也是脉道收引，实际就是弦脉兼见沉脉的另一种表述，如果脉不沉，这个脉会直接表述为弦脉。所以弦脉必须得上焦的邪热鼓动，上焦郁热轻，里虚重，则不能出现弦脉。

治疗这个病，仲景说与小柴胡，一个"与"字表示语气较轻。我妄议：此证因郁热轻而里虚重，故可以用小柴胡加白术甚至干姜。若郁热重而里虚轻，则用小柴胡加栀子甚至石膏。

若已吐、下、发汗、温针，谵语，柴胡汤证[①]**罢，此为坏病**【注：知犯何逆，以法治之】。（267）

①柴胡汤证：康平本作"柴胡证"。

此条承接上条。

少阳病不能汗吐下，不能汗因津液虚且气血不趋表，不能吐下因胃肠功能渐虚，吐下更伤胃肠，当然更没有使用温针的道理。

如果这个病已经被医生采用这些误治的方法，出现更伤津液而发展为谵语，柴胡证反倒没有了，就成了坏病，情况可能更复杂，注文说确定采用了哪些误治方法，然后辨证论治以对应的方法治疗。

当然也可能误治后柴胡证还在，那还可以使用柴胡剂。

三阳合病，脉浮大【上关上】，但欲眠睡，目合则汗。（268）

何谓三阳合病？脉浮为气血趋表，为太阳病；脉大为邪热亢盛，为阳明病；但欲眠睡，为少阳病之脾气渐虚、津液虚损，且气血被邪热宣发在外，脏腑无所守，机体出现的气虚多眠睡；目合则汗，正是气虚盗汗的证据。

此证为邪热内盛导致气阴两伤，仲景未出治法。我认为适合使用附子泻心汤加人参。大家不要看此证名为三阳合病，就不敢用附子。治病皆应寻其根源，探其本质。例如温病，邪热亡阴，因为阴是阳的载体，下一步便是亡阳，切不可因温病之名而畏附子如虎狼。此证目合则汗，说明人睡觉之后体表对汗液的固摄功能已然不足。邪热将气血宣发在外，因为津液损伤过多机体出于自我保护而不再出汗，但一睡觉，阳入于阴而外无所守，故此盗汗。故用制附片温阳恢复体表固摄功能以挽留未亡之阴，用人参养液以恢复已伤之阴；用三黄清邪热以去其宣发气血耗伤阴液之因。

伤寒六七日，无大热，其人躁烦者，此为阳去入阴故也。（269）

烦是内心烦闷，躁是肢体躁动，《伤寒论》中"烦躁"和"躁烦"二词，意义基本相同，并不能用以区分阳证和阴证，后人在此二字上做文章，我认为大可不必。但仲景既然这么用，确是有些许不同。烦躁着重躁；躁烦着重烦。至于阴证阳证的判断，还得根据症状和脉象等。

伤寒六七日，脏腑功能长期亢盛，开始由盛转虚。凡有大热，说明能量代谢一定旺盛，邪热蒸蒸而出；无大热，正是脏腑功能不足的表现，邪热郁于内而不得出。因此病原先是太阳伤寒，在伤寒阶段产生的邪热，在疾病传变后也没能及时排出体外，郁于内病人就烦。因为疾病往虚的方向发展，肢体的躁动不安并不是很严重，烦重于躁，故用躁烦一词。因病由表及里，脏腑功能由盛而虚，故曰此为阳去入阴。

伤寒三日，三阳为尽，三阴当受邪，其人反能食而不呕，此为①三阴不受邪也。（270）

①为：康平本无此字。

伤寒一日，太阳受之，二日传完传阳明，三日传完传少阳。伤寒三日，三阳为尽，三阴当受邪，伤寒传变为三阴证，脏腑功能由亢盛而转衰，少阳病就是由盛转衰的过程病种，所以伤寒传三阴必从少阳过。如果病人不出现默默不欲饮食，而是"反能食"；也不出现"心烦喜呕"，而是"能食不呕"。可见疾病并不往虚的方向发展，根本没有少阳病的征兆，既然没有这个过程，就不会出现这个结果。此病人脏腑功能好，病邪不传里。

三日之说，不可尽信。病情传变，取决于病情轻重和病人体质，是否传变，一切以脉、证为准。

此条充分说明，仲景提出少阳病的概念，是为了描述脏腑功能由盛转衰的过程疾病。在此阶段及时治疗，大有悬崖勒马之功，疾病不会传里而伤及五脏六腑。

伤寒三日，少阳脉小者，欲已也。(271)

伤寒三日，邪传少阳，少阳脉弦，是邪热鼓动心肺功能，且血不荣筋。若邪已传少阳，但脉象由弦变小，说明津液虽虚，但已然来复，邪热随津液来复已散去，故而脉小。津液既然渐复，说明脾胃的功能逐渐恢复，故曰"欲已也"。就是病快要痊愈，但是完全好还需要将养一段时间。

少阳病欲解时，从寅至辰上。(272)

寅至辰时为 3 ~ 9 点，寅在卦为泰卦☷☰；卯在卦为大壮卦☷☰。泰卦和大壮卦，是人卦阳气恢复的卦象。古人认为这两个时辰是一天中阳气升发的时候，阳气从地入天，正是过渡阶段，符合少阳主枢机的特性。少阳气机欲得升发须得天时之助，故少阳病的自愈主要就在这两个时辰，由于人体的感应有滞后性，所以延长至辰时，如果病人早上起床后发现有口苦，则说明少阳病并没有解。

第六节　辨太阴病脉证并治第十

太阴之为病，腹满而吐，食不下，自利益甚，时腹自痛，若下之，必胸下结硬。(273)

太阴病是胃肠功能虚衰的一种里阴证，也就是脾阳虚衰。中医脾的范围很广，包括整个胃肠道吸收运化水液和营养物质的能力，甚至包含整个人体运化使用水液和营养物质的能力，因此中医的脾与解剖学的脾脏关联不大，它并非一个实际的器官，而是一种功能。中医总结说脾主升清，升指吸收运化，清指食物中对人体有用的一切物质。

腹满是因为脾胃功能不足，无法吸收食物中水和营养物质，导致胃肠有水谷精微的稽留。吐是胃中的食糜都还没来得及向下传导，久郁则随胃气上逆而吐。说明太阴病的腹满有实质性病理物，所谓按之软是区别于阳明燥结，所以太阴病的实邪属于因虚成实，也就是因为脾虚而导致食物在胃肠的稽留时间过长。所以后文强调不可采用下法，下之则胸下结硬或者产生更严重的后果。

食不下也是因为脾胃的功能不足，上一顿吃的食物都还没有消化吸收，自然就不想吃下一顿饭，吃也吃得不多。自利指并非用药物导致的拉肚子，益甚指拉肚子变得越来越严重。之所以大便稀溏，是因为食糜中的水液和营养物质等根本都没有被充分吸收，只能随胃肠道向下传导，排出体外。

时腹自痛，"时"指按时，有规律，是因为人体受到天时的影响。"自"指没有经过药物的干预，自发地出现腹满。所以太阴病这种阴证的满是有时满有时不满，区别于阳明病那种阳证的腹满不减，减不足言。痛也是时痛时不痛，痛的烈度也不高，区别于阳明痛的急痛。

太阴中风，四肢烦疼，〚脉〛①阳微阴涩而长者，为欲愈。（274）

①脉：宋本无，据康平本补入。

太阴中风，指太阴病同时有外证，太阴病有外证，脉还是可以浮，因为少阳心肾的功能未衰。四肢烦疼，属于表位有寒湿之邪。太阴中风，内有脾胃功能失常不能吸收运化水谷精微，外有寒湿不能运化而四肢烦疼。表里同病，治法应该先用四逆汤温里，温里之后外证有可能随之而愈，若不愈再用桂枝汤解外证。也可以用桂枝附子汤或去桂加术汤表里同治。

脉阳微阴涩而长，阳指轻取，轻取的时候脉不浮而微，说明表邪已解；阴指重按，重按的时候出现涩脉，说明里气还没有完全恢复，脉行艰涩，但是好在脉长，说明循环中的津液在逐渐恢复。所以阳微阴涩而长，提示外邪已解，正气未完全恢复，但是津液在恢复，说明整个病的趋势是逐渐向好的，只要注意饮食有节，起居有常，是可以自愈的。

太阴病欲解时，从亥至丑上。（275）

亥时为23：00－1：00两个小时，用十二消息卦的坤卦☷☷表示，子时为1：00－3：00两个小时，用十二消息卦的复卦☷☳表示。亥时自然界阴气最重的时候，此时全身阳气内守脏腑，所谓阳气内守脏腑，指气血收敛于里；子时自然界阴气虽重，但一阳已生，正是因为阳气内敛，气血守护脏腑，而且此时脾胃的压力最小，所以太阴病有可能在这两个时辰自愈，当然因人体对外界反应的滞后性也可能延至丑时。

太阴病脉浮者，可发汗①，宜桂枝汤②。（276）
桂枝汤方

桂枝三两【去皮】　芍药三两　甘草二两【炙】生姜三两【切】　大枣十二枚【擘】

上五味，以水七升，煮取三升，去滓，温服一升。须臾啜热稀粥一升，以助药力，温覆取汗。

①可发汗：康平本作"少可发汗"。

②康平本此处后无药物组成及煎服法。

太阴病腹满而吐，但是脉浮，说明气血还在趋表，有表证。此处独说脉浮，没有说其他的表证症状，说明表证很轻微。因属虚人外感，可以使用桂枝汤养正发汗。桂枝汤本来就可以养脾胃功能，在第12条中已经详细阐述过。

太阳中风是桂枝汤证，桂枝汤证的本质就是虚性外感。哪里虚？其实就是脾胃虚。因为脾胃功能轻度不足，所以桂枝汤证表现出来有很多胃肠反应，如呕吐，下利。外感是诱因，外感是本源，外感也是主要矛盾。使用桂枝汤，养脾胃正气，脾胃正气足，汗出则解。

此条言太阴病，明显是区别于太阳中风。说明这个病是以下利等胃肠反应为主，表证不明显，就是脉浮。脉浮说明气血在趋表，那一定是表位有邪气，只是因为太阴虚得更严重，表证就显得没那么明显。这个病应该没有汗，但是没有汗的原因，不是毛孔紧闭的原因，而是胃肠功能不足，汗出无源。

所以，本条阐述的病情和第12条病机基本相同，不同的是，第12条表证偏重，本条里证偏重，所以同用桂枝汤进行治疗。

此条还应该与第32条参看：太阳与阳明合病，必自下利者，葛根汤主之。这里的太阳阳明合病，是表实热利。此条太阴病脉浮者，为表虚的寒利。

自利不渴者，属太阴，以^①**其脏有寒故也，当温之**【注：宜服四逆辈】。（277）

①以：康平本无此字。

在康平本中，此条和276条属于同一条内容。这个自利不渴，排除热利，这就是太阴病，是胃肠功能不足导致的。和前文相比，没有脉浮了，是纯粹的里证，就不是桂枝汤证了。

这里的寒，一是指脏腑功能不足，功能不足即是寒；一是指有水邪这样的阴寒邪气，是因为脾胃运化功能不足导致的，治法应该温里。

宜服四逆辈是批文，当然是可取的。仲景虽没有给出具体方子，但方法很明确。可以根据病情选用四逆汤、甘草干姜汤、理中汤以及后世的附子理中汤等。

伤寒脉浮而缓，手足自温者，系在太阴。太阴^①**当发身黄，若小便自利者，不能发黄。〖□□□□〗**^②**至七八日，虽暴烦下利日十余行，必自止**【注：以脾家实，腐秽当去故也】。（278）

①太阴：康平本无此二字。

②□□□□：宋本无，据康平本补入。

第276条阐述中风，本条阐述伤寒，正是仲景用意所在。太阳中风容易往太阴脾虚、寒的方向发展，太阳伤寒容易往实、热的方向发展。

伤寒脉浮而缓，伤寒是外感，没有汗，脉不浮紧却浮缓，说明是里虚。手足自温则是排除少阴病，说明心肾功能正常，气血可以趋表位，所以脉能浮，手足也能自温。同时也说明太阴的里虚不属于本气先虚的情况，不是因为先虚而后被邪乘，而是因为被邪乘而后导致的虚。要是太阴原本就虚，也不会有伤寒的有余之证。因此判断，此病虽是伤寒无汗，但寒湿之邪因脏腑消耗过久而部分传里，导致太阴脾阳不足，故曰"系在太阴"。所谓"系在太阴"是病邪到了太阴，在太阴地界，是外界进入邪气导致的太阴病。"系在太阴"和"为太阴病"是不一样的："为太阴病"是太阴自己不足，会逐渐加重越来越不足，所以说"自利益甚"，一般不用药物不会自愈。但是这个"系在太阴"就不一样，他在一定的情况下可以自己恢复。所以后文有"必自止"的情况。

太阴病寒湿瘀阻脏腑，也会因瘀阻导致胆汁不循常道而进入循环，随循环进入组织，所以太阴病当身发黄色。但是如果小便自利，水道通调，这些胆红素是会随小便排出体外的，所以小便自利则不能发黄。

在康平本中，"至七八日"的前面有四个方框，代表此处可能存在四个无法考证的字。在此条以前，也有这样的情况，但是不造成理解困难的，我都没有将方框补入。但此条的情况不同，没有这四个字，原文无法理解，故此补入。

这四个字，应该是言说的某一种症状，或者是某一种脉象，根据第287条参考，此处四字当为脉象描述，疑为

"脉浮而缓"四字。这种现象延续七八日，虽然暴烦下利，一日十余次，必然自止。暴烦，指突然烦躁，烦躁说明有热，热来自脏腑组织工作时消耗物质产生的热能，所以烦躁提示胃肠功能恢复，下利十余次是在排泄生病期间稽留在胃肠道的已经腐败的食物，也就是注文所说的腐秽物。排尽这些腐秽物之后，下利自止。

此条当与第 187 条参看，第 187 条是脾阳爆发但不能排出实邪而转属阳明，此条是脾阳爆发能排出实邪而病愈。

本太阳病，医反下之，因尔腹满时痛者【属太阴也】，桂枝加芍药汤主之。大实痛者，桂枝加大黄汤主之。（279）

桂枝加芍药汤方

桂枝三两【去皮】　芍药六两　甘草二两【炙】大枣十二枚【擘】　生姜三两【切】

上五味，以水七升，煮取三升，去滓，温分三服【注：本云桂枝汤，今加芍药】。

桂枝加大黄汤方

桂枝三两【去皮】　大黄二两　芍药六两　生姜三两【切】　甘草二两【炙】　大枣十二枚【擘】

上六味，以水七升，煮取三升，去滓，温服一升，日三服。

本太阳病，医反下之，下之后的结果很多，在太阳病篇多有讨论。本条讨论的是太阳病下后出现脾胃虚衰的情况。

腹满时痛，腹满为脾胃功能受损，同时因为下法损伤了阴液，导致腹部一股一股的痉挛性疼痛。这种阵发性的疼痛是虚性的疼痛，用手按压可以缓解疼痛症状。

用桂枝加芍药汤，是温里滋里之法，是下法之后，腹中没有实质性的病理物，这个涨是脾胃阳虚导致的。桂枝汤有桂枝温阳，姜草枣健脾胃，另加重了芍药来滋养脏腑解腹中疼痛。凡是太阴病使用桂枝汤，仲景都不说服热粥和温覆取汗，可见桂枝汤温里的力量强，太阳病用之发汗，是借热粥和温覆之力。

如果是大实痛，说明胃肠中又积累了很多宿食。这里的"大实痛"是与前文的"时痛"相对应的。"大实痛"为实，本虚标实；"时痛"为虚，阴阳皆虚。"大实痛"既然是本虚标实，那就标本皆治，故用桂枝加芍药汤温里以治本虚，故加大黄以去标实。

太阴为病，脉弱，其人续自便利，设当行大黄芍药者，宜减之，以其人胃气弱，易动故也。(280)

太阴病脉弱，说明阳虚更严重，如果病人大便可以自己排出，但又确实出现大实痛的症状而应该使用桂枝加大黄汤，应该减轻大黄芍药的剂量。

第279和280条，阐述的是病人脾胃功能暂时性的被攻下药损伤，并非原有虚证，故用桂枝汤加味。若是重证，桂枝汤则不能胜任，当用四逆辈。

第七节　辨少阴病脉证并治第十一

少阴之为病，脉微细，但欲寐也。(281)

少阴，包含少阴心和少阴肾。仲景少阴病，包含心脏的功能虚衰，肾脏的功能虚衰，全身功能虚衰，以及循环中的体液的虚少。循环中的体液是维持全身各器官功能的物质基础，是联系各脏腑的纽带，心脏的功能是体液血液循环的动力，肾脏的功能是循环中体液的净化系统，也是体液浓度的调节系统。这三者相辅相成，所以这三者的疾病被仲景统称为少阴病。所谓少阴病，既是心肾阳虚，或阴血虚少，或阴阳两虚，或阴虚热化。

值得注意的是，中医的循环系统比现代医学的循环系统更丰富，除了包含心血管循环之外，还包含经络系统。

脉微者，心肾阳虚，既心肾功能虚衰，推动循环运行无力；脉细者，为循环中血液不足，不足以充盈脉道。但欲寐是心肾功能不足，导致全身能量代谢缓慢，所以精神不好想睡觉。

因为少阴病的提纲为"脉微细但欲寐"，所以后世温病伤阴耗血，阳证似阴的一些病情也被归纳在少阴病中。万不可以为仲景少阴病篇仅列阴证，更不可以为"脉微细但欲寐"就一定是阴证而全用温阳的药。火神派祖师郑钦安在其著作中反复推明，辨证阴阳之法眼，原因就在于此。

总的来说，本条可以看作仲景对少阴病的定义，所谓少阴病，就是人体能量代谢虚衰、血不足、精神不好的疾病。那么造成这种病情的原因有二。

一是胃肠功能虚衰日久，化源不足，最终导致心肾功能虚衰，一旦心肾功能虚衰，体现出来的就是全身恶寒怕冷，脉微细而沉弱无力，而且可能吐利。吐利是太阴病，但是这种少阴病由太阴久虚发展而来，自然是太阴少阴病情都有，而且心肾功能不足，各脏腑功能都会不足，太阴如何能独善其身。这种情况总结一下就是，太阴脾虚，化源不足，久病导致少阴心肾阳虚，治宜温补。

另一种是里热炽盛，伤津耗血，导致循环中体液严重不足，机体出于自我保护，气血固守于脏腑，出现脉微细但欲寐的少阴病症状，这种病情属于阳极似阴的情况，所以治疗时往往采用急下存阴的方法。所以少阴病尤其应当辨准阴阳，将仲景少阴病完全归结为里阴证明显有误，万不可一见脉微细精神不好就辨为阴寒重证，用四逆汤温之。

少阴病病情复杂，仅以阴阳分判也过于粗犷，其中种种不同，只有在条文中去详加分辨，此处不再赘述。

少阴病，欲吐不吐，心烦，但欲寐，五六日自利而渴者【属少阴也】，虚故饮水自救，若小便色白者，少阴病形悉具【注：小便白者，以下焦虚有寒，不能制水，故令色白也】。（282）

少阴病，欲吐不吐。欲吐者，是因为里阳不足，胃肠无力运化食物；不吐者，是因为脏腑已经虚弱到没有将食物吐出体外的能力。所以少阴病比太阴病严重得多。

心烦，是因为循环中体液不足；但欲寐为阳虚精神不好。五六日自利而渴，是循环中体液虚少而饮水自救，仲景说虚故饮水，不说渴欲饮水，是两者有区别，虚故饮水是体液虚而饮热水，渴欲饮水是有热而欲饮冷水。自利不渴到自利而渴是量变引起质变，是太阴转属少阴的证据，说明化源不足逐渐导致循环中甚至全身体液不足，故而批文说"属少阴"，所以少阴病除了有功能不足的疾病，还包含有物质不足的疾病。

若小便色白，是说这个渴不是热病，热病的小便黄。而且热病的体液损失是从表位损失，渴欲饮水，喝了水又大汗出，体液还是少。而少阴病的虚故饮水自救，饮入的水从大便就损失了很多，进入循环的也不能滋养组织，而是从小便又损失，所以少阴病往往小便清长。到这里，仲景才说"少阴病形悉具"。

注文解释说小便白的原因是下焦有寒，不能制水，故令色白。这种是古人的说法，本质是肾的功能虚衰造成，肾小管重吸收原尿的能力变差，就会导致人体大量体液从小便流失。造成的现象和结果有三，一是小便清长，二是循环中体液不足，形成"虚故饮水自救"的局面，三是循环中因体液不足，携带能量和物质的能力变差，出现四肢逆冷，精神萎靡不振的症状。因此，肾小管的重吸收功能就是中医所谓的命门相火，也属肾阳。严格说来，肾阳和命门相火不能完全等同，肾阳的范围比命门相火的概念更宽泛，肾阳还包含肾小球的功能。

中医对君相二火的认识很准确，如"君火居上以统乎阳"，"真火居下以统乎阴"，意思是心为循环系统运行的能量保障，肾为循环系统运行的物质保障。循环中的体液得到保障，其运输能量和物质的能力才有保障，所以中医特别注重命门相火，称命门相火为真火、真龙。

所以古人说下焦有寒不能制水，是指肾的功能受寒湿影响，不能制约循环中的体液，出现小便清长的这种说法还是很有道理的。

病人脉阴阳俱紧，反汗出者，亡阳也，此属少阴，法当咽痛而复吐利。（283）

这里的阴阳俱紧的阴阳，指寸脉和迟脉，因为阴证脉不能浮，轻取的时候摸不到脉，所以用寸尺两部脉候阴阳。阴阳俱紧，说明表里寒湿都非常严重。紧脉为寒邪收束脉道，本来不该有汗，现在反而出汗，这是阳虚不能固摄汗液，导致大量体液流失，这就是亡阳。既然阳虚，那在里也有反应，就是咽痛，吐利。咽痛的原因是因为吐利汗出，导致体液大量流失，不能荣养上部，故而咽痛。咽痛不是说只有咽喉生病，而是咽喉最先做出反应，就像感冒的咽痛一样。

少阴病，咳而下利谵语者，被火气劫故也，小便必难，以强责少阴汗也。（284）

此条阐述里寒证火疗之后伤津耗血的变证。

病人出现脉微细，但欲寐的少阴病现象，还出现咳嗽，下利，谵语的症状，这是病人采用了火疗的方法，伤津耗液导致小便难，是火疗劫了津液，伤了血，这叫强责少阴汗，意思是少阴病本无汗，也不能汗解，用火疗强迫少阴病人出汗，故曰强责少阴汗。

下利，提示病人原先就是里寒证，咳和谵语都是火疗误治而来。咳是津液损伤不能荣养肺部；谵语提示津液损伤很严重，邪火独亢于上影响大脑而影响意识。

少阴病，脉细沉数，病为在里，不可发汗。（285）

少阴病，脉沉为气血趋里，顾护脏腑；细为血少，循环中体液不足；微为阴阳皆虚，脏腑功能虚衰，推动无力；数为虚性代偿，是机体通过加快速度来弥补量的不足，虽然数，但是无神。因为气血虚少顾护于里，万不可发汗，宜温里。

少阴病，脉微，不可发汗，亡阳故也，阳已虚，尺脉弱涩者，复不可下之。（286）

少阴病，精神不佳，脉微，不可发汗，原因在于循环中的大量体液流失，导致阳虚。尺脉候阴血，弱为阳虚无力，涩为脉行艰难。微涩之脉，阴阳皆虚，也不可以采用下法。

少阴病，脉紧，至七八日，自下利，脉暴微，手足反温，脉紧反去者，为欲解也，虽烦下利，必自愈。（287）

少阴病，脉紧为寒邪正盛，正邪交争，至七八日，脉突然变得微弱，这有可能少阴虚衰，邪盛正虚。倘若是邪盛正虚，手足当逆冷，但此条手足反而是温暖的。紧脉反而没有了，这是邪去了，但是正气未完全恢复，很快就要痊愈。虽烦下利，必自愈，烦为脏腑阳复，下利为正气恢复后排出腐秽物，与第278条同。

少阴病，下利，若利自止，恶寒而踡卧，手足温者，可治。（288）

少阴病，是全身阳气虚衰的疾病，一般情况是：少阴病由太阴病更加虚化传变而来，所以有少阴病就意味着有太阴病，所以少阴病下利。此条阐述少阴病下利，利能自止的情况。也就是虽有少阴病，但是太阴脾阳恢复的情况。

少阴病，下利能自止，是机体自我保护机能被激发，胃肠功能不再继续虚衰，太阴阳气得复。但心肾依然阳虚，故全身恶寒而喜蜷卧。少阴病的恶寒，是全身能量代谢缓慢产热少所致，与太阳病的恶寒原因大不相同。手足温是因为太阴阳气恢复，化源充足，少阴阳气虽衰，但循环中体液充足，故手足温。这种情况仲景说"可治"，是与"难治"相对应。是说这个病虽然是少阴病，但是太阴脾阳恢复，不会形成恶性循环，不会恶化，比较容易治愈，故曰可治。

少阴病，恶寒而蜷，时自烦，欲去衣被者，可治。（289）

少阴病，恶寒蜷卧，得天时阳气相助时偶尔发烦，发烦为机体阳气爆发欲排除寒湿之邪而不得；欲去衣被，也在"时"的范围之内，是机体得天时阳气相助，里阳欲复。此病阴邪虽重，然而机体可以感应到天时阳气的盛衰，脏腑功能欲得天时之助而欲恢复，但又不能恢复。只要借助药力的帮助，便能正复邪退。

此二条强调机体自身机能的重要性，药物只是起辅助作用，不可以无限放大中药的作用，而该时时强调机体自身的素质。

少阴中风，脉阳微阴浮者，为欲愈。（290）

少阴中风，指心肾阳虚、阴血虚的病人同时得了外证。因为心肾阳虚，阴血虚，所以少阴病病人脉常微细。此证寸脉虽微，但尺脉却浮，说明气血来复。君火在上统阳，命火在下统阴，此病尺脉充盈，脾肾阳气已复，只需等待心阳得复，便能痊愈。

少阴病欲解时，从子至寅上。（291）

少阴病，是人体阳气虚衰的疾病，很容易危及生命。少阴病若欲解，多在阳复之时。而且少阴病的欲解，一般建立在太阴阳气恢复的基础上，太阴的欲解从亥时开始，少阴的欲解从子时开始，子时在卦为复卦☳☷，气血内守脏腑，而且这个时间段脏腑的压力小，脏腑功能最容易在这段时间恢复。天明之后，阳气宣发量变大，气血本虚，不能顾护脏腑，脏腑功能则不易恢复。

少阴病死证颇多，若是阴盛格阳等阳脱重证，脏腑被阴邪盘踞，气血被迫宣发在外，不得入里顾护脏腑，则死证也多发生在这个时间段。

少阴病，吐利，手足不逆冷，反发热者，不死。脉不至者，灸少阴七壮。（292）

少阴病心肾阳虚，阴血虚少，携带能量及能量物质的能力很弱。能量及能量物质运往人体最远端是最困难的，所以当出现少阴病心肾阳虚，阴血虚少的时候往往四肢最先逆冷。

少阴病吐利，手足若逆冷，反发热，是阴盛格阳的重症。倘若手足不逆冷，反而发热，则需要与手足逆冷的情况相区别，这个病不是死证，即便是脉不至，也应该积极救治，先采用灸少阴经络的方法温经通络令脉出，再用温药温之。

少阴病不当有热，反发热者，有阳气得复，有阴盛格阳，有确兼表邪，三者之中，阴盛格阳有死证。本条所述，属于阳气得复的情况，具体原因如下。

少阴病若长期吐利，必然会导致手足逆冷。所以此条的吐利，应该是突然出现的症状，就像"反发热"一样，这个少阴病原先是没有发热的，突然反常的出现发热。为什么会突然吐利，为什么会突然发热但是手足又不逆冷呢？只能是阳气恢复，阴邪从里逐渐溃散。太阳病欲解从表，少阴病欲解从里。一个寒湿内盛病人，用了重剂四逆汤之后，阴邪就会从里溃散，其表现就是或吐或利或吐利同见，不同的是此为药力令阴邪溃散，而本条为机体阳气自己调集令阴邪有溃散的迹象，故曰可治，治宜四逆辈。

那为什么又有可能出现"脉不至"的现象呢？是因为机体欲自解少阴病，需要调集大量能量及能量物质进入脏腑，所以气血严重收敛于里，宣发严重减少。所以虽然脉不至，但不是死证，灸少阴温经通络令气血宣发至表位即可。灸之后并不是不再使用温里药，因为机体散脏腑阴邪需要调动全身气血趋里，说明机体还是虚，所以可以用四逆汤、附子汤一类的方剂温里。

少阴病，八九日，一身手足尽热者，以热在膀胱，必便血也。（293）

此条少阴病的成因为热盛伤津动血。

少阴病，是指脉微细但欲寐这种阴血虚少，精神不好的疾病，不一定都是阴证。脏腑热盛，早期是伤阴，导致循环中体液不足，循环中体液不足则对能量和物质的运输能力减弱，从而导致精神不好，成为少阴病。成为少阴病八九日之后，阴液愈虚，气血顾护于里，里热往外弥散，故一身手足尽热。热在膀胱一说，实不可取，应该理解为热在下焦，因为热在下焦，膀胱容易受到邪热的影响而出血，导致小便有血，这种出血属于邪热破血妄行。治疗可以采用黄连阿胶汤加鲜茅根。

少阴病，但厥无汗，而强发之，必动其血，未知从何道出，或从口鼻，或从目出者，是名下厥上竭，为难治。（294）

少阴病，脉微细，阳虚而四肢厥冷恶寒，血虚而气血趋里顾护脏腑。医生不顾脉象和手足厥冷等症状，以此"恶寒无汗"为太阳伤寒，强发其汗，鼓动气血趋于表位。发表药辛温走窜，令气血奔涌，逼迫已虚之血从表位出，或走口鼻，或走目窍。这种病情就是所谓的"下厥上竭"。下厥，指四肢厥冷，为阳虚已极；上竭，指血从上窍流失，导致本来就虚少的阴血更加虚少，有气血枯竭的意思，故曰难治。

此为少阴里寒证，脉微细，是气血虚少，机体为保障人体核心器官供血充足，故将气血收敛于里，也叫气血顾护于里。凡气血能顾护于里，说明里寒还没有严重到无可挽回的程度，若里寒盛，气血无法顾护于里，被迫宣发于表位，此为阴盛格阳之重症。但气血既然能顾护于里，就说明人体正气尚存，温养于里，该顺其势而用附子汤温阳救阴，万不可强发其汗。所谓"强"，指违背机体自我保护机制。所以整部伤寒论，都非常注重观察机体的自我保护功能，自我排邪方向，气血趋表则解表；气血趋里则温里。

少阴病，恶寒身踡而利，手足逆冷者，不治。

少阴病，恶寒身蜷为心肾阳虚，下利为太阴阳气虚衰，无法救少阴之阴，便无法回少阴之阳，故而手足逆冷，此证阴阳皆虚损，太阴化源又不足，在古代这就是不治之症。

成为死证，是因为少阴阴阳皆虚损。若太阴阳气能恢复，如第292条论述，便不是死证，因为太阴恢复必然会补充少阴，如此则温阳可愈；若太阴阳气不能恢复，会形成恶性循环，太阴不能补充少阴，少阴又不能回馈太阴，导致全身阴阳皆虚脱，则为危证。当重用四逆汤、附子汤等，观历代名医医案，有将附子重用至常人无法想象的剂量，亦有生者。

少阴病，吐利躁烦，四逆者，死。（296）

太阴久虚，必成少阴病，少阴病阴阳皆虚，若太阴阳气不能恢复，则吐利越来越严重，且四肢逆冷，其人躁烦，在古代亦为死证。躁烦既是烦躁，侧重在烦。少阴阴证的躁烦，是阴邪内盛，脏腑阳气将脱。

少阴病，下利止而头眩，时时自冒者，死。（297）

但凡少阴病，若能救得一分胃气，便有一丝生机，若太阴不能挽救，少阴便没有了物质基础，便是不治之症。

此条少阴病下利止并非太阴阳气恢复，而且已经拉到没有东西可以拉了，此所谓胃气将绝。若是太阴阳气恢复，下利止，定不会头眩，时时自冒。头眩，说明循环已经不能荣养大脑；自冒，同前文"叉手自冒心"的意思同，说明心阳虚衰，循环连供应心脏的能量物质都难以为继。

少阴病，四逆，恶寒而身踡，脉不至，不烦而躁者，死。（298）

此条少阴病四逆，恶寒蜷卧，脉不至，为心肾阳气欲脱，心肾功能欲衰竭。不烦者，脏腑阳气将尽；躁者，肢体做垂死挣扎。有历代大医，凡遇此证，重用四逆汤，以尽人事，但听天命。且后世亦有名家将四逆汤发挥，创有新方，阅其医案，知效果不错。

少阴病六七日，息高者，死。（299）

息高，指呼吸加重，呼吸急促。少阴病气血本就收敛于内，顾护脏腑，突然需要加重加快呼吸，说明循环连脏腑都无法供给。虽然努力呼吸，但此证并非是吸入的氧气不够，而是循环系统已经虚衰到连脏腑的功能都已经无法支撑，故曰"死"。古人称这种情况称为阳气欲从上脱，大概是想描述心肺功能首先衰竭的意思。

少阴病，脉微细沉，但欲卧，汗出不烦，自欲吐，至五六日，自利，复烦躁不得卧寐者，死。（300）

少阴病，脉微细，但欲寐，是心肾阴阳皆虚。脉又沉，说明气血顾护于里，气血既然在里不在表，就不该有汗，现在病人汗出，是全身阳气已绝，固摄汗液的功能虚衰，阴液从体表流失。汗出不烦，指这个汗出不是阳热蒸腾而出的汗液，而是阳虚不能固摄导致的汗出。自欲吐，至五六日自利，是胃气败绝，脾胃功能衰败，阴液从大便流失。种种表现，皆是阳不固阴的危证。

这么严重的病情，病人应该静卧于床毫无生气，若反而出现烦躁不安，不能卧寐的情况，是病人阳气欲脱，垂死挣扎，故曰"死"。

从第295条至300条的种种死证，经历后贤的发挥，都有一线生机，但是用药之狠，惊世骇俗，若非至亲之人，不敢轻投。

少阴病，始得之，反发热，脉沉者，麻黄细辛附子汤主之。(301)

麻黄细辛附子汤方

麻黄二两【去节】　细辛二两　附子一枚【炮，去皮，破八片】

上三味，以水一斗，先煮麻黄，减二升，去上沫，内诸药，煮取三升，去滓，温服一升，日三服。

少阴病大多从太阴病恶化而来，也可以是温热病伤津耗液逐渐发展而来。本条阐述的是本气先虚之人的一种外感病。此证虽由外感诱发，但并不能理解为太阳少阴同病并病，也不能理解为由太阳传变为少阴。所谓"始得之"，说明起病便是如此。脏腑阳气不虚、阴寒不盛之人，外感寒邪，三阳受之；脏腑阳气虚弱，阴寒必盛，外感寒邪，三阴受之。

所谓三阳受之，指外感表邪，气血能趋表抗邪；所谓三阴受之，指太阴、少阴虚衰，里阳不足，寒湿内盛，机体无法调动气血趋表，所以脉不能浮，不能成为三阳病，表现为里寒，精神极为不好的阴证。

此证从外感刚刚开始，机体就表现为表寒里亦寒。表寒为外感寒邪，恶寒无汗；里寒为素体阳虚，寒湿内盛。

表现为脉沉，恶寒蜷卧，精神极度萎靡，嗜睡等症状。因为是沉脉，才用麻黄附子细辛汤，脉若微细，则不能使用麻黄附子细辛汤。微细之脉，说明循环中的血已经虚少，用麻黄强发少阴汗，则可能发展为下厥上竭的重证，转属厥阴。

反发热是针对少阴病说的。少阴病不能发热，反发热则说明外感寒邪，血液循环中的气血虽然不能趋表，但是经络作为人体循环的补充，也会趋表抗邪。因为经络的体液运行效率远低于血液循环，所以病人虽然发热，但一般热势不高，甚至有可能只是自觉表热。不止热势不高，而且热势也不会太久。

因表有寒邪郁闭，故用麻黄开表；有里寒，故用附子温里；细辛温经散寒，去经络中寒湿之邪，令邪从表解。细辛在此方中的作用同时也是中医因势利导治病方略的体现，经络趋表，说明寒邪有影响经络，如鼻流清涕的现象。

麻黄细辛附子汤方

麻黄 30g　　细辛 30g　　制附片 20g

此方扶正解表，用途颇广，我常用之于阳虚外感，或顽固性鼻炎辨证属阳虚者，效果颇佳。

少阴病，得之二三日，麻黄附子甘草汤微发汗

【注：以二三日无〖里〗[①]证，故微发汗也】。（302）

麻黄附子甘草汤方

麻黄二两【去节】　　甘草二两【炙】　　附子一枚【炮，去皮，破八片】

上三味，以水七升，先煮麻黄一两沸，去上沫，内诸药，煮取三升，去滓，温服一升，日

三服。

①里：宋本无此字，当有，故据康平本补入。

第 301、302 条，是本气先虚之人外感寒邪导致表寒里寒的少阴病，少阴病为本，表寒为标。在表的寒邪可能一步步传里，二三日，不再"反发热"，经络也不再趋表，则去细辛之烈，用甘草之缓。若进一步传里，则麻黄也应去掉，而改用干姜，到此时，少阴病里阳虚的病形悉具，四逆汤主之。

注文说二三日无里证，是指表邪未尽入里，没有吐利的里寒证，由此可知未尽入里，所以可以用麻黄附子甘草汤，言下之意就是若表邪全入里，寒湿入脏腑，该有吐利等里证，到此时就该用四逆汤，而不能用麻附类方子发汗。

麻黄附子甘草汤方

麻黄 30g　炙甘草 30g　制附片 20g

原方为三次治疗量。

此二条的少阴病，都是里阳虚的外感，不是心血虚的外感，如是血虚的外感病，或者少阴病强发汗造成了血虚，治疗当用厥阴篇的当归四逆汤。

少阴病，得之二三日以上，心中烦，不得卧〖者〗①，黄连阿胶汤主之。（303）

黄连阿胶汤方

黄连四两　黄芩二两　芍药二两　鸡子黄二枚阿胶三两【一云三挺】

上五味，以水六升，先煮三物，取二升，去滓，内胶烊尽，小冷，内鸡子黄，搅令相得。温服七合，日三服。

①者：宋本无，据康平本补入。

仲景少阴病是个很宽泛的概念，此条为心血不足的少阴病。

少阴病脉微细但欲寐。心中烦，是血不足，循环不能将热能带出体外，而郁于体内导致的烦热；不得卧也是因心中烦引起。

所以此病的成因极有可能是热盛伤血日久导致的心血虚，在突然外感寒邪之后，因气血虚少而顾护于里而不能成为太阳病，出现脉微细，恶寒嗜睡的少阴病症状。二三日之后，因热有余而阴不足，寒邪逐渐热化，而造成这种阴虚热化的局面。因阳热有余，故用黄连黄芩清之，阴血不足，用白芍、阿胶、鸡子黄补阴血。

黄连阿胶汤方

黄连 60g　　黄芩 30g　　芍药 30g　　鸡子黄二枚　　阿胶 45g

原方为三次治疗量。

少阴病，得之一二日，口中和，其背恶寒者【当灸之】①，附子汤主之。（304）

附子汤方

附子二枚【炮，去皮，破八片】　　茯苓三两　　人参二两　　白术四两　　芍药三两

上五味，以水八升，煮取三升，去滓，温服②一升，日三服。

①当灸之：宋本有此三字，康平本无。从语法看当无此三字，故列为批文保留。

②温服二字康本无。

少阴病早期症状较少的时候不容易判断是阳虚少阴病、血虚少阴病还是阴阳皆虚的少阴病。阳虚少阴病为心肾功能虚衰，心肾功能虚衰就是其根本；血虚少阴病为循环中体液虚衰，体液虚衰原因有二，一是热盛伤津耗血，一是太阴虚衰化源不足日久。此三种情况，皆有可能发展为阴阳皆虚的少阴病，也皆有可能同时感受外邪，由外邪引动而发病。

少阴病，脉微细但欲寐。一二日，口中和，不渴不干不苦，由此可知脏腑无热可凭，排除热盛为少阴病的可能。其背恶寒，里阳虚也，并非外感恶寒，而且恶寒范围小，非比全身恶寒蜷卧。少阴病脉细，当虚欲饮水自救，但此证背微恶寒，口中却和，说明真阴虽虚但胃肠中却有寒湿，故而才"口中和"。

所以此证用附子温阳，茯苓、白术健脾除湿，用人参益气而扶真阴，用白芍养血。

附子汤方

制附子 40g　茯苓 45g　人参 30g　白术 60g　芍药 45g

原方为三次治疗量。此方和真武汤有一内一外之别，真武汤重于散邪水，附子汤重于扶真阴。真武汤侧重扶表阳，附子汤侧重扶里阳。邪水偏重则用真武汤，真阴更虚则用附子汤。另外更须注意的是，附子汤虽然阴阳皆顾及，但若是恶寒蜷卧四肢逆冷则不宜先用，当用四逆汤急急回阳，再宜图缓。所谓"一二日"便是说明疾病尚属早期便恶寒不重，可见是轻证，言下之意，便是重证危证或少阴病日久弥深，因有白芍掣肘，附子汤就很难委以重任。

少阴病，身体痛，手足寒，骨节痛，脉沉者，附子汤主之。（305）

少阴病脉微细但欲寐，身体痛，骨节痛，是寒湿在表位，表位的理化生环境改变故而痛。但是手足寒，脉沉，气血趋里不趋表，里阳虚衰可知也。

此证寒湿在表位而气血却固守里位，不能趋表抗邪。故用附子温里阳，茯苓、白术利湿去邪水；人参益气补真阴，芍药补血，是针对"少阴病"的脉微细去的。

少阴病，下利便脓血者，桃花汤主之。（306）
桃花汤方

赤石脂一斤【一半全用，一半筛末】　干姜一两粳米一升。

上三味，以水七升，煮米令熟，去滓【温服七合】，内赤石脂末方寸匕，日三服【注：若一服愈，余勿服】。

少阴病，脉微细但欲寐。下利便脓血，说明下利的时间已经很长了，便脓血，是大肠虚寒，不光不能固摄大便，而且不能固摄津血。

大肠属金，收敛大便成型，吸收掉大便中多余的水分。它的功能虚衰，才导致其不能收涩大便而下利，又因为久利虚得更严重，连动脉供给大肠的津血都不能固摄，从肠壁溢出而成脓血。

中医的脾胃包含了整个胃肠道，大肠的功能依然属于脾的范畴，其功能虚衰故用干姜温之；脾胃津液流失故用粳米养之，而且粳米养益胃气；赤石脂最能收涩大肠，止下利，增加糟粕在大肠中的停留时间。

桃花汤方

赤石脂250g　干姜15g　粳米100g

原方为三次治疗量。一半全用一半筛末在康平本中为批文，可见不是仲景本意，而且留半斤筛末之后只加方寸匕，很不合常理，所以仲景原意就是一斤赤石脂全用，喝汤药的时候再加一方寸匕的赤石脂末。

少阴病，二三日至四五日，腹痛，小便不利，下利不止，便脓血者，桃花汤主之。（307）

少阴病，脉微细，但欲寐，二三日至四五日，也是说时间拖延了。小便不利，有两个原因，一是脉微细，循环中体液不足；一是下利，脾胃虚，化源不足，水液进不了循环，补充不了循环。腹痛便脓血，是脾胃虚衰，不能固摄。

桃花汤因为有干姜，所以一定不是用于热利，虽有腹痛，但是属于虚痛，并非热利的肛门灼痛。

少阴病，下利便脓血者，可刺。（308）

此条虽紧接桃花汤之后，但阐述的应该是热利可采用刺法。

少阴病，吐利，手足逆冷，烦躁欲死者，吴茱萸汤主之。（309）

吴茱萸汤方

吴茱萸一升　人参二两　生姜六两【切】　大枣十二枚【擘】

上四味，以水七升，煮取二升，去滓，温服七合，日三服。

少阴病，脉微细，但欲寐，吐利，手足逆冷，烦躁欲死，前文阐述此种症状为死证。此条阐述如此重证，却用吴茱萸汤，如此轻描淡写，原因何在？

本条冠以太阴病之名，其实并非心肾阳虚，也并非血虚。这就是个胃有实寒，脾有虚证的胃肠疾病。胃有实寒而不降，以吐为主症；脾有虚证而下利，利为兼症、轻症。中医认为胃寒则手足冷，胃热则手足热。所以这里的手足逆冷就是为了描述胃寒，其本质为，机体为了抵御胃寒而将气血趋里救胃，导致手足寒冷而脏腑却有热，故而才烦躁欲死，其实是正气入里与寒邪争的表现。

脉微细，气血趋里外无顾护，说明原先病人的体液还是有所不足的，这或许也是本条冠以少阴病的原因。但因为有人参大枣，也无须再加其他的药。

此方用吴茱萸、生姜温胃散寒、降逆止呕，人参、大枣健脾益气、养阴生津。

少阴病，下利咽痛，胸满心烦〖者〗[1]，猪肤汤主之。（310）

猪肤汤方

猪肤一斤

上一味，以水一斗，煮取五升，去滓，加白蜜一升[2]，白粉五合熬香，和令相得，温分六服。

①者：宋本无，据康平本补入。

②升：康平本作"斤"，当误。

自此条以下三条，都是阐述少阴病咽痛，此种少阴病属于血虚的少阴病。因为阴血虚少，阳热相对偏亢，属于中医虚火灼伤咽喉的范畴。此三条之咽痛，与阳明病实火灼伤咽喉相比较轻，不须使用白虎类、三黄类、增液承气类等重剂。

少阴病，指阴血虚少，可见脉微细精神不好的症状；下利咽痛，因下利而咽痛，指体液流失严重而导致的咽痛；胸满心烦，虚热在上焦，是循环中体液不足，不能将脏腑热能运出而郁于上焦，影响咽喉，导致咽痛。治法为补少阴水。

猪肤汤方

猪肤 250g　　白蜜 200 mL　　米粉 100 mL

此方故采用三味食物，猪皮，蜂蜜，米粉。熬取猪肤汤后加入白蜜 200 mL，再将 100 mL 米粉炒香，与药液搅拌在一起，这就成了流体。分成 6 次服用。做成流体是为了增长药物作用在咽喉的时间，说明药物除了滋养阴血，还可以直接作用于患处。

少阴病二三日，咽痛者，可与甘草汤。不差，与桔梗汤。（311）

甘草汤方

甘草二两

上一味，以水三升，煮取一升半，去滓，温服七合，日二①服。

桔梗汤方

桔梗一两　甘草二两

上二味，以水三升，煮取一升，去滓，温分再服。

①二：康平本作"三"。

少阴病二三日，指病拖了两三天，当然也不一定理解为确数。因为拖了几天，咽喉局部可能红肿热痛，还可能有痰有脓，可以先用甘草汤清热解毒，若不愈，改用桔梗汤清热解毒，化脓排痰。

甘草汤方

生甘草 30g

桔梗汤方

桔梗 15g　　生甘草 30g

少阴病，咽中伤生疮，不能语言，声不出者，苦酒汤①主之。（312）

苦酒汤方

半夏【洗，破如枣核】十四枚　鸡子一枚【去黄，内上苦酒，着鸡子壳中】

上二味，内半夏著苦酒中，以鸡子壳置刀环中，安火上，令三沸，去滓，少少含咽之。不差，更作三剂。

①苦酒汤：康平本作"半夏苦酒汤"。

本条阐述的咽痛比前两条更严重，咽痛生疮，不能言语，是少阴阴血虚少，不能荣养上部，咽喉首先出现病变，中医称为虚热灼伤咽喉，导致咽喉生疮，疮的本质为代谢产物聚集局部，即湿邪停聚局部。故用鸡子清濡润咽喉，也滋阴养液；用醋来收敛疮疡，也敛阴助血；用半夏驱逐停聚在咽喉局部的湿邪。

本方是做成含剂，现在社会没有工夫来制作苦酒汤，所以本方应用已经少见。近代名医施今墨喜欢用诃子乌梅来收敛，可代醋用，可以借鉴。麦冬玄参利咽养阴，可代鸡子清，亦可借鉴。做成汤剂，用之也有效。我不敢妄议医圣原方，只是提供一种使用简便的思路。

少阴病，咽中痛，半夏散及汤主之。（313）

半夏散及汤方

半夏【洗】 桂枝【去皮】 甘草【炙】

上三味，等分，各别捣筛已，合治之，白饮和服方寸匕，日三服。若不能散服者，以水一升，煮①七沸，内散两方寸匕，更煮三沸，下火，令小冷，少少咽之【注：半夏有毒，不当散服】。

①煮：宋本作"煎"。

此条与前三条咽痛不同，从药物组成看，此条阐述的是少阴阳虚，寒湿停聚咽喉导致的咽痛。故用半夏祛痰湿，桂枝甘草温阳。

注文说半夏有毒，不当散服，并非仲景原意，但使用时确应注意。

少阴病，下利，白通汤主之。（314）

白通汤方

葱白四茎 干姜一两 附子一枚【生，去皮，破八片】

上三味，以水三升，煮取一升，去滓，分温再服。

少阴病，下利，提示阴寒内盛，有附子干姜治之便可，却如何要用葱白？葱白和表药同用，可以发表，和温里药同用，可以交通阴阳，令阴邪出表位，里阳可复也。温里是靠附子干姜，所以葱白的本质作用还是辛散寒邪，而且是散偏于里位的寒邪。所以葱白用于阴邪内盛的太阴病，虚证的太阴病则不用。由此可见，太阴病也不一定全不能用辛散。

此条的下利，是阴寒内盛，不是阳虚已极，其下利的严重程度，一定较四逆汤的下利清谷为轻。故此，白通汤用于邪寒实，四逆汤用于真阳虚。

白通汤方

葱白4茎　干姜15g　附子20g

原方为两次治疗量。本方之所以命名白通，就是有葱白交通阴阳的意味，但葱白毕竟可以发表，所以真阳虚衰应该慎用或禁用。很多注家认为此方治疗阴盛戴阳，我认为不妥，格阳戴阳，已经是真阳虚衰的危重之证，按理不能用葱白这种辛散之药。所以，白通汤仅用于阴盛，通脉四逆汤才用于阴盛格阳、阴盛戴阳。

少阴病，下利，脉微者，与白通汤。利不止，厥逆无脉，干呕烦者，白通加猪胆汁汤主之【注：服汤，脉暴出者死，微续者生】。（**315**）

白通加猪胆汁汤方

葱白四茎　干姜一两　附子一枚【生，去皮，破八片】　**人尿五合　猪胆汁一合**

上五味，以水三升，煮取一升，去滓，内胆汁、人尿，和令相得，分温再服【注：若无胆，亦可用】。

少阴病下利，脉微者，脏腑功能被郁遏，属阴盛，与白通汤。服用白通汤后，利不止，四肢厥冷，反而无脉了，而且干呕发烦，后世中医认为是阴邪内盛，格据阳药。故用童便猪胆汁为引，这样的理论指导用药，经长期实践检验自然是不会错。但细考其真实原因，仲景为何用胆汁和童便，便能一目了然。

太阴病下利脉微，服白通汤脉不出，反而干呕发烦，这两个症状都是有里热的表现，说明用了白通汤增加了里热，就好像缺水的暖气系统的锅炉加了火，温度起来了，但是因为水少，热量不能被循环传出去，锅炉内就会很热一样。这些热郁于里，反而干呕发烦。说明这个病人本来循环中体液就不足，光用温里药不行，需要同时快速补足循环的水。童便在古代就是最好的生理液，可以快速补充循环的体液，取其迅速且不滋腻的特性。至于猪胆汁，注文也强调如果没有也可以不用，不大影响疗效。

仲景用猪胆汁，恐怕其本意还在于针对干呕，呕是柴胡证的主症，是肝胆疏泄失常导致的。但是阴寒凝聚脏腑也会导致肝胆疏泄失常，郁遏胆道，用猪胆汁可以代偿肝胆疏泄失常导致的胆汁不足。之所以注文说它可以不用，完全是因为它就是个治标药，阳气恢复，寒湿得出，人体自身肝胆疏泄自然恢复。所以童便比猪胆汁重要，童便是补充循环中体液的，是治本的。日本汉方家汤本求真认为童便可以不用，恐怕有乖仲景法旨。

当然，如果条件允许，猪胆汁和童便都加上，自然更好。另外在现代社会，原意服用童便的人恐怕不多，可以用生理盐水代替童便使用，但就疗效而言，仍不及童便。

太阴病下利脉微，服白通汤后反而干呕发烦，已经提示循环中体液严重不足，为何还要葱白这种辛散药呢？对于此处，有伤寒家对本条白通加猪胆汁汤亦有质疑，认为恐怕是通脉加猪胆汁汤之误，我认为颇有道理，读者参看第390条，自然明了。

白通加猪胆汁汤方

葱白4茎　干姜15g　附子20g　童便200 mL　猪胆汁20 mL

原方为两次治疗量，童便和胆汁为兑入搅拌均匀。

注文说脉暴出者死，为气血不能收敛，反而离散在外，故曰死；微续者生，说明脏腑阳气恢复，脏腑气血流通，脾胃化源渐复，气血逐渐由里而外，故曰生。

少阴病，二三日不已，至四五日，腹痛，小便不利，四肢沉重疼痛，〖自下利〗①【自下利者，此为有水气〖也〗②】，其人或咳，或小便利，或下利，或呕者，真武汤主之。(316)

真武汤方

茯苓三两　芍药三两　白术二两　生姜三两【切】　附子一枚【炮，去皮，破八片】

上五味，以水八升，煮取三升，去滓，温服七合，日三服。

若咳者，加五味子半升，细辛一两，干姜一两；若小便利者，去茯苓；若下利者，去芍药，加干姜二两；若呕者，去附子，加生姜足前为半斤。

①自下利：宋本保留一处，今据康平本补入。

②也：宋本无，据康平本补入。

此条为阳虚水邪泛滥，水邪在表位，四肢沉重疼痛；

水邪在胃肠，故自下利；水邪停聚，不入循环，故而小便不利。但凡水邪，或然症便多，皆在真武汤的治疗范围之类，加减法恐为后人所加，不足采信。

少阴病脉微细之脉，阴阳虚损，附子扶真阳，白芍养真阴，茯苓白术利水，生姜散水，且走表位，与附子同用，可扶表位阳气，以治疗四肢寒湿。

真武汤方

茯苓 45g　芍药 45g　白术 30g　生姜 45g　制附片 20g

原方为三次治疗量。

少阴病，下利清谷，里寒外热，手足厥逆，脉微欲绝，身反不恶寒，其人面色赤，或腹痛，或干呕，或咽痛，或利止脉不出者，通脉四逆汤主之。（317）

通脉四逆汤方

甘草二两【炙】　附子大者一枚【生用，去皮，破八片】　干姜三两【强人可四两】

上三味，以水三升，煮取一升二合，去滓，分温再服。

其脉即出者愈。面色赤者，加葱九茎；腹中痛者，去葱，加芍药二两；呕者，加生姜二两；咽痛者，去芍药，加桔梗一两；利止，脉不出者，去桔梗，加人参二两【注：〖脉〗①病皆与方相应者，乃服之】。

①脉：宋本无，据康平本补入。

少阴病，下利清谷，阴邪内盛；里寒外热，格阳于外；

手足厥逆，脉微欲绝，里阳虚衰；身反不恶寒，其人面色赤，为阴盛格阳，气血被迫宣发在外；或腹痛，为寒湿凝结胃肠；或干呕，为阴邪上逆；或咽痛为龙火上奔，也属于阴盛格阳；或利止脉不出为胃肠已经没有物质可以再拉，里阳虚衰到极点，阴液损失严重，所以脉不出。

阴盛格阳为脏腑功能虚衰，寒湿之邪内盛，心血管系统不能将气血收敛于脏腑，被迫宣发在离脏腑最近的躯壳这个层面，所以其人身反不恶寒。但是四肢厥逆，因为气血本来就虚，机体的总体趋势是收敛气血进入脏腑，心肾根本就没有力量将气血宣发至四末，所以手足厥逆。阴盛戴阳和阴盛格阳的本质相同，因人体质各异，外在表现不同而已。

通脉四逆汤方

炙甘草 30g　附子 30g　干姜 45g

原方为两次治疗量。加减法为后人所加，与仲景法旨有悖，实不可取。

少阴病【四逆】，其人或咳，或悸，或小便不利，或腹中痛，或泄利下重者，四逆散主之。（318）

四逆散方

甘草【炙】　枳壳【破，水渍，炙干】　柴胡芍药

上四味，各等①分，捣筛，白饮和服方寸匕，日三服。

咳者，加五味子、干姜各五分，并主下利；悸者，加桂枝五分；小便不利者，加茯苓五分；腹中

痛者，加附子一枚，炮令坼②；泄利下重者，先以水五升煮薤白三茎③，煮取三升，去滓，以散三方④寸匕内汤中，煮取一升半，分温再服。

①等：宋本作"十"。

②坼：康平本作"折"，当误。

③茎：宋本作"升"，当误。

④方：康平本作"才"，当误。

少阴病，阴血虚少，气机阻滞，热郁于内，上迫于肺则咳；迫于心则悸；小便不利为血本不足，机体自我保护，减少排尿；腹中痛为气机阻滞；泄利下重，为热与湿结有下注的趋势。如此种种的或然症，皆是循环中体液不足，导致热郁于内，气机升降出入逆乱，故用柴胡枳壳调畅气机，用芍药甘草汤养血。

四逆散方

炙甘草　枳壳　柴胡　芍药

为散剂，用米汤调服，每次服用5g左右。加减法疑为后人所加，不足为信。

少阴病，下利六七日，咳而呕渴，心烦不得眠者，猪苓汤主之。（319）

猪苓汤方

猪苓【去皮】①　茯苓　阿胶　泽泻　滑石各一两

上五味，以水四升，先煮四物，取二升，去滓，内阿胶烊尽，温服七合，日三服。

①去皮：康平本无此二字。

少阴病下利六七日，居然无其他恶寒蜷卧，手足四逆等症，可知此为水邪盘踞胃肠道而导致的下利。水谷精微无法进入循环，循环得不到足够的补充，再加上病人原有脉微细等症，可知阴血不足，虚欲饮水自救，故而本证有渴。而咳、呕、心烦不得眠这都是少阴阴虚，虚火内扰所致。故用猪苓、茯苓、泽泻去胃肠中邪水，令水入循环；用滑石滋养利尿，利小便以实大便；阿胶补血滋阴，补少阴之不足。

猪苓汤方

猪苓 15g　　茯苓 15g　　阿胶 15g（烊化）　　泽泻 15g
滑石 15g

原方为三次治疗量。

少阴病，得之二三日，口燥咽干者，急下之，宜大承气汤①。**（320）**

大承气汤方

枳实五枚【炙】　　厚朴半斤【炙，去皮】　　大黄四两【酒洗】　　芒硝三合

上四味，以水一斗，先煮二味，取五升，去滓，内大黄，更煮取二升，去滓，内芒硝，更上火一两沸，分温再服。一服得利，止后服。

①康平本此处后无药物组成及煎服法。

第320－322条，为邪热伤津耗液导致的脉微细但欲寐的少阴病。仲景列此三条，旨在提醒后学，少阴病可不一定都是四逆汤辈主之，当须仔细鉴别，万不可马虎。

少阴病，脉微细但欲寐，是太阴伤血不能给养全身造成的，脉虽微细，必有力，因内热鼓动。

此证从阳明病伤津耗血而来，得之二三日，并无大便，伤津耗液更加严重，导致口燥咽干，必渴欲饮水。阳明燥结的原因尚在，伤津耗血的结果越发严重，当用大承气汤急下之。

热与燥屎结于内，少阴阴血被伤，热郁于里不得外越而外现一派阴证的情况并不少见，所谓热深而厥深就是这个道理。火神派宗师郑钦安对此有真知灼见，深得仲景法门，并在其著作中大加阐述，学者实应参详。

急下之后，当用黄连阿胶汤之类救少阴真阴。

少阴病，自利清水，色纯青，心下必痛，口干燥者，可下之，宜大承气汤。（321）

少阴病，脉微细但欲寐。自利清水，色纯青，是燥屎内结，食糜旁流所致，自下黑臭稀浊大便；心下痛，有燥屎内结疼痛拒按；口干燥，真阴灼伤，渴欲饮水自救。可下之，适合使用大承气汤。

少阴病六七日，腹胀不大便者，急下之，宜大承气汤。（322）

少阴病，阴血被伤也；六七日腹胀不大便，燥屎内结，不下更伤津耗血，急下之。

少阴病，脉沉者，急温之，宜四逆汤。（323）
四逆汤方

甘草二两【炙】　干姜一两半　附子一枚【生用，去皮，破八片】

上三味，以水三升，煮取一升二合，去滓，分

温再服。强人可大附子一枚，干姜三两。

　　少阴病，脉微细但欲寐，脉沉为气血趋里，脏腑阳气虚衰，虽然未现四逆、恶寒蜷卧、下利清谷等症，也当急急回阳，防微杜渐，以免成不可挽回的局面。可见仲景对于阳虚证使用四逆汤，也是提倡早用，急用，后世畏姜附如虎狼，实不应该。

　　四逆汤方

　　炙甘草 30g　　干姜 23g　　附子 20g

　　原方为两次治疗量。

　　少阴病，饮食入口则吐，心下温温欲吐，复不能吐，始得之，手足寒，〖脉弦迟〗①**【脉弦迟者，此胸中实】，不可下也【当吐之】；若膈上有寒饮，干呕者，不可吐也，当温之，宜四逆汤。(324)**

　　①脉弦迟：宋本仅留有一处，今据康平本补入。

　　要理解本条，若把"当吐之"三字当仲景原文，恐怕会牵强附会做解释。少阴病，脉微细但欲寐，这个病人已经现了少阴病形，绝无"当吐之"的道理。

　　饮食入口则吐，平时是愠愠欲吐，但是又吐不出来，没东西可吐，说明胃中有实寒，导致胃气上逆；初得之，手足寒，脉弦迟，脉弦为有水，迟为有寒，说明最开始这就是胃中有寒湿实邪，才导致手足冷。虽然看起来像阳明腑气不通的"吐"，但这不可以采用下法。

　　批文说脉弦迟者，此胸中实，实为胃中实。

　　那应该采用什么方法呢？应该采用吴茱萸汤温胃散寒。第 309 条说，少阴病，吐利，手足逆冷，烦躁欲死者，吴茱萸汤主之。正与本条前半段对应：少阴病，饮食入口则吐，手足寒，心下愠愠，就是烦躁，至于利否，这个病发展下去迟早也会微利，何况吴茱萸汤的主症是吐，利很轻微。

"当吐之"三字在康平本中为旁批，而且是跟在"脉弦迟者，此胸中实"八字之后的，明显是后人所批注，历代注家，多认为此为仲景原文，于是强行解释，有违仲景原意。

若膈上有寒饮，这就是说不是胃中，胃在膈下。不是胃中就不是吐，只是呕，虽然病位很高，也不能采用吐法，因为寒饮邪气不在胃中，应该采用温法，适合使用四逆汤。

少阴病，下利，脉微涩，呕而汗出，必数更衣，反少者，当温其上[①]，灸之。（325）

①当温其上：康平本作"当温其背上"，恐误。

少阴病，下利，脉微为阳虚，脉涩为阴虚，无阳运行之力，故脉行艰涩；呕为阴邪在上；汗出为阳虚不能固摄阴液；数更衣反少者，结合前文"下利"，可知病人多次上厕所，但是下利的量很少，这是脾胃阳虚不能固摄大便，但是既然不能统摄，就不应该"少"，仲景既然用"反"字，就说明应该多，少是反常状态。由此推之，定是无阳可下。此证一派真阳虚衰，阴邪内盛，阳不统阴，阳不化阴的证候，众注家竟然众说纷纭莫衷一是。根由在于，仲景说"当温其上"，何谓之"上"？温之用何方温之？灸之又灸何经何穴？原文皆未明说。

康平本"上"前有一"背"字，加上此字更是费解，故未补入。我认为，要理解"上"，先得知道"其"，这里的"其"是前文的主语,指少阴,"其上"应该指少阴之上,按六经顺序,少阴之上即为太阴。

本条少阴病,尚未恶寒蜷卧,四肢逆冷,温之当用附子汤。原因在于,附子温全身之阳,统摄群阴;茯苓、白术健脾利水,令水入循环以去邪水而补真阴;人参健脾益气养阴;白芍坚阴补血。此方正对阴阳皆虚、又尚未发展为恶寒蜷卧四肢逆冷的少阴病。

至于"灸之"二字,与语法不符合,既然已经说了"当温其上",又何来令提一种治法之理,"灸之"二字更像是批文,恐为后人所加。

第八节　辨厥阴病脉证并治第十二

厥阴之为病【消渴】，气上撞心，心中疼热，饥而不欲食，食则〖吐〗①【吐蛔】，下之利不止。（326）

①吐：宋本仅留有一个"吐"字，仅据康平本补入。

本条为厥阴病的提纲。厥阴病，气上撞心，为气机逆乱；心中疼热，为中上焦有热；饥为胃热，不欲食为脾胃虚寒；食则吐，是胃热导致的胃气逆乱；吐蛔二字在康平本为批文，非仲景原文，当然也有可能吐蛔虫，原因在于下焦小肠虚寒，蛔虫趋暖避寒，从小肠上入胃中，随胃气逆乱而吐出，吐蛔不是必然见到的现象；下之利不止，正是脾肾虚寒的证据。

从整篇厥阴病来看，厥阴病情相当复杂，仲景偏偏选择这一组症状作为厥阴病提纲，是为了阐明厥阴病的病机。从本条分析，厥阴病属于寒热错杂，虚实夹杂，且已经导致机体气机逆乱的一种疾病。气机逆乱，与自主神经功能紊乱密切相关。之所以命名厥阴，是因为中医的肝包含有对气机的调畅功能，也就是中医肝的功能包含现代医学所谓的自主神经功能。少阳与厥阴的区别在于，少阳为邪热导致肝胆疏泄失常导致脾胃渐虚；而厥阴为脾虚胃热日久，导致寒热错杂、虚实夹杂逆向影响肝胆疏泄，而致气机逆乱。少阳为阳，厥阴为阴。

仲景立此条为厥阴病提纲，不在于强调症状，而在于强调其深层次的疾病本质，即寒热错杂，虚实夹杂日久导致机体气机逆乱者，为厥阴病。所以厥阴病的提纲当总结为这十二个字：寒热错杂，虚实夹杂，气机逆乱。

何谓气机逆乱？人体的体液循环，包含血液循环、淋巴循环、经络循环和循环与组织之间的交流；气即为循环中体液传输的热能和能量物质的利用。当机体体液循环因寒热虚实出现障碍，导致人体能量输布异常，能量物质的代谢异常，表现出人体病理性的各种功能紊乱，则为气机逆乱。

厥阴病一般由太阴、少阴病久病因虚成实发展而来，热为标，寒为本，实为标，虚为本，治疗厥阴病，当时刻留心顾护正气。

引起厥阴病的原因或虚或实、或寒或热，可能导致机体四肢厥逆，并不能将所有四肢厥逆称为厥阴病。

批文"消渴"二字为后人所加，没有依据，不当采信。"吐蛔"二字也为后人所批，可能出现可能不出现，不能作为提纲性文字。

厥阴中风，脉微浮为欲愈，不浮为未愈。（327）

厥阴病本寒热错杂，如果外感之后，脉微为邪热已消，脉浮为气机已畅，气血可以趋表抗邪，故为"欲愈"。

厥阴病欲解时，从丑至卯上。（328）

厥阴病欲解，须阳气来复，肝气调畅，人体各脏腑工作压力最小的时候，才有利于脏腑阳气的恢复，厥阴病从丑至未，是建立在少阴病恢复的基础上，少阴的恢复是建立在太阴恢复的基础上，所以少阴病欲解时滞后于太阴病欲解时一个时辰，厥阴病欲解时又滞后少阴欲解时一个时辰。

厥阴病，渴欲饮水者，少少与之愈。(329)

厥阴病，渴欲饮水，一是上中焦有邪热，再就是循环中缺水，少少与之，是防止饮水过多戕伐脏腑阳气。少少与之，是借着机体内有所须，外有所求的趋势，缓慢地用水恢复部分体液，也可以带走邪热。

诸四逆厥者，不可下之，虚家亦然。(330)

四逆而厥，说明四肢逆冷很严重，或为阳虚不温四末，或为阴虚不能载气而达四末，两者皆不可下。虚家亦然，指一直体质虚弱的人，也不可以采用下法。

伤寒先厥，后发热而利者，必自止，见厥复利。(331)

厥阴病有寒热，这个寒热都是表位而言。邪热郁于里，不能发越于外，故不发热而厥冷；邪热被循环携带至表位，不郁于里，则表位发热，而四肢不厥。邪热和真阳就能量方面而言没有本质的区别，邪热为热能停聚于局部，真阳为热能随循环周身循行；邪热为停聚的真阳，真阳为循行的邪热；邪热停聚伤津耗血，真阳循行化气生血。厥阴诸条，皆应以此论为依据，千古疑难，自然明了。

有厥阴病机的病人，外感伤寒先厥，是气血不能趋表抗邪，寒湿直接入里，故而四肢先厥冷。先厥冷者，后可能发热，可能不发热。若后发热下利，发热说明气血趋表，说明正气逐渐恢复；下利，若是脾肾阳虚下利，定不能气血趋表而发热，所以发热而下利的下利，定是阳气恢复，排除腐秽，故曰必自止。若不能发热，气血没有力量趋表，又出现四肢厥冷，说明寒邪又盛，复见下利。

伤寒直接出现厥，说明病人素来脾肾虚弱，寒湿在里，久则气机不畅，故而伤寒直接出现厥，气血是不能趋表的。后发热，是机体在得天时阳气之助，或机体自我调节，出现脾肾阳气恢复的情况。

伤寒始发热六日，厥反九日而利。凡厥利者，当不能食，今反能食者，恐为除中。食以索饼，不发热者，知胃气尚在，必愈，恐暴热来出而复去也。后〖三〗①日脉之，其热续在者，〖□〗②期之旦日夜半愈。所以然者，本发热六日，厥反九日，复发热三日，并前③六日，亦为九日，与厥④相应，故期之旦日夜半愈。后三日脉之而脉数，其热不罢者，此为热气有余，必发痈脓也。（332）

①三：宋本无此字，当有，故据康平本补入。

②□：宋本此处无字，康平本为一方框"□"。

③前：康平本无此字。

④厥：康平本作"厥阴"，恐误，故未补入。

上条阐述直接出现厥冷的厥阴病，这种厥阴病虽然先厥，但其后脏腑阳气能爆发；本条阐述先发热的厥阴病，这种厥阴病虽然气血开始能抗邪，但脏腑渐衰，寒湿之邪渐入里，导致脏腑更加衰弱，有阳气爆脱的可能。所以此两条是对照的，一种虽先厥但阳气可恢复，一种虽先发热，但阳气可消亡，厥阴病病情飘忽不定，当留神其微妙的变化。

先发热六日，说明机体刚开始可以气血趋表抗邪；六日之后，脏腑虚衰，不能抗邪，寒湿入里，出现手足厥冷，而且下利。凡这种寒湿入里的厥冷，应该是会影响胃肠的，饭量减退是正常情况，如果反而出现能食，恐怕要考虑病人是否中气败绝，回光返照。危重病人常出现中气败绝而食量暴增的情况，用现在的话说就是"回光返照"，是病人最后的肾上腺素激发脏腑，让病人出现一时的无病无痛反而能食的症状。

这是提醒医生，遇到这种情况要引起重视，不要以为病人的病一定是好了，要考虑有回光返照的情况。当然，病人吃东西以面食为主（索饼即面条），不是那种胃口爆开什么都能吃的情况，而且吃了之后不发热，不发热说明阳气不外脱，固守于内，这就可以判断病人胃气尚在，他只选清淡的易于消化的面食，说明胃气在，但是虚，不属于回光返照那种爆发的情况，只要饮食有节，好好将养，可以自愈。恐暴热来出而复去，就是这种回光返照的情况，怕暴热一出，人体脏腑阳气就脱了。

后三日脉之，应该接在厥反九日之后，是说厥之后的三日去诊脉，这三天都发一直发热，前后加起来也是九天，就等待今天（也就是三日的最后那日）晚上子时之后的这段时间看是否可以病愈，也就是第二天的丑时寅时，这恰好是厥阴病自解时。

条文中解释为什么判断这个时候病愈呢？是因为厥九日，发热也九日，这个时候机体阴阳虽皆虚，但是有可能出现阴阳自和的状态，到底能不能，还得看旦日夜半是否可以病愈。

如果这三日脉之，发现脉数，三日过了热也不停，此为阳气来复太过，不能达到"阴阳自和"的状态，出现阴血不足，邪热有余，故发痈脓。

伤寒脉迟六七日，而反与黄芩汤彻其热。脉迟为寒，今与黄芩汤，复除其热，腹中应冷，当不能食，今反能食，此名除中，必死。（333）

有厥阴病机的病人外感伤寒，脉迟为寒，六七日，反而与黄芩汤除其热，伤寒脉迟本为有寒，再加上病人有厥阴病机，寒热错杂寒为本，虚实夹杂虚为本，反用黄芩汤除其热，胃肠功能更加虚损，应该不能食。如今反而能食，能食为食量暴增，此名除中，中气败绝，回光返照，必死无疑。

伤寒先厥后发热，下利必自止，而反汗出咽中痛者，其喉为痹。发热无汗，而利必自止，若不止，必便脓血，便脓血者，其喉不痹。（334）

本条和第331条一样，阐述先厥后发热的情况，不同的是第331条阐述"复利"，本条阐述阳复太过。

伤寒先厥者，必是病人本有厥阴病机在先，但未感外寒的时候没有出现厥阴病情；后发热，是脏腑阳气恢复，所以下利必自止；阳气恢复后，可能会出汗，这里之所以说"反汗出"，是因为这个汗是热汗，是邪热鼓动导致的汗出，反汗出咽中痛，是说阳复太过，邪热伤津，导致咽喉疼痛，反是强调汗出咽中痛，不是只强调汗出。

发热汗出，脏腑阳复，利应该止，如果不止，是要发展为热利，热与湿结向下泻，故而出现便脓血的症状，因为热往下泻，不往上攻，所以"其喉不痹"。

伤寒二三日^①至四五日厥者，必发热，前热者后必厥，厥深者热亦深，厥微者热亦微。厥应下之，而反发汗者，必口伤烂赤。（335）

①二三日：宋本"二三日"为"一二日"，根据康平本校正为"二三日"。因为"前热者后必厥"，说明伤寒一日的时候是发热，然后二三四五日为发厥，其后必发热。

素体有厥阴病机的病人，外感伤寒先发热，说明脏腑开始阶段可以令气血趋表抗邪。但抗邪的过程中有可能导致阴血更虚，一因有邪热的缘故，一因气血趋表可能以汗的形式流失。这就会导致二三日至四五日出现四肢厥冷，因阴血更伤，不能温煦四末，不能将体内的热量携带至四末，此时不能发热，现了厥阴本质，故见厥冷；有厥阴病机的人，在外感初来之时是可以先发热的，但是之后必现厥阴本质。厥冷越严重，说明邪热伤阴就严重；阴被伤则邪热又更郁于里，故而厥深者热亦深，厥微者热亦微。这种邪热郁于里，有与实邪相结的情况可以下之，不是每种情况都可以下，这种可下的情况如果反而采用汗法，会更伤阴液，邪热上灼则口伤烂赤。

疑"厥应下之，而反发汗者，必口伤烂赤"一句非仲景原文。

伤寒病，厥五日，热亦五日，设六日当复厥，不厥者自愈。厥终不过五日，以热五日，故知自愈。（336）

有厥阴病机的病人伤寒，厥五日，因寒湿重激发机体阳气爆发，又出现发热，热也是五日，如果阳气爆发不能驱除邪气，又会厥冷，以蓄势待发；如果第六日不厥冷，当然也不再发热，此为阴阳平和，病当愈。

疑"厥终不过五日，以热五日，故知自愈"一句非仲景原文。

凡厥者，阴阳气不相顺接，便为厥【注：厥者，手足逆①冷者是也②】。（337）

①逆：康平本作"厥"。

②也：康平本无此字。

此条为仲景阐述厥阴病病机，为阴阳气不相顺接。阴阳气不相顺接，就是气机逆乱。其原因为太阴少阴久虚，伤了脏腑阳气，使脏腑功能虚衰，又因化源不足，阴血虚少。阴血虚少，邪热郁于内不能外达，故邪热盛而真阳虚；真阳虚则寒湿之邪停滞脏腑而成实，是谓因虚成实。故而虚实夹杂，寒热错杂，气机逆乱，便成为厥阴病。

注文说厥者，手足逆冷，是不能概括仲景厥阴病病机的。手足逆冷不一定是厥阴病，厥阴病手足一定逆冷。主要还得以"阴阳气不相顺接"为依据。

伤寒脉微而厥，至七八日肤冷，其人躁无暂安时者【此为脏厥】，**非①蛔厥也**【注：蛔厥者，其人当吐蛔】。

令病者静，而复时烦者【此为脏寒】【注：蛔上入其膈，故烦】，**须臾复止，得食而呕，又烦者**【烦者，蛔闻食臭出】，**其人常②自吐蛔。蛔厥者，乌梅丸主之**【注：又主久利】。

乌梅丸方

乌梅三百枚　细辛六两　干姜十两　黄连十六

两　当归四两　附子六两【炮，去皮】　蜀椒四两【出汗】　桂枝六两【去皮】　人参六两　黄柏六两

上十味，异捣筛，合治之，以苦酒渍乌梅一宿，去核，蒸之五斗米下，饭熟捣成泥，和药令相得，内臼中，与蜜杵两千下，丸如梧桐子大，先食饮服十丸，日三服，稍加至二十丸。禁生冷、滑物、臭食等。（338）

①非：康平本作"非为"。

②常：康平本作"当"。

有厥阴病机的病人外感伤寒，脉微为阳虚，四肢厥冷为循环不能温煦四末；至七八日，皮肤也冷了，是循环连躯干的皮肤都不能温煦。而且病人躁扰不安，无暂安时，就是一点安静的时候都没有，说明病情严重，已在垂死之间。躁扰不宁的原因是阴邪内盛而真阳虚衰，这是很危险的病情。批文说此为脏厥，一是表明厥入脏腑，病邪深重；二是为区别于蛔厥。

令病者静，令为假令假设之意，假令病人安静，并不肢体躁扰不宁，并非"躁无暂安时"，只是有时而发烦的症状，过一会儿又不烦了。这个假设是建立在"伤寒脉微而厥，至七八日肤冷"的基础上的。但是病人烦，烦为上焦有邪热，脉微而厥为真阳虚衰。

得食而呕，是邪热在上中二焦，吃了东西增加上中二焦的热，故而呕而不吐，又烦，也是吃东西增加了上焦的邪热，故而烦。

其人当自吐蛔，"自"字，说明是平时就有自己吐蛔虫的情况。蛔虫本在小肠中，上入于胃，刺激了胃壁才会被吐出。之所以上入胃，是因为小肠寒冷，胃中及上焦却有

热，导致蛔虫趋暖避寒而上入于胃，胃中不适合蛔虫生存，蛔虫受胃酸浸泡强烈扭动刺激胃壁而被吐出。这种病被仲景称为蛔厥。其实吐不吐蛔，只是个现象，吐蛔是为了说明上热下寒的病机，现代人因西医打虫的技术很好，且饮食卫生，有蛔虫的病人很少。但是上热下寒，气机逆乱的病人却还是存在，所以现在使用乌梅丸，不一定非要见到吐蛔才使用，当以病机为准。

乌梅丸方

乌梅 800g　细辛 90g　干姜 150g　黄连 250g　当归 60g　制附片 90g　蜀椒 60g　桂枝 90g　人参 90g　黄柏 90g

此方各研细末，乌梅用醋泡后和米一起蒸熟，然后加入其他药末，加蜜，捣烂，做成梧桐子大的丸药，和豌豆大小差不多，每次饭前吞十丸，一天三次。这个用量其实很小，仲景之所以用这么大的量，肯定也是病情需要，说明厥阴病不能速愈，需小剂量久久服用。做成丸剂，也是图药效缓和，说明厥阴病错综复杂，须缓缓治疗。

此方用黄连、黄柏清上中焦邪热；用制附片、干姜、桂枝温真阳；用细辛、蜀椒温经散寒；用人参、当归益气养阴补血；本方重用乌梅为君，一是用之除烦，二是安蛔降逆，还有个原因就是酸收养厥阴之血。

伤寒，热少厥微①，指头寒，嘿嘿不欲食，烦躁。数日小便利，色白者，此热除也，欲得食，其病为愈。若厥而呕，胸胁烦满者，其后必便血。（339）

①厥微：宋本作"微厥"，意同，因考虑语法，故据康

平本改。

有厥阴病机的人外感伤寒，发热少而厥冷也不严重，指头寒，指头为人体最末端，指头寒比四肢厥冷要轻微，病机虽然和四肢厥冷相同，但有轻重之别；嘿嘿不欲食，指精神静默，食欲不佳，原因是脾胃虚弱，不能运化；烦躁，为上焦有邪热。几日后，小便正常，而且质清色白，这是有两层含义，一是邪热已除，一是体液恢复；欲得食，是脾胃阳气恢复，也正因为脾胃阳气恢复，化源充足，体液才可以恢复，真阴输布，邪热才可以被循环运出而解，指头寒也得到温煦，所以"其病为愈"。

厥而呕，是邪热郁于内而不能温煦于外故厥，邪热郁在上焦故呕；胸胁烦满，正是邪热在上焦，影响肝胆疏泄的证据；其后必便脓血，为脾胃虚而胃肠道停湿，邪热与湿相结而成湿热之邪，湿热下注，从肠道出，同时也可能热迫大肠透血而形成便血。

疑"若厥而呕，胸胁烦满者，其后必便血"一句非仲景原文。

病者手足厥冷，言我不结胸，小腹满，按之痛者，此冷结在膀胱关元也。（340）

病人手足厥冷，自觉病情不在上焦，小腹满，按之痛，为实寒之邪，仲景说这是冷结关元穴。

伤寒发热四日，厥反三日，复热四日，厥少热多者，其病当愈。四日至七日，热不除者，必便脓血。（341）

三日四日只是举例，强调热多厥少，热多为阳气渐复，阴血渐生，厥少为寒湿渐退，气机渐畅，这是个逐渐发生的过程，所以其病当愈。

四至七日热不除，指表热一直在，厥冷这个症状当然没有了，这是里阳恢复，阳复可速太过，阴血不能速生，邪热郁在里位，与湿相结，而便脓血。

由此可知，厥阴病的自愈过程或者治愈过程，都是需要时间的，不能追求速愈，所谓欲速则不达。医圣尚且如此，今人若治厥阴，还追求覆杯而愈，恐有急功近利之嫌。

疑"四日至七日，热不除者，必便脓血"一句非仲景原文。

伤寒厥四日，热反三日，复厥五日，其病为进。寒多热少，阳气退，故为进也。(342)

伤寒厥四日，热应当四日，厥热相当，为易治。热反三日，指反常，热的天数少于厥的天数，然后厥又增加一日，为五日。这是阳气渐虚，寒湿渐重，气机渐乱，故为病进，病变延续了。

疑"寒多热少，阳气退，故为进也"一句非仲景原文。

伤寒六七日，脉微，手足厥冷，烦躁，灸厥阴，厥不还者，死。(343)

伤寒六七日，是本有厥阴病机的病人外感，伤寒是诱因。六七日出现脉微阳虚，手足厥冷是寒湿入里，阳郁于里而烦，阴邪内盛则躁，阴证出现躁扰不宁，为病凶险。灸厥阴，助经络运行，厥冷不愈者死。

伤寒发热，下利，厥逆，躁不得卧者，死。

有厥阴病机的病人，伤寒发热在前，其后下利，厥冷，说明病情恶化，脏腑功能虚衰。躁不得卧，是寒湿入里，困厄脏腑，毫无热相，阳气欲绝，故曰死。

伤寒发热，下利至甚，厥不止者，死。（345）

有厥阴病机的人外感伤寒发热，下利越来越严重，四肢厥冷不止，是脏腑已衰，毫无热象，故曰死。

伤寒六七日不利，便发热而利，其人汗出不止者，死。有阴无阳故也。（346）

有厥阴病机的人外感伤寒，六七日一直都没有下利；发热而利，为发热反而下利，若厥而下利为常态，发热利止为向好的方向发展，现在发热反而下利，说明发热为阳气离散，故而汗出不止，为阳从上亡；下利为阴寒内盛，且阳虚不能固摄，阳从下脱，此证有阴无阳，阴指阴邪，阳指真阳，故曰死。

疑"有阴无阳故也"一句非仲景原文。

伤寒五六日，不结胸，腹濡，脉虚，复厥者，不可下，此亡血，下之死。（347）

伤寒五六日，不结胸，是上焦虽有阴邪但无热邪，故不结胸，病不在上而在下；腹濡为腹中软没有实邪；脉虚为阴阳皆不足；复厥为阴血虚少不足以将热能携带至四末。此证阳虚无热温煦，阴虚无血布阳，故不可下，下之死。

发热而厥，七日下利者，为难治。（348）

有厥阴病机的病人，先发热而后厥，是阳气衰退，七日下利，阳气衰退更严重，疾病的整体趋势是往严重的方向发展，故为难治。

伤寒脉促，手足厥逆〖者〗^①，可灸之。（349）

①者：宋本无此字，据康平本补入。

伤寒脉促，说明气血有能力向外抗邪，但手足厥冷说明气血还是没有出到表位，可灸之另气血通畅，出表抗邪。

伤寒脉滑而厥者，里有热〖也〗^①，白虎汤主之^②。（350）

白虎汤方

知母六两　　石膏一斤【碎，绵裹】甘草二两【炙】粳米六合

上四味，以水一斗，煮米熟汤成，去滓，温服一升，日三服。

①也：宋本无此字，据康平本补入。

②康平本此处后为药物组成及煎服法。

伤寒脉滑，滑为阳脉，邪热鼓动气血，故脉往来流利；但四肢厥冷，是热盛伤阴，导致热郁于里，故用白虎汤清热养液。这里伤阴还并不严重，如果严重还应该用白虎加人参汤。

白虎汤适用的热厥，没有下利的症状，若有下利，无论寒热，皆不能使用白虎汤，至少不能单独使用白虎汤，当佐他药。

手足厥寒，脉细欲绝者，当归四逆汤主之。

（351）

　　当归四逆汤方

　　当归三两　桂枝三两【去皮】　芍药三两　细辛三两　甘草二两【炙】　通草二两　大枣二十五枚【擘，一法十二枚】

　　上七味，以水八升，煮取三升，去滓，温服一升，日三服。

　　若其人内有久寒者，宜当归四逆加吴茱萸生姜汤。（352）

　　当归四逆加吴茱萸生姜汤

　　当归三两　芍药三两　甘草二两【炙】　通草二两　桂枝三两【去皮】　细辛三两　生姜半斤【切】　吴茱萸二升　大枣二十五枚【擘】

　　上九味，以水六升，清酒六升和，煮取五升，去滓，温分①五服。

　　①温分：康平本作"分温"，不影响文意。

　　本条阐述的厥阴病，为血虚导致，只有厥冷，没有发热。

　　手足厥寒，脉细欲绝，脉细为循环中体液虚少，欲绝为阳气虚衰，无力运血。故用当归四逆汤。

　　本条条文非常简单，但可以推知的是，此证并无脾肾阳虚，故无下利，因此不需姜附。从方药推测，此证并非热盛伤血，所以不应该有烦躁的症状。

　　当归四逆汤方

　　当归45g　桂枝45g　芍药45g　细辛45g　炙甘草30g　通草30g　大枣100g

原方为三次治疗量。本方用桂枝甘草汤温通心阳；细辛、通草，温经通络；芍药、炙甘草、当归、大枣滋阴补血。此方含有桂枝汤的主要药物，唯独没有生姜，是因为表无寒邪，里无水饮，加生姜对养血无益，故而此方不用生姜。

而病人内有久寒，也就是胃肠中有水邪，则需要加生姜以逐水，加吴茱萸温胃去寒，因本方有生姜与吴茱萸，所以此证若见水邪上逆的呕逆，也可一并治之。

当归四逆汤加吴茱萸生姜汤

当归 45g　　桂枝 45g　　芍药 45g　　细辛 45g　　炙甘草 30g　　通草 30g　　大枣 100g　　生姜 125g　　吴茱萸 60g

原方为三次治疗量。

大汗出，热不去，内拘急，四肢疼，又下利厥逆而恶寒者，四逆汤主之[①]。（353）

四逆汤方

甘草二两【炙】　　干姜一两半　　附子一枚【生用，去皮，破八片】

上三味，以水三升，煮取一升二合，去滓，分温再服。若强人可大附子一枚，干姜三两。

①康平本此处后无药物组成及煎服法。

从大汗热不去看出，本条阐述的厥逆，是外感发汗太过造成，并非病人有厥阴病机。

大汗出，已经违背"微似有汗出"的嘱咐，可能是用方用量不当造成，也可能是方证不符；热不去和四肢疼一样，为表邪未除，属于"不可令如水流漓，病必不除"的情况。内拘急，是发表太过，气血宣发在外，然而里气已虚，脏腑功能因发散太过而损伤，所以下利，四肢厥冷，而且恶寒，已成表寒里虚之证，故而四逆汤主之。

大汗，若大下利而厥冷者，四逆汤主之。（354）

本条阐述阳虚阴盛，四肢厥冷的治法。大汗，下利，厥冷，一派阳虚阴盛之象，急用四逆汤温里阳。

病人手足厥冷，脉乍紧者，邪结在胸中，心下满而烦，饥不能食者，病在胸中，当须吐之，宜瓜蒂散①。（355）

瓜蒂散方

瓜蒂　赤小豆

上二味，各等分，异捣筛，合内臼中，更治之，别以香豉一合，用热汤七合，煮作稀糜，去滓取汁，和散一钱匕，温顿服之。不吐者，少少加，得快吐乃止。诸亡血虚家，不可与瓜蒂散。

①康平本此处后无药物组成及煎服法。

病人手足厥冷，脉突然成了紧脉，这么突然的感受寒邪，只有两种情况，在外为肺系伤寒，在内为胃中受寒，此证无表，只能是胃中受寒邪侵袭。

胃中有寒邪，一是胃气不能升腾营养物质，一是气血趋里救胃，也不能温煦四肢，所以手足厥冷。四肢虽冷，但此证不是虚证，只是气血趋里救胃了。邪结在胸中，指寒邪与胃中水饮相结为寒湿实邪留在胃中，胸中指病位偏上，实际就是胃中，后文"心下满"就是证据。

心下满就是指的胃中满，因为是实寒在胃故满，烦是气血趋里救胃，热量随气血入里，故而烦。饥不能食，饥说明小肠的功能未受影响，不能食是胃中有寒邪，所以说病在胸中，这里胸中还是指病位偏上，就是胃中，可以采用吐法，宜瓜蒂散。

凡用瓜蒂散，皆是胃中有实邪，若真是无形之邪在胸中，不能使用瓜蒂散，虚证也不能用。

疑"病在胸中，当须吐之"一句非仲景原文。

伤寒厥而心下悸，宜先治水，当服茯苓甘草汤，却治其厥；不尔，水渍入胃，必作利也①。**(356)**

茯苓甘草汤方

茯苓二两　甘草一两【炙】生姜三两【切】　桂枝二两【去皮】

上四味，以水四升，煮取二升，去滓，分温三服。

①康平本此处后无药物组成及煎服法。

本条和第355条都是阐述胃中有水邪，不过有一虚一实之别。

伤寒，四肢厥冷，心下悸，为心阳虚，水邪在胃，进入循环后因温度不够，影响心脏，当然也可能影响肺，影响肺是有稀痰，影响心是心悸，所以要用茯苓甘草汤温阳利水。服用茯苓甘草汤后，厥逆可能消失，若不消失，再治厥逆。

不尔，水渍入胃，伤寒论中的胃指小肠，就是如果不及时使用茯苓甘草汤，水邪往下走，进入小肠，那就要逐渐造成脾也虚，所以要下利。那此时，就要使用苓桂术甘汤来治疗。

疑"却治其厥；不尔，水渍入胃，必作利也"非仲景原文。

伤寒六七日，大下后，〔寸〕脉沉而迟，手足厥逆，〖与四逆汤〗①；下部脉不至，喉咽②不利，唾脓血，泄利不止者【为难治】，麻黄升麻汤主之③。（357）

麻黄升麻汤方

麻黄二两半【去节】　升麻一两一分　当归一两一分　知母十八铢　黄芩十八铢　葳蕤十八铢【一作菖蒲】　芍药六铢　天门冬六铢【去心】　桂枝六铢　茯苓六铢　甘草六铢【炙】　石膏六铢【碎，绵裹】白术六铢　干姜六铢

上十四味，以水一斗，先煮麻黄一两沸，去上沫，内诸药，煮取三升，去滓，分温三服，相去如炊三斗米顷，令尽，汗出愈。

①与四逆汤：宋本无此四字，大误。康平本有此四字，正应病机，当补入；

②喉咽：康平本作"咽喉"，查成无己《注解伤寒论》亦为"咽喉"；

③麻黄升麻汤主之：康平本作"属麻黄升麻汤"。

伤寒本该发表，六七日，医生误用下法，导致脉沉而迟，沉为因下法气血趋里，迟为有寒，或因寒湿随气血入里的缘故，总之里阳一虚，寒往乘之。手足厥冷为阳虚阴盛，故用四逆汤温之。

此条文大有被后人增删的痕迹，从康平本对比来看，"与四逆汤"四字符合病机却被删除，后半段属后人增添，无论是文字还是麻黄升麻汤这个药方，如"下部脉""喉咽不利"这样的称法，还有方药组成及单位（详于方后），都与仲景条文格格不入。故而我怀疑从"下部脉不至"之后所有本条文字并非仲景原文，乃晋唐医家所注。虽疑为后世医家之言，但其见识仍旧非凡，故有必要分析论述，现我将此段条文阐述如下，愚笨之言，仅供参考。

下部脉不至，阴血虚少故也；

喉咽不利，唾脓血，这个病位恐怕不是咽。如果是咽的问题，那原因是阴虚热化，灼伤咽喉，导致咽喉生疮化脓的缘故，这种唾脓血咯痰的位置比较浅；如果病位不是咽，那这里的唾脓血则是咳痰带脓血，咳痰的病机就与咯痰不同，其病位在肺，病因为热，所以这种唾脓血的本质就是阴虚肺热导致肺部局部组织感染化脓。从后方的组成看，此证病机应该属于后者。

泄利不止，因伤寒采用下法导致脾虚下利。用麻黄升麻汤主之。

麻黄 38g　升麻 17g　当归 17g　知母 10g　黄芩 10g 葳蕤 10g　芍药 4g　天门冬 4g　桂枝 4g　茯苓 4g　炙甘草 4g　白术 4g　干姜 4g

原方为三次治疗量。我对于本方有诸多疑惑：一是伤寒下后，为何还用麻桂；二是药物单位出现了"分"；三是石膏知母剂量颠倒，且石膏用量极小；四是下寒为真寒，是脾胃因下法而受损，是此证的主要矛盾，为何用药如此之轻，主次颠倒。由此看来，此方定非仲景之方，至少是被后人所纂改过。我现在以对仲景之法的理解，试着对其中的主要药物进行分析。

伤寒下后,阴阳皆虚,不能再用麻黄,是指不能用麻黄发汗,麻黄得桂枝助易发汗,得石膏助则清宣肺热,所以此方可以用麻黄,但不该用桂枝,而且应该重用石膏。所以六铢石膏肯定不够,这不是仲景用石膏的风格。根据麻杏石甘汤的比例,以麻黄二两半为参照,石膏六铢,应改为六两更符合仲景风格;再根据白虎汤的比例,可以推知知母应为二两六铢。

此证因下法伤阴,因下法伤脾,又因脾虚下利而化源不足,无法化生阴液,故而须解决根本问题,那就是脾虚下利,故用甘姜苓术汤温脾利水,令水谷精微进入循环,其剂量六铢,都适合改为三两。

升麻有升阳解毒利咽排脓之功,用量当不在麻黄之下,当略大于麻黄用量,可酌用至三两。

当归有补血排脓的功效,黄芩有清上焦邪热的功效,此证有邪热灼阴伤肺的病机,故应当有之,根据仲景的用药习惯,用量也当用至三两,其中当归的用量可能更大。

由此观之,我赞成的本方组成之可靠药物及剂量是:石膏90g麻黄38g升麻45g知母24g黄芩45g干姜45g茯苓45g白术45g炙甘草45g当归45g,其余滋阴之约,葳蕤、芍药、天门冬,虽然庞杂,但并不违背此证的病机,且有助于滋养肺阴,可以使用,用量可在三两左右。唯独桂枝一味,有悖仲景法旨,万不可用。

再看煎服法最后三字为"汗出愈",何谓"汗出愈"?这不是指要使用发汗的方法,而是指服药后脾胃化源恢复,会再加上补水的药物作用,气血会逐渐恢复,等到循环中体液充盈就会自汗出而愈。所以虽为"汗出愈",实为津液恢复则愈的意思。

此证上热下寒，上实下虚，上为邪热壅肺，下为脾虚下利，故清上温下同用，但这样的病正如批文所说，终归属于难治。

此条有厥阴病机，属于厥阴病，此条之后，应为呕哕下利，但部分仍有厥阴病机，可能正是因为无法严格区分，才将其归在厥阴病篇。

伤寒四五日，腹中痛，若转气下趋少腹者，此欲自利也。（358）

伤寒四五日，腹中痛，为寒邪入里，进入胃肠。如果胃肠中有矢气，是胃肠有阳气恢复，蒸寒为气，如果这些气体不能排出，当用药物治疗；若能下趋少腹，这是要下利，是机体自我排出寒邪的途径。若脏腑阳气恢复，下利排出腐秽后可能病愈。若不愈，我认为当用四逆理中辈扶阳，可酌加香附。

伤寒本自寒下，医复吐下之，寒格，更逆吐下。若食入口即吐，干姜黄芩黄连人参汤主之。（359）
干姜黄芩黄连人参汤方
干姜　黄芩　黄连　人参各三两
上四味，以水六升，煮取二升，去滓，分温再服。

伤寒本自寒下，伤寒是外感寒邪；本自寒下，是指没有用过药物而自然的出现下利，性质为寒；这表明寒湿入里，太阴已虚，不能采用吐法，但是医生反而又使用了吐法，本来胃没有问题，只是小肠的功能虚衰，属脾虚。吐之后，胃阳也被伤，出现寒格的症状。寒格，指脾胃虚寒，格拒饮食，吃不下东西，吃了就吐，迟早都得吐，所以更逆吐下。就是下利没有好，又多了吐逆的症状。寒格为食入缓吐，如果病人出现食入即吐，那不是寒格，是脾虽虚但是胃却有热，属于上热下寒，故用干姜黄芩黄连人参汤主之。

干姜黄芩黄连人参汤方

干姜 45g　黄芩 45g　黄连 45g　人参 45g

原方为两次治疗量。本方用干姜人参温阳健脾，用黄连黄芩清热燥湿。

下利，有微热而渴，脉弱者，令①自愈。（360）

①令：宋本作"今"，当误，故据康平本改。

下利为脾胃功能虚衰；有微热而渴，说明脏腑阳气逐渐恢复，气血逐渐充盈，可以趋表故微热；渴说明水液代谢在恢复，机体欲恢复因先前下利损失的体液；脉弱为大邪已去。总体看来就是大邪已去，正气渐复，所以说"令自愈"。

下利，脉数，有微热汗出，令①自愈。设复紧，为未解。（361）

①令：宋本作"今"，当误，故据康平本改。

下利为脾胃虚衰，脉数为脾胃阳气渐复，有微热为脏腑阳气恢复，气血逐渐充盈，可以宣发气血趋表，而且津液已经恢复到可以自汗出，所以等待其自愈。

假设脉反而又变为紧脉，则寒邪复来，病未解。

疑"设复紧，为未解"一句非仲景原文。

下利，手足厥冷无脉者，灸之不温，若脉不还，反微喘者，死。少①**阴负趺阳者，为顺也。（362）**

①少：康平本作"小"。

下利，手足厥冷无脉，阳衰阴盛，灸之手足不温，脉不出，反而出现喘的症状，此为肺气将绝，肺的功能首先衰败，故曰死。如果不出现喘，而是出现少阴负扶阳，则为顺，也就是较好的现象，不是死证。何谓少阴负扶阳，少阴为心肾，趺阳为脾胃，负字《说文解字》中意为有所依恃，少阴负扶阳字面理解就是心肾有恃于脾胃，言下之意就是少阴虽虚弱，但是脾胃未衰败，后天之本不绝，还可以供养心肾，那这个病就不是死证。

疑"少阴负趺阳者，为顺也"一句非仲景原文。

下利，寸脉反浮数，尺中自涩者，必清脓血。（363）

下利为里虚寒，脉本该沉迟，现在寸脉反倒浮数，浮数为里有热；尺中自涩为尺脉艰涩难行，脉要艰涩难行不应该只是尺中，所以此处描述的应该是尺部不足，阴血虚少，原因是脾虚下利，化源不足。正因如此，上焦的邪热迟早会下陷，形成大便排脓血的局面。

下利清谷，不可攻表，汗出必胀满。（364）

下利清谷，脾肾虚衰，不能统摄下部阴液，里虚当先用四逆汤温里，不可发汗攻表，发汗则脾虚胀满。

下利，脉沉弦者，下重也；脉大者，为未止；脉微弱数者，为欲自止，虽发热，不死。（365）

下利，里虚寒，脉沉为气血趋里，脉弦为邪热鼓动，邪热下趋，故下重；脉大为虚，脉虽大，定是大而无力的脉象，故而病不愈，利不止；脉微弱数者，脉微弱为邪去正气未复，数为邪热已生，说明阳气渐复，气血可逐渐趋表，所以虽发热，不是死证，与格阳于外的发热不同。

下利，脉沉而迟，其人面少赤，身微热，下利清谷者，必郁冒汗出而解。病人必微厥，所以然者，其面戴阳，下虚故也。（366）

下利，脉沉为气血顾护于里，为顺脉，迟为有寒；因里寒而气血顾护于里，不是阴盛戴阳的那种阴寒凝滞脏腑，不是气血不能顾护于里的那种危重之证。所以"其人面少赤"，就是病人面部少有红色，这是脏腑功能逐渐恢复令气血有趋表的现象，所以是"少赤"，而且身也是"微热"，这里的"少赤""微热"提示病人有表证未解，大有"阳气怫郁在表"的意思。但是虽有表邪未解，若脏腑功能不逐渐恢复，也不会出现"少赤""微热"的症状。

因脏腑功能在逐渐恢复，所以虽"下利清谷"，也是可能自愈的，如果见"下利清谷"，精神渐佳者可自愈。必郁冒汗出而解，这里的郁冒，强调自愈过程的艰难，为自解过程会出现短暂的精神不佳、头晕目眩，即"玄冥"状态；汗出，是因为症状上出现了"少赤""微热"这样的表证，说明机体解邪的趋势是表解；解的时候，是先解里证，里气不恢复，这个病也不可能自解，所以自解时气血因要集中力量趋里对抗寒邪，就会出现短暂的轻微的四肢厥冷；这里的必，不是必然病愈，而是病愈必然"郁冒汗出"，强调虚人外感病愈之时正复邪退的交争现象，若不能自愈，此证治法当是四逆汤辈温里，温里之后病解，也是要"郁冒汗出"的。

所以然者，其面戴阳，下虚故也。为什么会"郁冒汗出而解"呢？是因为病人面部"戴阳"症状，有表证迹象，但是下焦又虚寒，有里证。正虚有外证，所以病解时要出现"郁冒汗出"。此处"戴阳"只是和"戴阳"一样的症状，没有"阴盛格阳"的病机。

疑"病人必微厥，所以然者，其面戴阳，下虚故也"一句非仲景原文。

下利，脉数而渴者，令①自愈。设不差，必清脓血，以有热故也。（367）

①令：宋本作"今"，当误，故据康平本改。

下利，里虚寒也；脉数而渴，数为有热，渴亦为有热，如果同时胃肠的水液代谢功能恢复，下利会自愈。若不自愈，热就会下陷，与水湿相结，成为热利，久则便脓血。

疑"设不差，必清脓血，以有热故也"一句非仲景原文。

下利后脉绝，手足厥冷，晬时脉还手足温者生，脉不还者死。（368）

下利，里虚寒也；手足厥冷，脏腑阳虚不能温煦；如果过一会儿脉出，手足温，提示脏腑阳气有逐渐恢复的趋势，脏腑阳气恢复则生；脉不出，当然手足也不会温，是脏腑阳气败绝，死。

伤寒下利，日十余行，脉反实者死。（369）

伤寒下利，每日十余次，阴寒内盛，脏腑阳气虚衰，不能固摄阴液，这每日十余次的下利，一定包含有人体组织液的流失；这种病人的脉应该沉，沉则气血趋里顾护脏腑，如果脉反倒实，说明气血被里寒严重的格于外，不能入里顾护脏腑，所以是死证。

下利清谷，里寒外热，汗出而厥者，通脉四逆汤主之[①]。（370）

通脉四逆汤方

甘草二两【炙】　附子大者一枚【生，去皮，破八片】　干姜三两【强人可四两】

上三味，以水三升，煮取一升二合，去滓，分温再服，其脉即出者愈。

①康平本此处后无药物组成及煎服法。

下利清谷，脏腑阳气虚衰，阴寒内盛，气血被迫宣发在外，故里寒外热；汗出之后，阳随阴亡，故而四肢厥冷。此证外不能固汗，里不能固便，当急用通脉四逆汤温阳固脱。

热利下重者，白头翁汤主之。（371）

白头翁汤方

白头翁二两　黄柏三两　黄连三两　秦皮三两

上四味，以水七升，煮取二升，去滓，温服一升，不愈更服一升。

热利下重，邪热与湿邪下注大肠，下利，大便稀，下重，虽欲利但不痛快，大有里急后重之感。白头翁汤主之。

此热为实热，并无虚证；此利为湿盛，并非脾虚，否则不能使用白头翁汤。

白头翁汤方

白头翁 30g　黄柏 45g　黄连 45g　秦皮 45g

原方为两次治疗量。

下利，腹胀满，身体疼痛者，先温其里，乃攻其表。温里宜四逆汤，攻表宜桂枝汤①**。（372）**

桂枝汤方

桂枝三两【去皮】　　芍药三两　甘草二两【炙】生姜三两【切】　大枣十二枚【擘】

上五味，以水七升，煮取三升，去滓，温服一升，须臾，啜热稀粥一升，以助药力。

①康平本此处后无药物组成及煎服法。

下利，腹胀满，必按之软，此为太阴虚寒下利；身体疼痛，为有表证；凡表证里虚者，当先温里。故先用四逆汤温里，因是虚证，攻表适合使用桂枝汤。

下利欲饮水者，以有热故也，白头翁汤主之。（373）

下利欲饮水，有两种情况，一是渴欲饮水，一是虚欲饮水，渴欲饮水是欲冷饮数升，为有热，可以作为热利的佐证，白头翁汤主之。但若是虚欲饮水自救，虽渴但欲热饮，则不能判断为有热。

下利呕哕这部分的条文多数都比较简洁，临证当参详其他病证综合判断。

下利谵语者，有燥屎也，宜小承气汤^①。（374）

小承气汤方

大黄四两【酒洗】　枳实三枚【炙】　厚朴二两
【去皮，炙】

上三味，以水四升，煮取一升二合，去滓，分
温二服。初一服谵语止，若更衣者停后服，不尔尽
服之。

①康平本此处后无药物组成及煎服法。

下利谵语，谵语为实热与糟粕结，有燥屎，灼
伤津液影响神智，下利为热结旁流所致，当先用小
承气汤攻下。

下利后更烦，按之心下濡者，为虚烦也，宜栀
子豉汤^①。（375）

栀子豉汤方

肥栀子十四个【擘】　香豉四合【绵裹】

上二味，以水四升，先煮栀子，取二升半，内
豉，更煮取一升半，去滓，分再服。一服得吐，止
后服。

①康平本此处后无药物组成及煎服法。

下利后，胃肠道已无实邪；更烦，更为"又"的意思，
一是说明病人原先就烦，二是说明下利后又出现烦的症状，
或者烦的症状一直没有好；按之心下濡者，烦为热位偏高，
或在胃，或在胸膈中，按心下部位软，正是没有实邪的证
据，所以用栀子豉汤清宣郁热。

呕家有痈脓者，不可治呕，脓尽自愈。（376）

呕出痈脓，为人体上焦与上窍相通的器官出现化脓性病变，呕是机体自我排邪的一种途径，所以不能逆人体自我排邪的方向而治呕，病变部位愈合，呕自然也就好了。

本条虽简，但凸显中医治病因势利导的治疗特点。

呕而脉弱，小便复利，身①有微热，见厥者难治，四逆汤主之。（377）

①身：康平本无此字。

呕而脉弱，脉弱为阳虚，呕为阴邪上逆，为阳虚不能震慑。小便复利，肾阳虚衰不能固摄小便。身有微热，阴盛格阳在外。见手足厥逆者，说明阳虚阴盛。一派阴寒之象，故用四逆汤回阳。

干呕吐涎沫，头痛者，吴茱萸汤主之①。（378）
吴茱萸汤方

吴茱萸一升【汤洗七遍】　人参三两　大枣十二枚【擘】　生姜六两【切】

上四味，以水七升，煮取二升，去滓，温服七合，日三服。

①康平本此处后无药物组成及煎服法。

干呕吐涎沫，胃中实寒，胃气上逆，上冲巅顶，故而有头痛，故而用吴茱萸汤温胃散寒，降逆止呕。

呕而发热者，小柴胡汤主之①。（379）
小柴胡汤方

柴胡八两　黄芩三两　人参三两　甘草三两【炙】　生姜三两【切】　半夏半升【洗】　大枣十二枚【擘】

上七味，以水一斗二升，煮取六升，去滓，再煎取三升，温服一升，日三服。

①康平本此处后无药物组成及煎服法。

呕而无物吐出，热在上焦，肝胆气逆，邪入少阳，发热为肝胆郁热发越于外，小柴胡汤主之。

第376-379四条，都论述呕证，仲景将机体自我排邪的呕专门列出，嘱咐不需阻碍机体自我排邪。然后将需要治疗的最严重的一种情况列在最前面，引起后人重视。呕不一定都是少阳证，可能是阳虚不能震慑，可能是胃中有实寒，这两种情况都排除之后，才考虑是不是少阳郁热，才考虑是不是用小柴胡汤。这样做是为了避免出现严重的误治，小柴胡汤清热，若误治势必会加重阴证病情的。

这些条文都很简洁，因为不是为了诊断，而是为了区分，诊断还得根据各汤证的具体条文。

伤寒大吐大下之，极虚，复极汗〖出〗①者，其人外气怫郁，复与之水，以发其汗，因得哕。所以然者，胃中寒冷故也。（380）

①出：宋本无此字，据康平本补入。

第380-381条阐述哕，哕为气逆有声，为胃部疾病引起。仲景列此两条，旨在阐明"哕"有虚实之别。

伤寒本该汗解，医生却误用吐法和下法，病人已经非常虚弱，此时又不当发汗，但医生又偏偏在此时采用汗法，导致病人"外气怫郁"。外气怫郁，指表位隐约有表证未解的"表有郁热"症状，这是寒湿被发汗药宣发至表位但又没有出体表所致。但是医生判断是水不够、汗源不足导致"外气怫郁"，所以让病人喝水，想补充汗源发其汗，令表证愈。但是病机是里阳虚衰，饮水后病人便出现了哕的症状，因为胃中虚寒，饮水后更令胃部不适而呃逆。

伤寒哕而腹满，视其前后，知何部不利，利之即愈。（381）

腹满为胃肠道有实邪，腑气不通，故而导致气逆而哕。既然是腑气不通，治法当为治下。视其前后，即观察前后二阴排便情况，小便不利，为水热互结，宜猪苓汤；若是大便不利，为热与便结，因为攻下有三个承气汤和大柴胡汤可以使用，具体使用哪一种，还得根据病人的实际情况辨证论治。

第九节　辨霍乱病脉证并治第十三

问曰：病有霍乱者[①]**，何？答曰：呕吐而利，此名霍乱。（382）**

①者：康平本无此字。

呕吐而利，呕吐病位偏上，寒湿在胃；下利则病位偏下，寒湿在肠。病因为寒湿之邪直入胃肠，寒湿之来由，多是饮食不节或不洁，但又不尽然，外感寒邪直入胃肠也会造成霍乱。外感一类，胃肠功能如果正常，本该调动气血趋表抗邪，但病人素体脾胃虚弱，外感初来，寒湿便直入胃肠，所以上吐下泻，恶寒十分严重。

根据《说文解字》，霍为鸟类在雨中疾飞，引申意为极速、忽然；乱指胃肠功能紊乱。霍乱者，即是胃肠功能忽然紊乱。

本病虽名霍乱，但其本质为太阴虚衰，之所以不列在太阴病中而专门论述，是因为病情有缓暴之别。太阴病来势缓而病程长，一般不至于马上就出现危急重证；霍乱来势凶猛，但若治疗得当，病程较短，但如果不及时治疗，又会危及生命，故而仲景专论霍乱一篇。

需要注意的是，伤寒论中描述的霍乱，是从症状上对其下的定义，所以西医那种因感染霍乱弧菌导致的上吐下泻的霍乱也当包含在内。西医的霍乱弧菌感染的霍乱，还当参详后世中医所称的暑湿等。

问曰：病发热头痛，身疼恶寒，吐利者，此属何病？答曰：此名霍乱，霍乱自吐下，又利止，复

更^①发热也。（383）

①更：康平本无此字。

发热头痛，身疼恶寒，这是外感寒邪。吐利者，为寒邪入里。自吐下利，是说并非由医生误治而来，此条正是强调霍乱也可由外感直中太阴而来。又利止复更发热，利止为先温里后里证得解，但是表证不愈，故"更发热"，再当解表；或里证因受天时等因素所影响自己暂时停止，里证稍解就会令气血趋表抗邪，故复发热。这种治疗原则正如第 372 条所阐述。

伤寒，其脉微涩者，本是霍乱，今是伤寒，却四五日，至阴经上，转入阴必利，本呕下利者，不可治也。

欲似^①大便，而反失气，仍不利者^②，此属阳明也，便必硬，十三日愈，所以然者，经尽故也。

下利后，当便硬，硬则能食者愈。今反不能食，到后经中，颇能食，复过一经能食，过之一日当愈，不愈者，不属阳明也。（384）

①似：康平本作"以"，当误。

②者：康平本无此字。

此条承接上条，继续阐述霍乱的传变。

伤寒，恶寒吐利，吐利则阴阳俱伤，阳虚而脉微，阴血虚而脉涩，故曰"脉微涩"。

本是霍乱，今是伤寒，这本来就是个霍乱病，现在只有伤寒的症状，那就是吐利止。霍乱病情的吐利怎么就止了呢？若是经过治疗，定不至于只治里不治表，而且一般情况温了里，里气恢复，表证就会愈，不愈也不容易再传里，而此证四五日传里，所以吐利止应该是自止。自止的原因，是暴感的寒湿之邪排尽后，胃肠功能有所恢复。虽然胃肠功能有所恢复，但是里虚证并没有完全好，所以表证也不愈，而且四五日后表邪传里，变成太阴病，这是渐入的寒湿之邪又导致吐利。有鉴于暴感的寒湿都可以自止，那这渐入的寒湿更应该可以自止，故曰"不可治也"。不可治也，是医生不用药物干预，观察机体自我转变情况，成无己认为这是不治之症恐有偏颇，若果真是不治之症，怎么可能后期发展为阳明病。

不可治并不是完全不管病人，而是继续观察。病人逐渐利止，利止之后，大概要等几天，又有便意，但是去解又解不出，只是排屎气（"失气"为"矢气"之误），仍然解不出大便，这就是转属阳明。为什么转属阳明呢？因为胃肠功能恢复，但是阴液没能及时恢复，胃肠功能恢复之后就大量从胃肠道吸收水液，所以大便就硬。

十三日愈，所以然者，经尽故也，这倒是不能这么理解，实际是阴液的恢复需要一个较长的时间。阴液恢复后，回馈胃肠，胃肠濡润，大便得下，病愈。

下利后，便当硬，硬则能食者愈，这个逻辑是接在"本呕下利者，不可治也"的后面，下利后大便硬，能食者胃肠功能已经恢复，所以病当愈。

今反不能食，到后经中，颇能食，复过一经能食，过之一日当愈，这是在解释为什么"十三日愈"。利止后，开始虽然不能食，第一个六天食量增加，到第二个六天食量更好，再过一天病就可以好了。

不愈者，不属阳明也，食量没有增加，病也不愈，是胃肠功能未恢复，不属阳明病。

〖吐利〗①恶寒，脉微而复利【利止，亡血也】，四逆加人参汤主之。（385）

四逆加人参汤方

甘草二两【炙】　附子一枚【生，去皮，破八片】干姜一两半　人参一两

上四味，以水三升，煮取一升二合，去滓，分温再服。

①吐利：宋本无此二字，康平本有"吐利"二字在条文前。既为霍乱，当有此二字，故补入。

吐利恶寒为霍乱。脉微为阳虚。复利二字，有两成意思，一是说霍乱开始有暴利，因为上吐下泻，胃肠中没有东西可以再吐利，所以吐利止，只有吐利止才可以说复利；二是利止后又开始下利，这个时候没有吐了。"复利"是非常严重的症状，是胃肠开始下利体液，说明胃肠阳虚非常严重，不能固摄阴液，大量组织液从肠壁渗出而形成下利，不及时治疗会造成机体严重脱水，危及生命。当急用四逆汤加人参固脱补虚。

四逆加人参汤方

炙甘草30g　附子20g　干姜23g　人参15g

原方为两次治疗量。

我愚见，此病若急，当直接使用四逆汤加童便，稍缓则使用四逆加人参汤。

〖吐利〗①【霍乱】，头痛发热，身疼痛，热多欲饮水者，五苓散主之；寒多不用水者，理中丸主

之。（386）

五苓散方②

猪苓【去皮】　白术　茯苓各十八铢　桂枝半两
【去皮】　泽泻一两六铢

上五味，为散，更治之，白饮和服方寸匕，日
三服，多饮暖水，汗出愈。如法将息。

理中丸方

人参　干姜　甘草【炙】　白术各三两

上四味，捣筛，蜜和为丸，如鸡子黄许大。以
沸汤数合，和一丸，研碎，温服之【注：日三四夜二③
服】。腹中未热，益至三四丸，然不及汤。汤法，以
四物，依两数切，用水八升，煮取三升，去滓，温
服一升，日三服。若脐上筑者，肾气动也，去术，
加桂四两；吐多者，去术，加生姜三两；下多者，
还用术④；悸者，加茯苓二两；渴欲得水者，加术⑤，
足前成四两半；腹中痛者，加人参，足前成四两半；
寒者，加干姜，足前成四两半；腹满者，去术⑥，加
附子一枚。服汤后如食顷，饮热粥一升许，微自温，
勿发揭衣被。

①吐利：康平本有"吐利"二字，宋本无；康平本
"霍乱"二字为批文；

②康平本此处无五苓散药物组成及煎服法；

③二：康平本作"一"；

④术：康平本作"木"，为抄写错误。

⑤术：同④；

⑥术：同④。

吐利，头痛发热，身疼痛，为霍乱有表证。热多欲饮水者，热多为表热多，欲饮水为体液损失而不足，不足的原因为吐利流失了大量水液，水走胃肠而下不能有效进入循环。既然欲饮水，说明脾胃阳气没有虚衰；虽欲饮水，然而不能有效进入循环。此为五苓散的病机，当用五苓散温阳利水解表。

寒多不用水者，理中丸主之，寒多为里寒多，为阳虚阴盛，"不用水"是因为阳虚寒湿在里，理中丸主之。

理中丸方

人参45g　干姜45g　炙甘草45g　白术45g

上方做丸剂和鸡蛋黄一样大，每次煮一丸连汤带药渣一同温服，白天三四次晚上两次。

我认为方后加减法皆不是仲景原文，是后人的使用心得。仲景煮丸，连汤带渣同服，是取汤药的速捷，丸药的持久，不会随便又改说"仍不及汤"这样的话，要是"仍不及汤"又何必"理中丸主之"如此坚决。但加减法虽不是仲景原意，也有借鉴意义。

吐利止而身痛不休①者，当消息和解其外，宜桂枝汤【小和之】②。（387）

①休：康平本作"休"，恐为传抄错误。

②小和之：康平本作"小和利之"，当误。

吐利止而身痛不休，是里证愈，外证不解。虚人解外，宜桂枝汤。

吐利汗出，发热恶寒，四肢拘急，手足厥冷者，四逆汤主之。（388）

吐利汗出，发热恶寒，为霍乱有表证；四肢拘急，手足厥冷，是阳虚不能固摄，导致阴液大伤，不能温煦濡养四末，四逆汤主之。

既吐且利，小便复利，而大汗出，下利清谷，内寒外热，脉微欲绝者，四逆汤主之。（389）

上吐下泻，体液损失，小便应该少，汗也该少，因为机体要自我保护，尽量减少体液损失。但是病人全身阳气虚衰，脾胃阳虚不能固摄水谷则吐利；肾阴虚衰不能固摄尿液则小便多，且下利清谷；表阳虚衰不能固摄汗液则大汗出。所谓内寒外热并非真热，只是格阳在外。脉微欲绝，当急用、重用四逆汤以扶阳。

吐已下断，汗出而厥，四肢拘急不解，脉微欲绝者，通脉四逆加猪胆汁汤主之。（390）

通脉四逆加猪胆汁汤

甘草二两【炙】　干姜三两【强人可四两】　附子大者一枚【生用，去皮，破八片】　猪胆汁半合

上四味，以水三升，煮取一升二合，去滓，内猪胆汁，分温再服【其脉即来】【注：无猪胆，以羊胆代之】。

吐已下断，吐和利都停止了，但并不是病好了，而是吐到没东西可吐，下到没东西可下了；汗出而厥，是阳气虚衰不能固摄汗液，阴液内涸不能温煦四肢，所以四肢拘急；因无阳可以化阴，亦无阴可供阳化，所以拘急不解；此证阴阳俱虚竭，脉微欲绝，当急用重用通脉四逆汤加猪胆汁汤主之。

通脉四逆加猪胆汁汤

炙甘草 30g　干姜 45g　附子 40g　猪胆汁 10 mL 兑入

原方为两次治疗量。此方当有童便 200 mL，第 315 条白通加猪胆汁汤当为通脉四逆加猪胆汁汤之误，彼汤中有童便，正可互相印证。童便是古人的生理盐水，并非引阳药入阴，引药入阴的说法只是后人误解。其本质原因是病人体液损伤十分严重，若只用阳药，阴液不足机体不耐受，用其他滋阴药则滋腻且见效缓慢，所谓有形之液不能速生就是这个道理。在没有生理盐水的古代，唯有童便补液最快。古人对童便也不是那么随便，是需要健康小孩的小便才可以入药，也算是对这种生理盐水的质量把关了。

吐利发汗，脉平小烦者，以^①新虚不胜谷气故也。（391）

①以：康平本无此字。

此条"吐利发汗"四字不知所云，大概是说吐利本不该发汗而发了汗，但是病人体质好，大邪去后正气尚虚。脉平小烦，脉平为吐利汗出后邪气已去，并非邪盛之脉。小烦为脾胃功能未完全恢复，但又饮食新入，水谷精微突然恢复，暂感不适。这种小烦无须药物治疗，只需饮食有节，起居有常，便可自愈。若饮食不节，又会导致病情反复，仲景正用此条承上启下，引出劳复篇。

第十节　辨阴阳易差后劳复病脉证并治第十四

伤寒阴阳易之为病，其人身体重，少气，少腹里急，或引阴中拘急，热上冲胸，头重不欲举，眼中生花，膝胫拘急者，烧裈散主之。（392）

妇人中裈近隐处，取烧作灰。

上一味，水服方寸匕，日三服。小便即利，阴头微肿【注：此为愈矣。妇人病取男子裈烧服】。

因本条超过我理解范围，所以不妄加评论，只将我的一点想法稍作表述。

本条阐述"阴阳易"的症状及治法。阴阳易之阴阳，即男女交合；易即改变；阴阳易既是指男女交合之后的病变。前列伤寒二字，再加上此条列于劳复篇，可知此病是伤寒初愈后男女交合而导致的病变。

从症状上分析，阴阳易是一种虚实夹杂的湿热病。从治法上分析，有用男女雄雌激素治疗的可能性存在。

此条历代注家众说纷纭，且多受今人诟病。以仲景之严谨，此条恐非虚言，若果见此病，诸药莫治，当忆仲景有此法门。

大病差后，劳复者，枳实栀子汤主之。（393）

栀子鼓汤方

枳实三枚【炙】　**栀子十四个**【擘】　**鼓一升**【绵裹①】

上三味，以清浆水七升，空煮取四升，内枳实、栀子，煮取二升，下豉，更煮五六沸，去滓，温分再服，覆令微似汗【注：若有宿食者，内大黄如博棋子五六枚，服之愈】。

①绵裹：康平本作"包绵"，意同。

大病差后劳复，指大病初愈后未能按法将养，妄动劳作，导致病人有发热。劳作有四，劳心、劳力、劳房，再另有饮食过量，脏腑劳于消食，此四者，皆可让人病情复发。大病初愈，余热未尽，劳心者易伤气，劳力者易伤阴，劳房者易气阴两伤，劳食者易积滞。枳实栀子汤，当用于劳力与劳食者，症见烦躁不宁，腹胀，用此汤清宣邪热，通腑下积。如积滞过重者，可少加大黄，正如注文所说。

枳实栀子汤

枳实 45g　　栀子 20g　　淡豆豉 100g

原方为两次治疗量。

伤寒差以后，更发热，小柴胡汤主之。脉浮者，〖少〗①以汗解之；脉沉实者，〖少〗②以下解之。(394)

①少：康平本有此字，补入。

②少：康平本有此字，补入。

伤寒解后，脉不浮不沉不烦躁，独发热而无表里证，当用小柴胡汤解热，且小柴胡汤有参草枣可补已伤之阴，有柴胡黄芩可清未解之余热，有姜夏可降胃健脾。

若脉浮，说明气血趋表，当轻微发汗以解表邪；若脉沉实有力，说明气血趋里，为里有实邪未尽，当轻微泻下以解里实。

大病差后，从腰以下有水气者，牡蛎泽泻散主之。（395）

牡蛎泽泻散

牡蛎【熬】　泽泻　蜀漆【暖水洗，去腥】　葶苈子【熬】　商陆根【熬】　海藻【洗，去咸】①　栝蒌根【各等分】

上七味，异捣，下筛为散，更于臼②中治之，白饮和服方寸匕，日三服。小便利，止后服。

①洗去咸：康平本无此三字。

②臼：康平本作"旧"，当误。

大病初愈，腰以下有水气，定是腿脚肿胀，此水为死水，如水在泽中，不入江海参与循环。《金匮要略》有"诸有水者，腰以下肿，当利小便，腰以上肿，发汗乃愈"，故用牡蛎泽泻散利小便逐邪水。

方中用泽泻令水入循环，如泻泽中之水入江河；用蜀漆行积聚之邪水；用葶苈子、商陆、海藻行水逐水以除水邪胀满；栝楼根善于滋水，牡蛎善于改善人体电解质，用此二味是去邪水后补真水之法。

大病差后，喜唾，久不了了【胸上有寒，当以丸药温之】，宜理中丸。（396）

理中丸方

人参　干姜　甘草【炙】　白术各三两

上四味，捣筛，蜜和为丸，如鸡子黄许大。以沸汤数合，和一丸，研碎，温服之，日三服。

大病初愈，口中唾液多，可能是津液恢复，但很快能恢复正常。若唾液过多，久不了了，是脾胃虚衰，不能温化水饮，宜理中丸。

伤寒解后，虚羸少气，气①**逆欲吐，竹叶石膏汤主之。（397）**

竹叶石膏汤方

竹叶二把　石膏一斤②　半夏半升③【洗】　麦门冬一升【去心】　人参二两　甘草二两【炙】　粳米半升

上七味，以水一斗，煮取六升，去滓，内粳米，煮米熟汤成，去米，温服一升，日三服。

①气：康平本无此字；

②一斤：康平本无此二字，当为漏抄；

③半升：宋本作"半斤"，当误，据康平本改。

伤寒初愈，辛温发汗过多，津伤而虚羸少气，胃热而欲吐逆，竹叶石膏汤主之。

竹叶石膏汤方

竹叶12g　石膏250g　半夏65g　麦冬60g　人参30g　炙甘草30g　粳米30g

原方为三次治疗量。此方用石膏清胃热；用竹叶清热除烦；半夏降胃止吐；人参甘草养脏腑真阴而益气；麦冬粳米养胃滋液。

病人脉已解，而日暮微烦，以病新差，人强与谷，脾胃气尚弱，不能消谷，故令微烦，损谷则欲。（398）

病人初愈，脉平邪解；日暮微烦，是日晡所自然界阳气减退，人体受其影响，脾胃阳气减弱，不能消化食物，所以微烦，与第391条新虚不胜谷气道理相同；护理的人认为病人初愈应该多吃东西补益正气，所以要求病人多吃东西，但因为脾胃功能尚未完全恢复，不能消化这么多食物，所以食物积滞生邪热而烦，这种情况不需要治疗，减少食量，控制饮食就可以了。

附录1　六经取象与先天八卦

　　乾卦☰ 乾卦为父，三爻皆阳，用以取六经太阳之象，脏腑功能正常，初九在外，为太阳经抗邪。

　　巽卦☴ 巽卦为长女，用以取六经阳明之象，初六为邪过太阳经，传入阳明，此时邪虽入里，但脏腑功能亢盛，邪不至于传三阴。

　　艮卦☶ 艮卦为少男，用以取六经少阳之象，初六为邪过太阳经，六二为邪不传阳明，邪更深入一层，少阳经抗邪，胃肠功能欲衰而未衰，邪有传三阴的趋势。

　　坤卦☷ 坤卦为母为地，三爻皆阴，用以取六经太阴之象，三阴开始受邪，太阴脾首先受邪，脾胃功能衰败。

　　震卦☳ 震卦为长男，用以取六经少阴之象，初九并不代表真阳，而是胃肠功能因虚成实，邪热渐生，太阴病久不愈，化源不足，必然影响心肾功能，致心肾功能渐虚，也会导致心血虚，心血虚少，心肾功能虚衰为少阴病。

　　兑卦☱ 兑卦为少女，用以取六经厥阴之象，初九、九二并不代表真阳，而是胃肠及全身性的因虚成实。少阴病久不治，容易引起全身性的功能渐虚，气血滞塞，气机不畅，停滞而成实。

　　离卦☲ 离卦为中女，用以取心火之象，六二藏于初九、上九之中，是阳中有阴，气能固血之意。阳气到则阴血到，阴阳不可分割。离中之阴，是为真阴。

　　坎卦☵ 坎卦为中男，用以取肾水之象，九二藏于初六、上六之中，是阴中有阳，血能载气之意。阴血所到之处，阳既达到，阴阳不可分割。坎中之阳，是为真阳。

附录2 自然界阴阳消长与十二辟卦

十二辟卦，又称十二消息卦，是从周易六十四卦中取出，古人用之描述自然界阴阳消长情况。每卦由上下两卦重叠而成，下卦为地之气，初爻为地下，中爻为地中，上爻为地面；上卦为天之气，初爻为天下，中爻为天中，上爻为天上。所谓上中下，是为表示逻辑层次，并无一定界限可言。天地之间，便是人的活动区间，取天卦之最下一爻、地卦之最上一爻为人所用，故下二爻为地，中二爻为人，上二爻为天，故曰人感天地之气。

人体既寄居于天地之间，一身阳气，尽受四时阳气影响，此乃一定之理。病邪消长，遣方用药，势必考虑四季邪气所干，势必考虑自然界阳气的升降。而古人对于天地人的研究，比今人细腻很多，故此沿用古人方法，适当加以阐述，以助参详。

复卦䷗　在节气为大雪、冬至；在阴历为十一月（冬月）；在时辰为子时。此卦前一卦为坤，坤卦六爻皆阴，为天地失温，但物极必反，此四季循环之定理。复卦下卦为震，为"地气"始升，上卦为坤，为"天气"持续降温。此卦一阳初生于地下，有阳气周而复始，去而复来，光复基业之意，故名复卦。大雪，天气凛冷，降水量极大。冬至日，太阳光直射南回归线，太阳黄经 270 度，北半球白

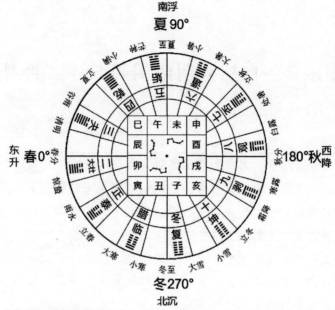

昼最短而黑夜最长。

　　临卦䷒　　在节气为小寒、大寒；在阴历为十二月（腊月）；在时辰为丑时。此卦泽上有地，居高临下，故名临卦。此时"天气"仍凛冷，但"地气"升腾，虽未到达地表，但很快就要达到地表。从卦论，地卦为阳，人卦、天卦为阴，温度持续降低。小寒大寒，是言冷到极点，冬至虽过，太阳仍在南半球，北半球继续降温。此时对于人而言，正是三九四九天，天气虽冷极，地气已升腾，其冷必不久，冷势如强弩之末，此卦为冬季的最后一月。

　　泰卦䷊　　在节气为立春、雨水；在阴历为一月（正月）；在时辰为寅时。此卦阴在上位而其势下，阳在下位而其势上，有康泰安宁之意，是很好的卦象。泰卦小往大来，吉，亨。此时天气凛冷，阳气已经上升至地表。自此月起，人卦升温，阳气始"升"，五行属木，主"宣发"。立春，春之始也。天气虽凛冷，但地气已热至最上一层，是播种的好时机，农民播下种子，是小往，秋后收获是大来，故曰"小往大来"。雨水，因"地上"已温，水气升腾量增大，但天气冷，水蒸气遇冷液化而成雨，所以雨水变多，春季到来。虽然春季已到，但空气中寒湿尚多，人当避之。

大壮☳☰　在节气为惊蛰、春分；在阴历为二月；在时辰为卯时。此卦乾下震上，卦应天上有雷；乾在下为地气升腾，震在上为天气始热。阳气升腾，其势雄壮，故名大壮。惊蛰，震卦为雷，从天而降，惊动蛰伏在地之蛇虫，蛇虫感天地阳气，已经开始活动，故古谚有云"二月二，龙举首"。春分，因白天逐渐变长，夜晚逐渐变短，至此日，太阳黄经 0 度，光线直射赤道，昼夜已然平分。此日之后，太阳逐渐北移，北半球开始变暖。此时地气已全热，天气亦始热，人卦二爻皆成热像，人得天地阳气宣发，冬之陈于体内之寒湿，随人体阳气宣发而汗出，《黄帝内经》谓之"发陈"。

夬卦☱☰　在节气为清明、谷雨；在阴历为三月；在时辰为辰时。泽天夬卦，夬者，决也。此卦下卦为乾，为地气全热，上卦为兑，热已至"天中"。太阳照射北半球时间增长，自然界阳气继续上升，地气蒸发水分更多，故而雨水变多，所以清明谷雨，细雨绵绵，正为南方稻谷的秧苗蓄足雨水。此卦为春季的最后一个月，太阳正在逐渐靠近北半球上方 45 度，夏季即将开始。

乾卦☰☰　在节气为立夏、小满；在阴历为四月；在时辰为巳时。乾卦六爻皆阳，地气热极，天气热极。乾卦"天上"已热，气流极不稳定，所以从此月起，与雨水、谷雨的降雨便有不同，此时为雷雨，而且雨量较前明显增大，自然界的暑湿之气在逐渐增加。自此月起，阳气"浮"越在上，五行属火。立夏，夏天的开始。所以所谓的热极，并非温度达到了最高，而是日照达到太阳黄经45度，太阳光正在北半球上方，正普照北半球的大地。小满，降雨增加，江河渐满。

姤卦☰ 在节气为芒种、夏至；在阴历为五月；在时辰为午时。此卦上一卦为乾，阳极而一阴始生而成姤卦。此时，北半球的气温还在上长，然而"地下"渐失热量，开始转凉，主要描述人卦变化并非一蹴而就，而是受天地影响，是一个逐渐变化的过程，地气不热，天气无以热，地气不凉，天气无以凉。芒种，有芒之谷易种，过此则失去时机。夏至日，太阳直射北回归线，太阳黄经90度，北半球白白昼最长夜晚最短，过此日，太阳将逐渐南去，白昼将逐渐变短，但仍长于夜晚。

遁卦☰ 在节气为小暑、大暑；在阴历为六月；在时辰为未时。此卦艮在下，为"地中"渐失热量，开始转凉，上卦为乾，是"天气"仍热。虽地气渐凉，但是人卦仍然在升温，而且到此时，人卦的阳气已经达到极点，人接触的环境温度最高，因为太阳自北回归线南归，此时正在北半球上方经过。小暑、大暑，正是暑热达到最高的时候，"三伏"便是此时开始，环境中的湿热之邪最高。

否卦☰ 在节气为立秋、处暑；在阴历为七月；在时辰为申时。此卦坤在下，为"地上"渐失热量，"地气"已全凉，乾为上卦，为"天气"已热至极点。此卦因地气已凉，早晚已经比较凉，但是"天气"热极，所以气温仍高，仍在三伏之中。因地气已凉，升腾量减小，因天气热极，故而空气干燥而热，是故"燥邪"始盛，燥有温凉之不同，且此时节之燥邪，是为温燥。自此月起，阳气下"降"，五行属金，主肃降收敛。立秋者，秋之始也，立秋日，太阳黄经135度。处暑者，出暑也，自此时起，太阳奔赤道而去，北半球光照继续减少。

观卦䷓　在节气为白露、秋分；在阴历为八月；在时辰为酉时。此卦坤下巽上，卦应地上有风，此风为从西北陆地来的凉风，并非从东南海上来的暖风。坤为地气全凉，巽为"天下"已凉。到此时，人卦全为阴爻，人生存的环境开始放热降温，白天尚有阳光，夜晚降温明显，昼夜温差变大。空气中的水蒸气因夜晚降温明显而放热则液化为露，故曰白露。秋分当日，阳光直射赤道，太阳黄经180度，白昼和夜晚相等，此日之后，北半球白天将短于夜晚，日照减少。此日之后，因"天气"渐凉，夏季已经蒸腾在空气中的水蒸气广泛遇冷凝结成雨，秋雨季节开启。

剥卦䷖　在节气为寒露、霜降；在阴历为九月；在时辰为戌时。此卦坤下艮上，坤在下为地气已凉，艮为"天中"始凉。热量逐渐向外扩散损失，天气逐渐变冷。水蒸气因"地气"升腾减少，又因遇"天气"之冷而液化，故而空气中干燥程度增加，此时节的燥邪，已成凉燥。自秋分日已过半月，太阳已经到南半球，北半球降温明显，寒气增加，水蒸气遇寒而凝结成露，故曰寒露。白露与寒露一凉一寒，是冷的程度上的区别。寒露之后，气温继续降低，夜晚寒冷，昼夜温差达到极点，是为霜降。霜者，丧也，恐为肃之谐音。霜降者，肃降也。为寒邪肃降万物。

坤卦䷁　在节气为立冬、小雪；在阴历为十月；在时辰为亥时。此卦六爻皆阴，天地皆凉，北半球散失热量明显，降温明显。自此月起，阳气"沉"降在下，五行属水。

立冬日，太阳黄经 225 度，北半球进入冬季。小雪，"天气"冷极，水蒸气在高空遇冷凝华成雪，但因人卦之二爻温度并未降到最低，下落过程要融化，所以对于我国大部分地区来说，落下来的并不是雪，而是雨。所以在大雪小雪节气，我国大部分地区降水量会增大。